名医が教える

自律神経がすっきり整う まいにちいいこと366

順天堂大学医学部教授
小林弘幸 監修

永岡書店

はじめに

１年３６６日、１日として「同じ日」はありません。天気も変われば、気温も変わる。会う人も変われば、やる仕事も変わる。わたしたちは、１日１日を大小さまざまな「変化」に対応しながら生きています。そして、わたしたちの自律神経は、こういう変化に合わせて、毎日心や体を「ちょうどいい具合」に調節する役割を果たしています。

でも、じつは、自律神経は「変化」が苦手なのです。たとえば、災害、転勤、引っ越しなどの大きな変化があると、疲労感でぐったりとして体調を崩しがちになりますよね。また、季節の変わり目に急に寒くなったり台風や低気圧が近づいてきたりすると、てきめんに体調が悪くなる人も少なくありません。これらは、急な変化で自律神経バランスが乱れている証拠。それに、人間関係で思い通りにいかないことがあったり、仕事で緊張やプレッシャーにさらされたりしても自律神経は乱れます。自律神経は、大きな変化はもちろん、日常のちょっとした変化やストレスでもバランスを崩してしまうものなのです。

　こうした自律神経の乱れは、何も手を打たずに放っておくと、心身の不調や病気の発症へとつながっていってしまいます。だから、わたしたちは日々さまざまな変化が起きても自律神経が乱れないように、１日１日、いろんな手を尽くしてバランスを整えていかなくてはなりません。

　この本は、春夏秋冬1月から12月まで、日々変化していく暮らしの中でどのように自律神経を整えていけばいいかをまとめたもの。１日ひとつずつ、計３６６個ものハウツーを紹介しています。私はこれまで30年近く自律神経を研究し続けてきましたが、ここまで幅広くハウツーを網羅したのは初めてであり、これまでの研究活動の集大成と言ってもいいでしょう。

　ですから、ぜひみなさん本書を参考に１日１日自律神経を整えてください。１年３６６日、日々やるべきことを積み重ねて、ちょっとやそっとの変化では乱れることのない丈夫な自律神経を確立していくようにしましょう。

小林弘幸

自律神経のバランスは乱れるのが当たり前。
だから、1年を通じて好調を保つには
1日1日何をするかが大切なのです

「1年間、病気をしたり体調を崩したりせず、調子よく過ごしたい」

「毎日、仕事や人間関係のストレスばかり多くて、疲れが抜けない生活を変えたい」

「季節の変わり目に決まって風邪を引くのを卒業したい」

――日頃、こうした思いを抱いている人は多いでしょう。でも、何をどう変えればいいのか分からないまま、毎年同じような1年を過ごしてしまっている人も少なくないのではないでしょうか。

いったい何を変えればいいのか。どうすれば毎日の流れを変えて体の調子や仕事の調子をよい方向に持っていけるのか。そのカギを握っているのが自律神経です。

自律神経には、**心身を緊張モードにシフトする「交感神経」と、心身をリラックスモードにシフトする「副交感神経」**があって、日中の活動時には交感神経が優位になり、夜の休息時には副交感神経が優位になります。車に例えれば、交感神経がアクセルで、副交感神経がブレーキ。わたしたちは、状況に応じてアクセルをかけたりブレーキを踏んだりしつつ、ふたつの自律神経をバランスよく使い分けながら、自分という車体を乗りこなしています。そして、**この自律神経バランスをいかに整えられるかが、日々の体調コンディションをキープする大きなカギになる**のです。

もっとも、**自律神経のバランスは、「乱れるのが当たり前」**と思ったほうがいいでしょう。たとえば、自律神経は、部屋のドアを開けてモノが散らかっているのを目にしただけでも乱れます。また、電車の中で隣の人の肩が当たっただけでも乱れますし、上司から小言を言われただけでも乱れます。たぶん、それくらいのストレスは日常茶飯事で、もう慣れっこになっている人も多いでしょう。しかし、こうした日々の自律神経の小さな乱れを何もせずに放っておくと、いずれバランスの崩れが大きくなり、体の調子や仕事の調子にさまざまな悪影響が出るようになってしまうのです。

では、どうすればいいのか。まず、**1日の自律神経の乱れは、その日のうちにリセットするのが鉄則**です。日中にバランスが大きく乱れても、夜、ベッドに入るまでにちゃんと整え直しておけば、乱れや不調を翌日に持ち越さずに済みます。だから、できるだけの手を打って、1日1日、バランスの乱れを引きずらないように整えていくのが基本となります。

それともうひとつ、**1年を通して自律神経を調子よく保っていくには、「1日1日のリセット」だけではなく、長期的展望を持ってコンディションを整えていく姿勢が必要**です。つまり、「いま」だけでなく、翌日、翌週、翌月、翌々月、3か月先にどんな変化が訪れるかを予測して、変化に先回りして準備を整えておくといいのです。

そうした準備をしっかり行なっていけば、自律神経の乱れを最小限に抑えつつ、健康も仕事も好調をキープして、1年を通して自分らしい活躍をしていくことができるのではないでしょうか。

季節の変化に先回りして「準備」しておくことが大切

長期のコンディショニングに関して少し説明しておくと、自律神経は1年の中でも変化しています。大ざっぱに言うと、夏は副交感神経が高く、血管が拡張して血流がよくなり、発汗でさかんに体温が放出されて、全体に体がだらんとします。一方、冬は交感神経が高く、血管が収縮して血流が抑えられ、体温を逃がさないよう汗腺が閉じられて、体がキュッと縮こまります。

なお、「夏はみんな活動的になる時期なのに、どうして〝やすらぎ担当〟の副交感神経が高くなるの?」という疑問をお持ちの方もいるかもしれませんが、夏冬の活動度に差が出るのは、自律神経のトータルパワーの違いのせいです。**夏は自律神経のトータルパワーが全体に高くなり、冬になるとトータルパワーが低くなる。**それで、夏になるとレジャーや旅行など旺盛に活動するようになり、冬になると活動度を落として家に閉じこもりがちになるのです。

さらに、**1年の流れの中で自律神経が乱れやすくなるのは、やはり「季節の変わり目」**です。例を挙げれば、春先に気候が不安定になる三寒四温《さんかんしおん》の時期、夏の前の梅雨の時期、夏から秋にかけての台風が多い時期、冬が近づいて急に寒さが増す時期などは、季節の変化に自律神経がついていけず、コンディションが大きく崩れがちになります。

ですから、こうした季節の変化に対応していくためにも、**先々どんな変化が訪れるのかを予測して、前もって自律神経を整えていく姿勢が大事になるのです**。本格的な夏が来る前に暑熱順化《しょねつじゅんか》をしておくとか、台風シーズンが来る前に夏バテを治しておくとか、冬、日照時間が短くなる前に日差しをたっぷり浴びておくとか、自律神経を乱さないために「前もって準備できること」はわりとたくさんあります。健康面でも仕事面でも、人が好調を維持できるかどうかには、1年の節目節目でのこうした準備がけっこう大きく影響しているものなのです。

それともうひとつ、**1年間の自律神経コンディショニングで大事なのはメリハリです**。具体的には、1年12か月をすべて全力で行くのではなく、月によって「力を入れるべき月」と「休むべき月」とをつくったほうがいい。たとえば、12月、1月はがんばって、2月は少し休む、3月、4月、5月はがんばって、6月はまた少し休む、7月、8月、9月をがんばって、10月と11月のどちらかを休むといったように、**月によって力の入れ具合を変えていくといい**のです。だいたい、3か月がんばったら、次の1か月は休むくらいがおすすめ。そうすればきっと、自律神経に余裕ができ、途中で疲れてしまうこともなく、1年間効率よくコンスタントに自分の力を発揮できるのではないでしょうか。

とにかく、1年366日、自律神経を整えるために「やっておいたほうがいいこと」は山のようにあります。この本ではこれから、その「やっておいたほうがいいこと」を1日ひとつずつ、季節のニーズに合わせ、月々のニーズに合わせたかたちで紹介していきます。

ぜひみなさん、1日1日カレンダーをめくるような感覚で「変化に対応する力」を養っていってください。そして、自律神経を自分の味方につけ、日々ベストコンディションを保ちながら、1年間、思う存分に自分を輝かせていくようにしましょう。

1年間の自律神経の推移

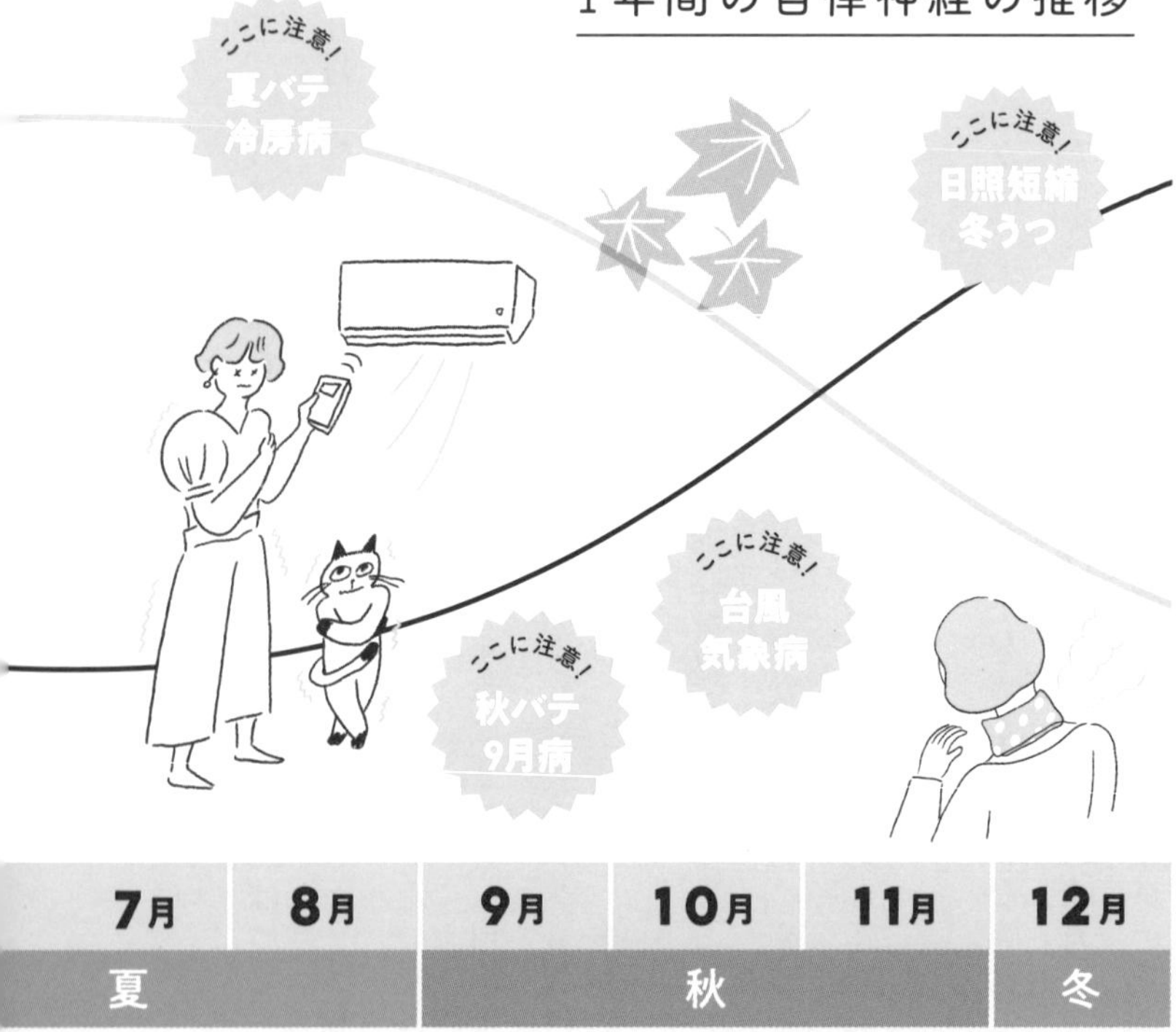

季節の変わり目にとくに乱れやすい

春夏秋冬、自律神経は季節が移ろうとともに変化しています。春から夏にかけては副交感神経が上昇して交感神経が下がり、秋から冬にかけては副交感神経が下がり、交感神経が上昇するのです。

また、自律神経は、季節の変わり目の気候が不安定な時期にとくに乱れやすくなります。気温が急に上がったり下がったりするような大きい変化に自律神経がついていけず、バランスが乱れて体調を崩しやすくなるのです。

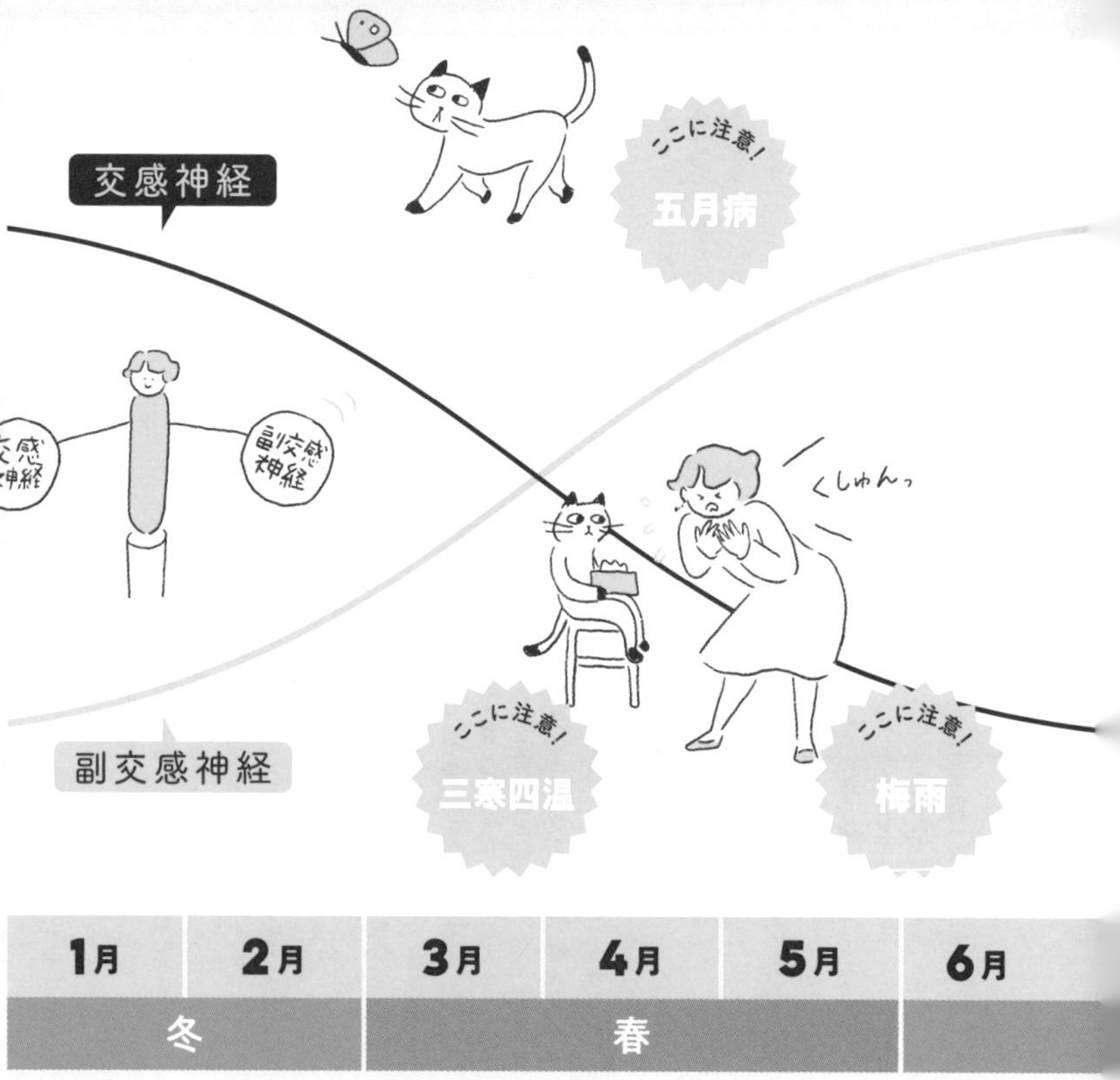

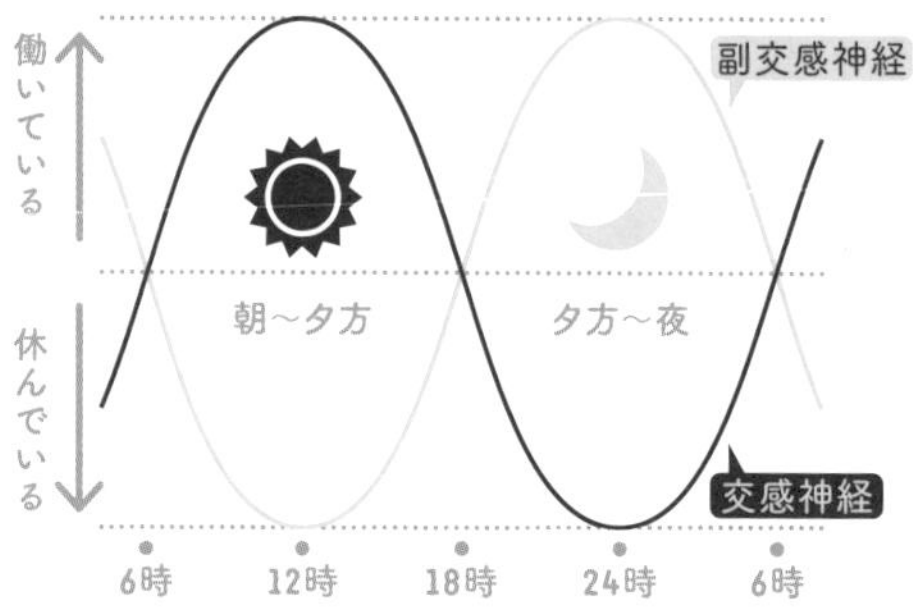

1日の自律神経の変化

自律神経は、朝から夕方は交感神経が優位になり、夕方から夜は副交感神経が優位になる。この変化に合わせ体調を管理することが大切。

もくじ（366日分のいいこと）

3月 MARCH

4月 APRIL

5月 MAY

6月 JUNE

7月 JULY

8月 AUGUST

11月 NOVEMBER

12月 DECEMBER

COLUMN

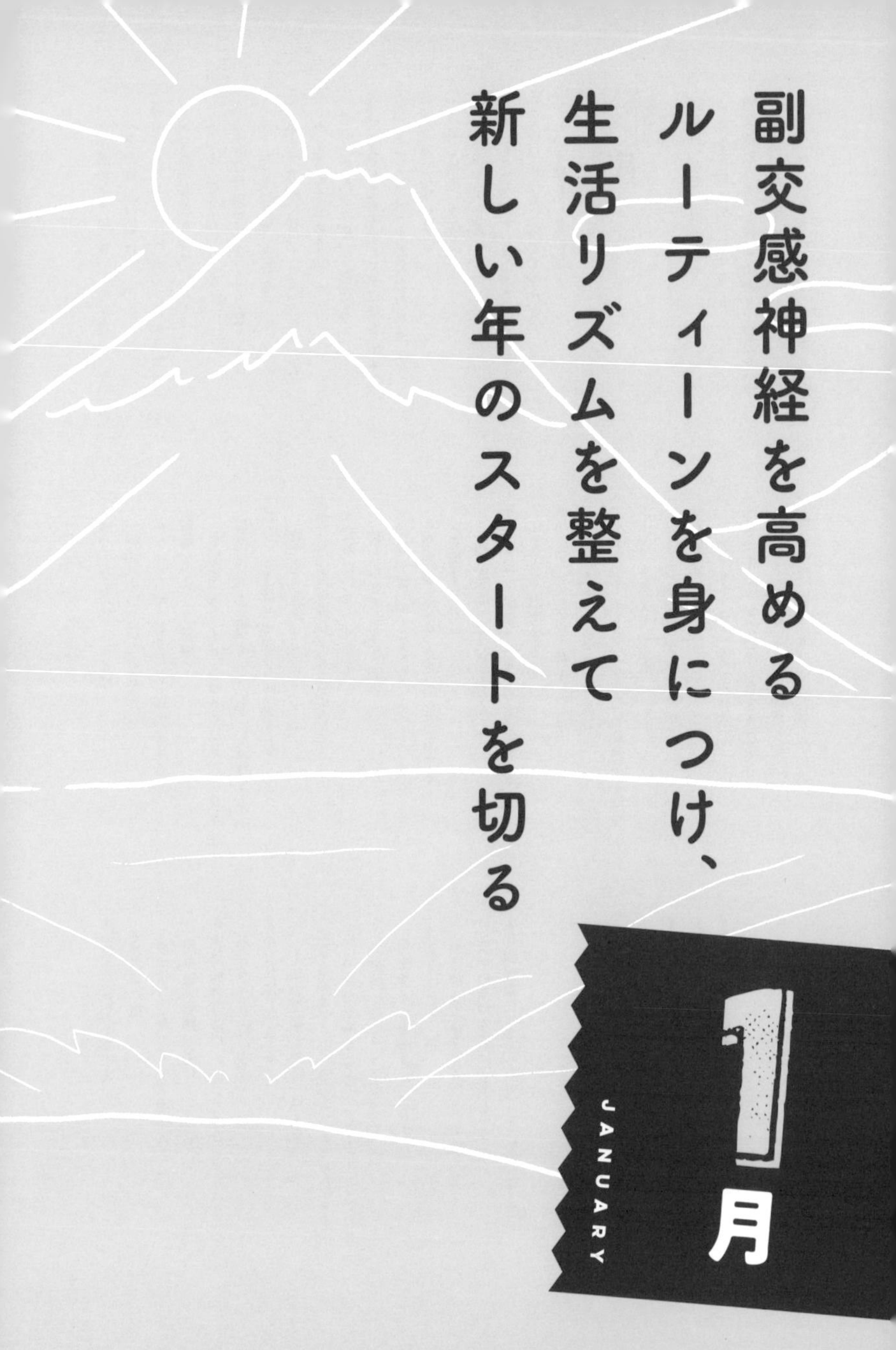

副交感神経を高める
ルーティーンを身につけ、
生活リズムを整えて
新しい年のスタートを切る

1月
JANUARY

さあ、新しい年のスタートです。1年間の目標や計画を立て、心身のコンディションをしっかり整えて、よいスタートを切りましょう。

　これからやるべきことはたくさんありますが、1月はとくに、生活リズムを整えることに力を注いでください。なかでも、「帰宅してから寝るまでの時間帯」に何をするかは、自律神経バランスを整えていくうえで非常に重要になります。

　つまり、この時間帯を使って交感神経を落ち着かせ、副交感神経を高めていく習慣づけが大切だということ。副交感神経を効率よく高められるような行ないをルーティーンとして身につけられれば、きっと、ぐっすり眠れてすっきり起きられるようになり、毎日の生活がリズミカルに回っていくようになるはず。そして、仕事面でも健康面でも物事が調子よく進んでいくようになることでしょう。ぜひ1月は、そのリズムをつかむところからコンディションづくりをスタートしてみてください。

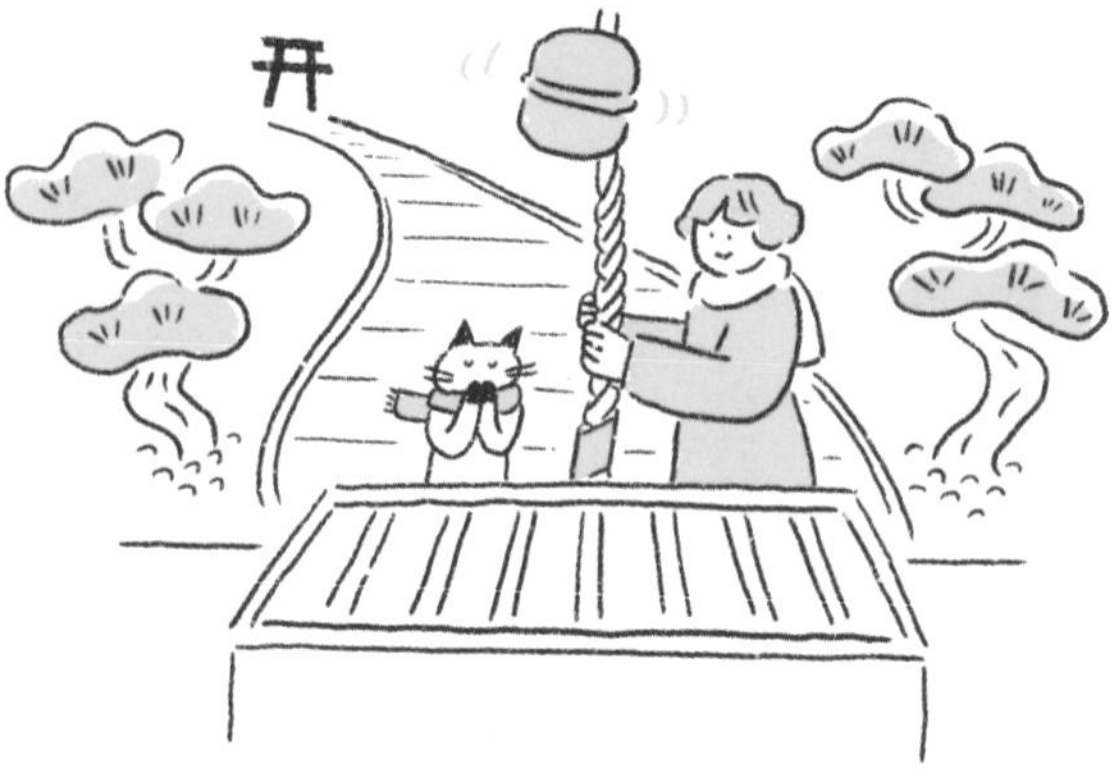

WINTER

1月1日

初詣に行って心身を整えたうえでスタートする

新しい年が明けて、最初に行なうべきは初詣です。神社やお寺に参詣して、昨年1年の感謝を捧げ、新年の無事と平安を祈願するといいでしょう。

　元日の境内は、おごそかで清澄な空気に包まれています。その空気は心身の乱れを鎮《しず》め、自律神経を整えて身を引き締めてくれることでしょう。その厳粛な雰囲気の中、神仏に対して今年の自分の目標や決意を表明するのもいいと思います。

　ただ、参詣客が大勢混み合ったところへ行くと、混雑や行列にうんざりさせられ、かえって自律神経を乱してしまう可能性があります。ですから、初詣は近所の神社でも構わないので、なるべく空いたところへ行くことをおすすめします。**ゆとりと余裕のある参拝ができれば、自律神経もしっかり整い、心と体が最高のコンディションにセットされる**はず。きっと、よい新年のスタートを切れるのではないでしょうか。

WINTER

1月2日

1日にひとつ、「今日はこれをやった」ということをつくる

「今日は特別何もない日だった」「今日もなんとなく1日が過ぎてしまった」——こういう時間を日々過ごしていると、人は停滞します。気持ちにハリがなくなり、「何もない日」を送ることに抵抗がなくなって、だんだん心身がだらけてしまうのです。また、こうした生活は自律神経全体のレベルを下げることにもつながります。

だらだらした生活を回避するには、「**今日はこれをやった**」ということを1日にひとつ意識的につくるべき。たとえば、「今日は映画に行った」「本棚の整理をした」「友人と飲んだ」「プレゼンがうまくいった」というように、**1日にひとつ、その日のイベントとなるような何かをする**のです。内容は何でもOK。ただ、「今日これだけはやった」と自分に胸を張れるようなことを行なってください。

習慣化すれば、「納得感のある1日」を送れるようになり、「1日を無駄にしない」「何もしない日をつくらない」という行動意識が身についてくるはず。

すると、次第に**日常に適度なメリハリがついて、自律神経が調子よく働く毎日のリズムができてくる**ものなのです。

WINTER

1月3日

「実現できそうな目標」を10個つくって書き出す

1年の目標は絶対にあったほうがいいです。目標がないと日々を漫然と過ごして流されてしまいがちですが、目標があれば、日々の時間を自分で意図的に使いながら、実現へ向けて少しずつ近づいていくことができます。

なお、目標は「がんばれば実現できそうなレベルのもの」を10個つくるのがおすすめ。「10個」は〝多い〟と感じる人もいるかもしれませんが、人生や仕事に関する大きな目標だけではなく、日常的な小さい目標も入れていけば、わりと埋まるものです。たとえば、「朝5時半に起きる」「月に1回神社に行く」「他人の悪口を言わない」「週1日は休肝日」といった目標でもまったく構いません。

そして、**10個つくったら、必ずそれらを手帳やノートなどの紙に書き出して**ください。できるだけていねいに書いて、今後1年、事あるごとに見返し、目標が実現に近づいているかどうかを確認するといいでしょう。**こうした目標設定は、長いスパンで見ると、自律神経を健やかにキープしていくのにもたいへん役立ちます**。ぜひみなさんも実践してみてください。

WINTER

1月4日

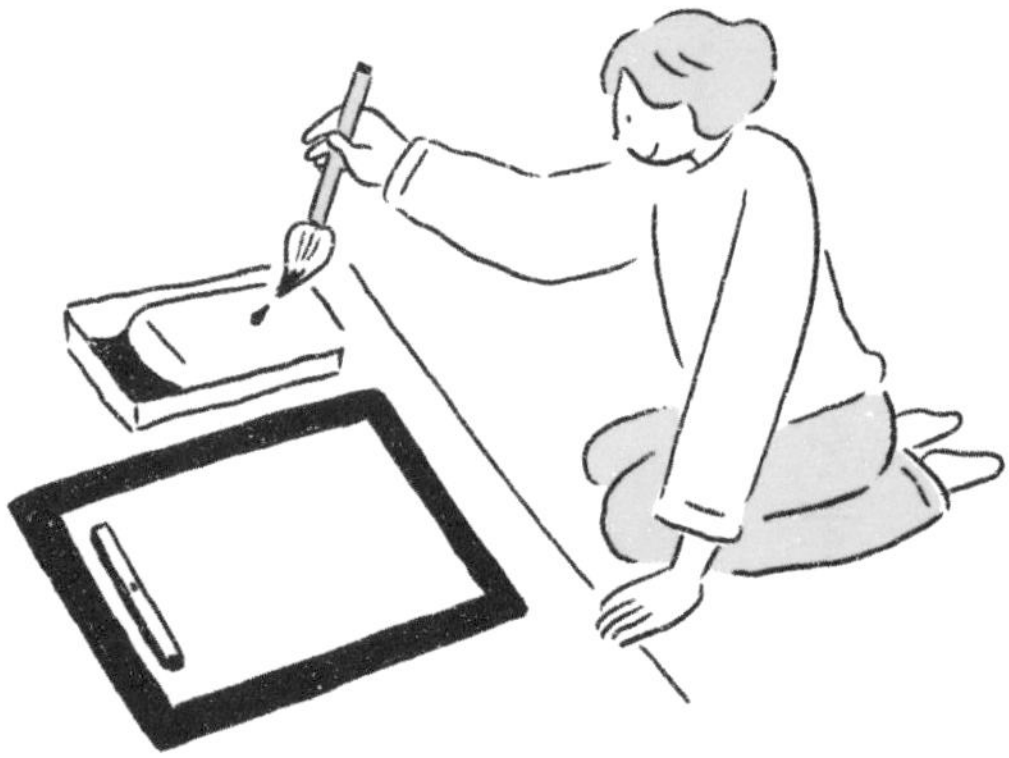

手書きでゆっくりていねいに文字を書く

手書きで1文字ずつ、ゆっくりていねいに文字を書き起こす――。これは、自律神経を整えるのにたいへんおすすめの作業です。このように文字を書くと、呼吸が安定して、心身がすっと落ち着きます。**リラックスモードの副交感神経が優位になり、自律神経バランスがいい具合に整う**のです。書き初めや写経で心身が鎮《しず》まるのも、こうした効果によるものと言っていいでしょう。

また、目標や計画は、文字という見えるかたちにして記すことで、初めて意味を持つようなもの。頭の中で思っているだけではなかなかその気になりませんが、文字にすると、その目標が「自分が実現すべき課題」として脳にしっかりインプットされるのです。だから、具体化したいことや実現したいことは、「とにかく書いてみる」ことが大事。悩み事などもそうですが、**すべての課題は、書くことでより問題点が整理されて、より解決しやすくなっていくものなのです。**

1日に1か所、「片づけ」をする

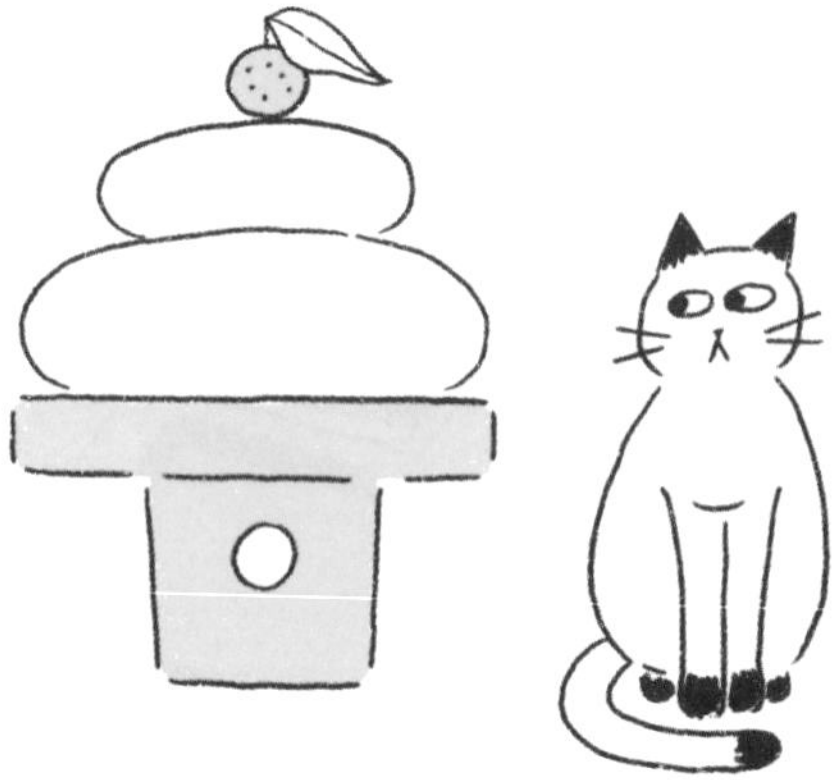

WINTER
1月5日

片づけは、自律神経を安定させる有効な方法のひとつ。日中、仕事や人間関係のストレスで自律神経が大きく乱れたとしても、帰宅後に部屋の片づけをすると、自然に呼吸が深くなり、自律神経バランスがよくなって、平静を取り戻せるようになります。

ですから、日々乱れたバランスをリセットするつもりで「1日1片づけ」を習慣にするといいのです。この**「1日1片づけ」は、「今日はここを片づける」と決め、短い時間、場所を絞って行ないます。**たとえば、「今日はいちばん上の引き出し」「明日は2番目の引き出し」「明後日は棚の上」という具合に少しずつ進めるのです。

なお、「どうせやるなら一気に片づけてしまおう」という気持ちも湧くかもしれませんが、そこはグッとこらえて、1日1か所をコンスタントに続けてください。1日1か所を続ければ、1年で365~366か所を片づけられることになります。そういう長い展望を持って片づけていくほうが、部屋もきれいになるし、1年間、コンスタントに自律神経が整えられて、心身を安定させていくことができるのです。

WINTER

1月6日

「仕事始めの3日間」はとくに自律神経バランスに気をつける

ついこの前までお正月で気持ちがゆるんでいたのが、いきなりビシッとした仕事モードに入らなければならなくなる――。きっと、仕事始めの数日間ほど、コンディション調整が難しい時期はないのではないでしょうか。

　人間のオンとオフのスイッチは、そうすぐに切り替わるものではありません。長い休み明けに「いつも仕事のリズム」が戻ってくるまでには、ある程度の時間が必要になります。それに、まだ調子が戻っていないのに、**無理にテンションを上げようとすると、かえって自律神経バランスを崩してしまう**ことにもなりかねません。

　だから、仕事始めの3日間くらいはあまり無理をせず、少しずつエンジンの回転数を上げていくくらいがいいのです。また、もし仕事始めからエンジン全開にしたい人は、正月中から少しずつ仕事をして慣らしておくといいでしょう。

　この時期のコンディションにはそれくらい気を遣うべきなのです。

WINTER

1月7日

「春の七草」の日は胃腸を整える

正月七日は、春の七草を入れた「**七草粥《ななくさがゆ》**」を食べる日です。お正月は、食べすぎ、飲みすぎで胃腸が疲れ気味になるもの。七草粥を食べるのは、その疲れた胃腸を休め、調子を整えるための慣習だとも言われています。

　七草粥にどれだけ効果があるかは定かではありませんが、年頭の

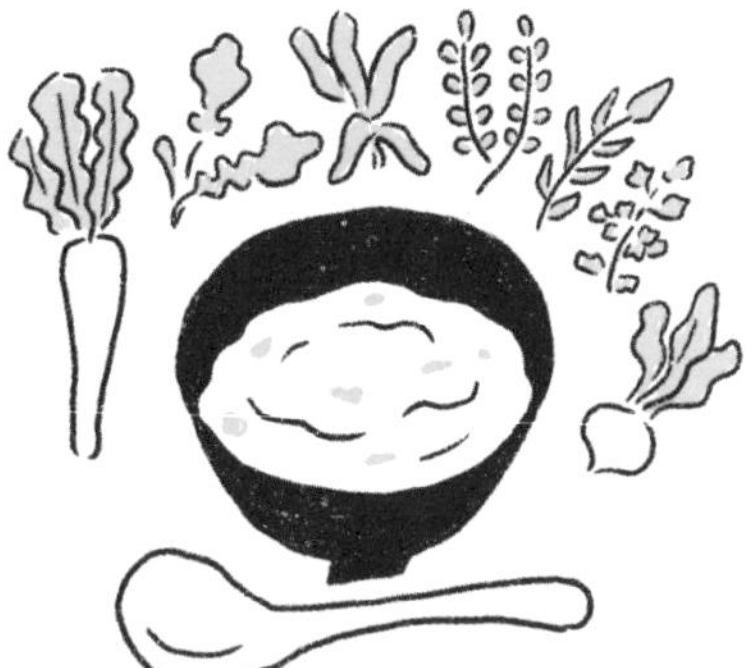

WINTER

1月8日

朝、起きたらコップ1杯の水を飲む

朝目覚めたら、コップ1杯の水を飲む——みなさん、ぜひこれを習慣にしてください。

　この「朝の水」には非常に多くのメリットがあります。まず、水によって腸が刺激されて副交感神経が高まります。また、水が入ることで胃腸のスイッチがONになり、食事を受け入れたり便を排出したりする準備が整います。それに、寝ている間は血液がドロドロ状態なのですが、水を飲むことでそれが解消され、サラサラ血液が体に

時期に「胃腸を整える」という意識を持つことは、とても重要だと思います。**腸内環境をよくして腸の働きを高めることは、自律神経や生活リズムを整える基本**です。ぜひ、「七草」を腸の調子を振り返る機会にするといいでしょう。

「早起きは三文の得」は医学的にも正しい

行き渡るようになります。

　つまり、1杯の水で「自律神経」「腸」「血液」のすべてが整い、**1日を調子よくスタートできる**のです。だから、「この1杯で体が動き始めるんだ」と心得て、グイッと一気に飲み干しましょう。

WINTER

1月9日

自律神経は基本的に、時間に追われてバタバタしているとバランスが乱れるようになります。たとえば、朝、出勤前にバタバタしていると、自律神経が乱れた状態でスタートすることになり、そのまま1日を余裕なくイライラと過ごすハメになりかねません。

　一方、朝、いつもより30分早く起きれば、ゆっくり余裕を持った行動ができ、心身ともに整ったコンディションで1日を快調に過ごせるのです。だから、**早起きは、日々自律神経を安定させるためにも大切**。「早起きは三文の得」は、医学的にも正しいことなのです。

WINTER

1月10日

朝食は抜かない。1日3食、ちゃんと食べて腸に刺激を与える

自律神経を整えていくには、やはり「1日3食」、きちんと食事を摂る必要があります。なお、1日3食でなくてはならない最大の理由は、腸に対して「3回」の刺激が必要だから。**日々自律神経を安定させるには、腸を常に一定の勢いで動かしていなくてはなりません。**そのために、1日3回、定期的な「食事という刺激」が必要なのです。

なかでも朝食の刺激は大事です。朝は、腸を刺激して目覚めさせておかないと副交感神経が下がりすぎてしまいます。そのため、**体が本格始動する前に朝食で腸を動かし、副交感神経を一定水準まで上げておく必要がある**わけです。

朝食の内容は、もちろん、ごはん、みそ汁、焼き魚といった定番朝ごはんが理想。でも、時間がない場合は、ヨーグルトとバナナなどでも構いません。とにかく、どんなに忙しくても朝食を抜かず、何かしら胃に入れておく姿勢が大事になります。別に脅かすわけではありませんが、朝食を抜いてしまったら最後、自律神経も体内リズムも整わないし、脳も体も働かないと思ったほうがいいでしょう。

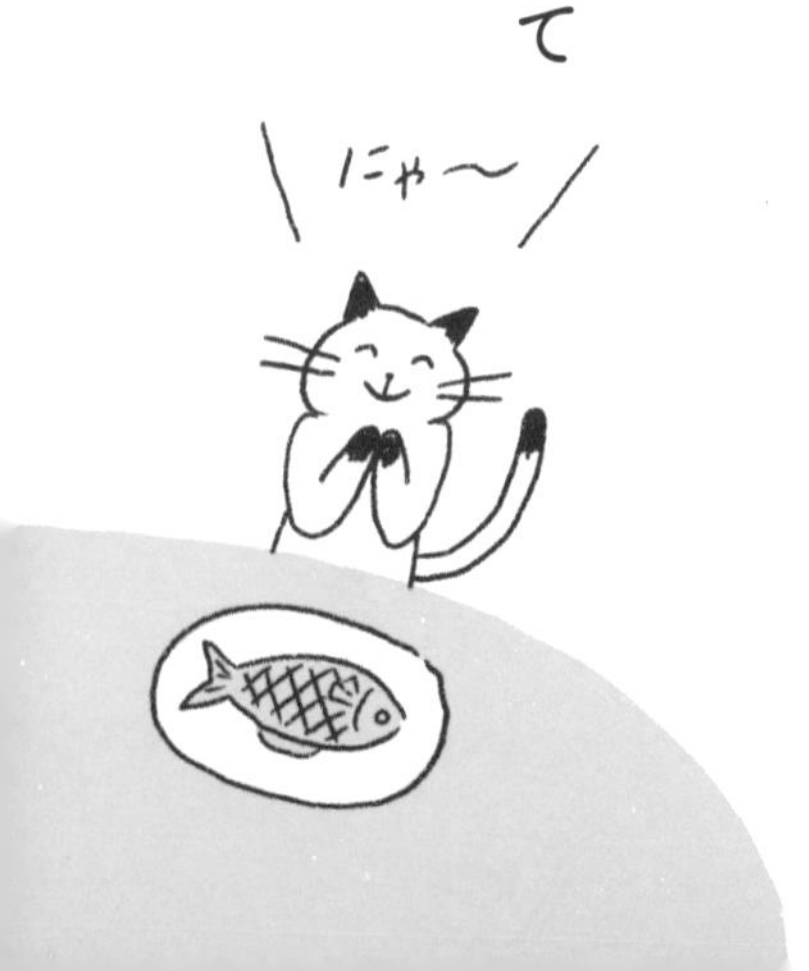

WINTER

1月11日

朝食を摂ることで「時計遺伝子」が活性化する

人の体には「体内時計」が備わっていて、この時計が「時を知らせる」ことにより、ホルモン分泌やエネルギー代謝などの体内の定時活動が行なわれています。言わば、体内の仕事の始業や終業を知らせているチャイムのようなものと言っていいでしょう。

なお、体内時計の周期は24時間より少しズレているのですが、このズレをリセットするのに重要な働きをしているのが、全身の細胞の各所にある「時計遺伝子」です。**時計遺伝子は、朝日を浴びたり朝食を摂ったりすると刺激を受けて活性化します。**そして、その活性化を合図に、体内時計のズレがリセットされているのです。

つまり、朝食には、時計遺伝子を活性化して体内時計を正しく動かす役割もあるということ。毎朝いつも通りに朝食を食べることは、体内のチャイムを正しく鳴らし、体内のさまざまな活動をいつも通りリズミカルに動かしていくために欠かせない習慣なのです。

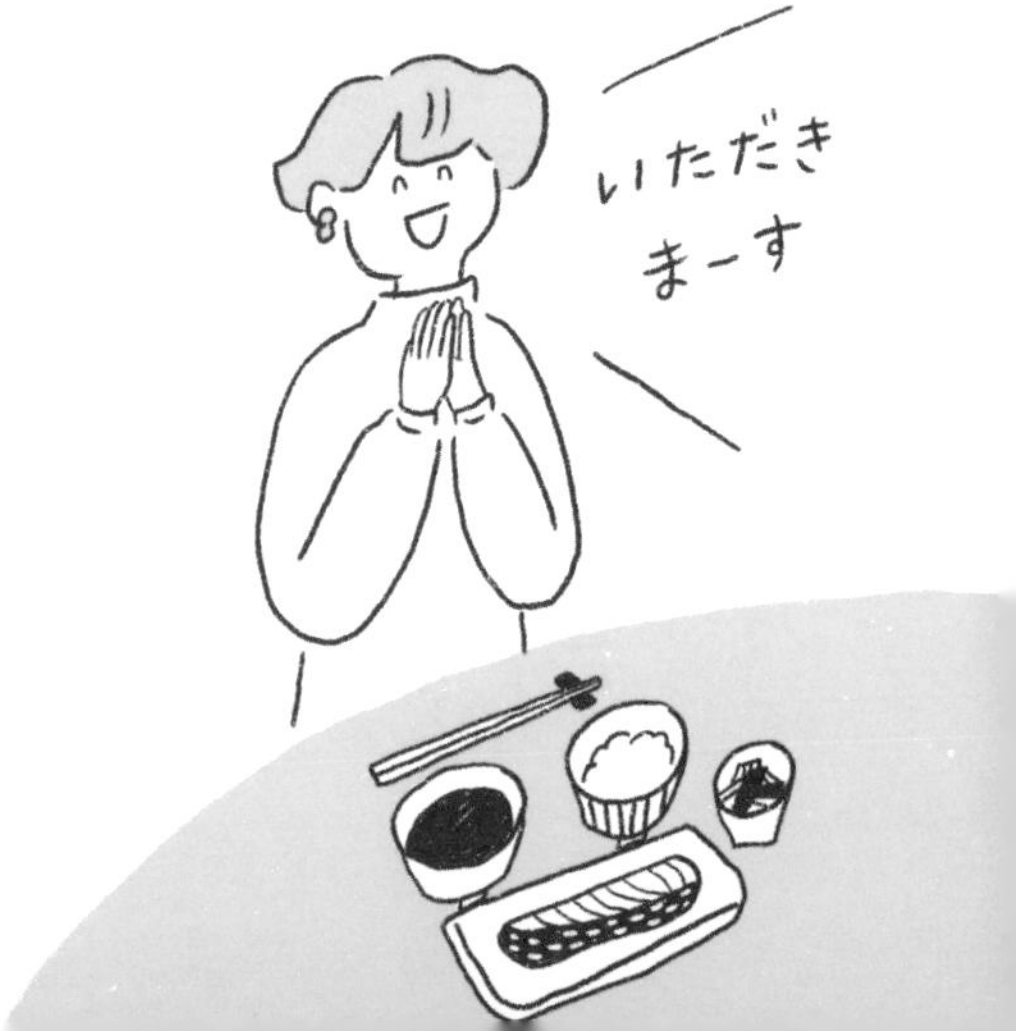

WINTER

1月12日

仕事を始める前に「1対2の呼吸」をする

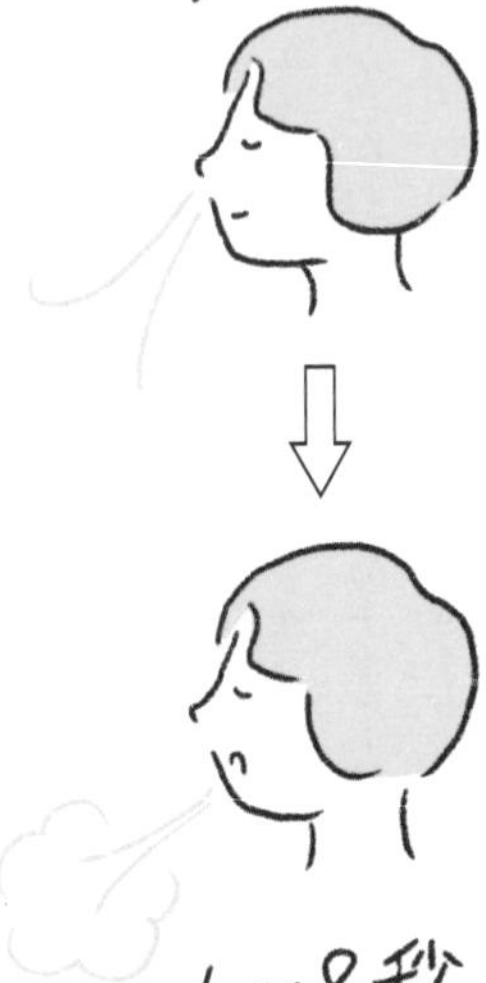

呼吸は、自律神経を整える「もっとも手軽で、もっとも効果の高い手段」です。

人はストレスや緊張を感じると交感神経優位になり、速くて浅い呼吸になります。しかし、呼吸は意識すればペースを変えられるもの。**意図的にゆったりとした深い呼吸をすれば、副交感神経を高めて心身を落ち着かせることができる**のです。つまり、焦り、怒り、イライラなどで心身を取り乱しそうになったときも、ゆったりと呼吸をすれば自律神経バランスを改善できるわけですね。

なお、この効果を即効で得られるようにしたのが「1対2の呼吸法」です。これは、吸うときに「1」、吐くときは「2」の割合で息を出し入れする呼吸法。3〜4秒かけて鼻から息を吸い、6〜8秒かけてすぼめた口から息を吐き出して、これを1分間行ないます。

やってみると、スッと心身が落ち着くので、ストレスを感じたときに行なうといいでしょう。また、仕事を始める前や就寝前などに、自律神経を整えるためのルーティーンとするのもおすすめです。

WINTER

1月13日

心が乱れそうになったら「ゆっくりの魔法」をかける

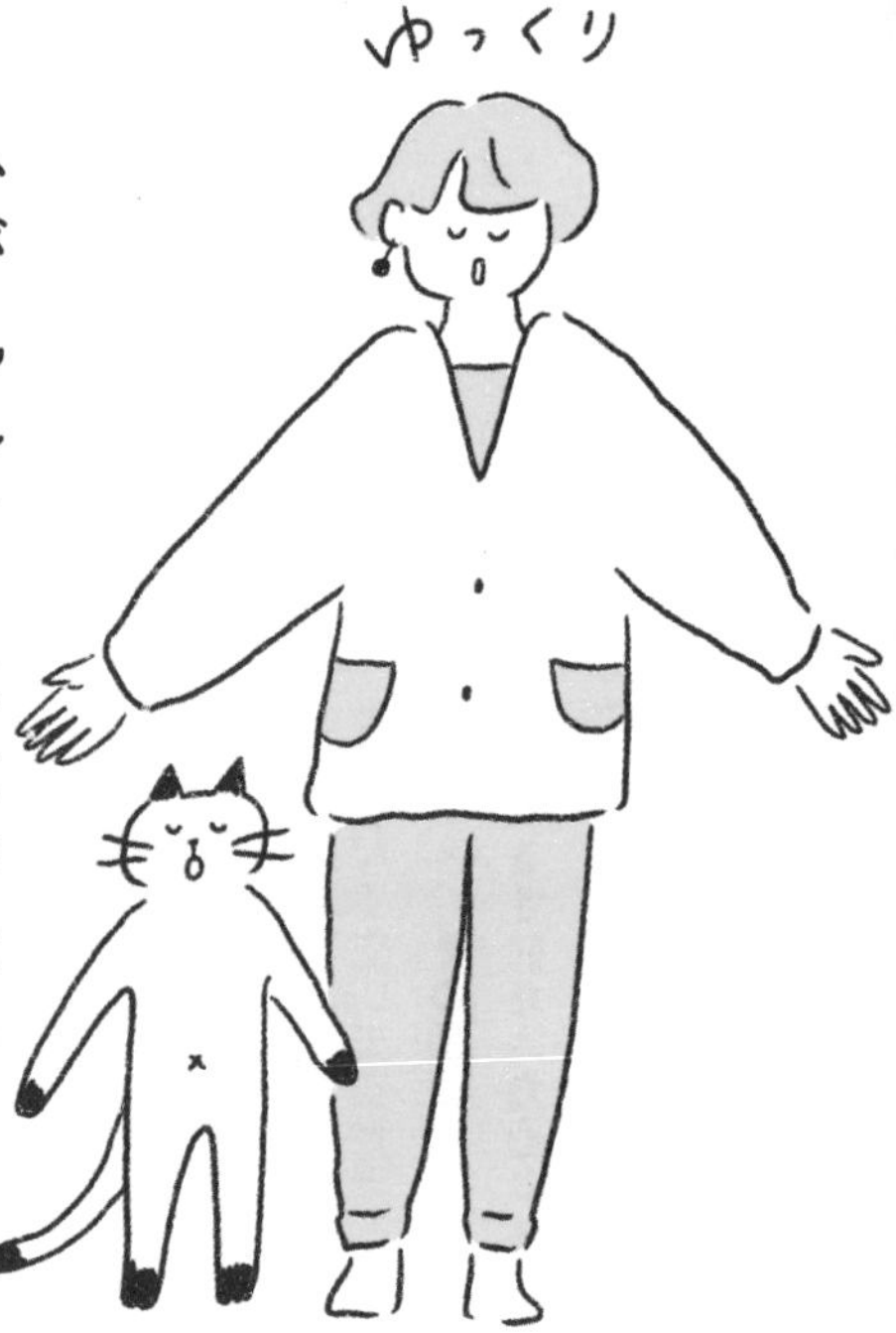

怒りやイライラが爆発しそうなとき、不安や心配で落ち着かないとき、緊張で押し潰されそうなとき……そんなときは、自分に対して「ふたつの魔法」をかけてみてください。

その魔法とは、「**ゆっくり呼吸すること**」と「**ゆっくり歩くこと**」のふたつ。呼吸や歩行の速さは自律神経とリンクしていて、ペースをゆっくりにすると、副交感神経が刺激されて心身がリラックスモードにシフトするのです。だから、**心乱れて自分を見失いそうになったときも、ゆったりペースで呼吸し、ゆったりペースで歩くようにすれば、魔法にかかったように気持ちが落ち着いてくる**はず。ぜひみなさん、日常のさまざまな場面で魔法を活用してみてください。

WINTER

1月14日

自分を見失いそうになったら空を見上げる

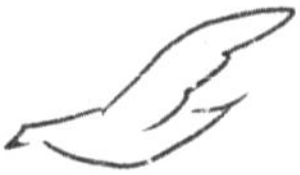

悲鳴を上げたいくらいに仕事が忙しいとき、行き詰まってどうすればいいか分からないとき、感情が高ぶって自分を見失いそうになったとき……そういうときは、ぜひ空を見上げてください。

　果てしなく広い天空世界へと視線を移すと、**その瞬間、呼吸が整い、乱れる寸前だった心と体がスッと落ち着きます。** また、〝ああ、今日も空が青いなあ〟〝曇ってはいるけど、きれいな空だなあ〟といった思いを馳せると、心の中にちょっとした余裕が生まれます。つまり、空を見上げた束《つか》の間、人はバタバタとした目の前の喧騒から離れることができ、我に返っていつもの冷静さを取り戻すことができるのです。

　それに、空を眺めると、心と体からヘンな力みが取れて、仕事などで自分のいつも通りの力を出せるようにもなります。ですから、大事な試合や試験の前、重要な商談に臨む前などに空を見上げるのもおすすめ。きっとうまい具合に緊張がほぐれ、心と体に余裕が生まれて、自分本来の実力を発揮できるのではないでしょうか。

木曜日は自律神経が乱れやすい

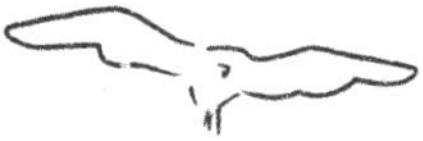

WINTER

1月15日

1週間のうち、いちばん自律神経が乱れやすいのは何曜日か？ これについて、研究データを分析したことがあります。

結果、いちばん乱れやすいのは木曜日。**週の半ばに疲れがたまるせいか、自律神経のトータルパワーが最低になる**のです。

なお、この自律神経パワー、月曜日は思ったほど低くありませんでした。むしろ、水曜、木曜、金曜のほうが低い。そして、週末の土曜になるとパワーが上昇傾向へと転じます。ですから、こうした曜日の傾向も頭に入れつつ、自律神経を整えていくといいでしょう。

「木曜日はめんどうな用事を入れない」「木曜日は早く仕事を切り上げて帰る」といった工夫をするのもいいかもしれませんね。

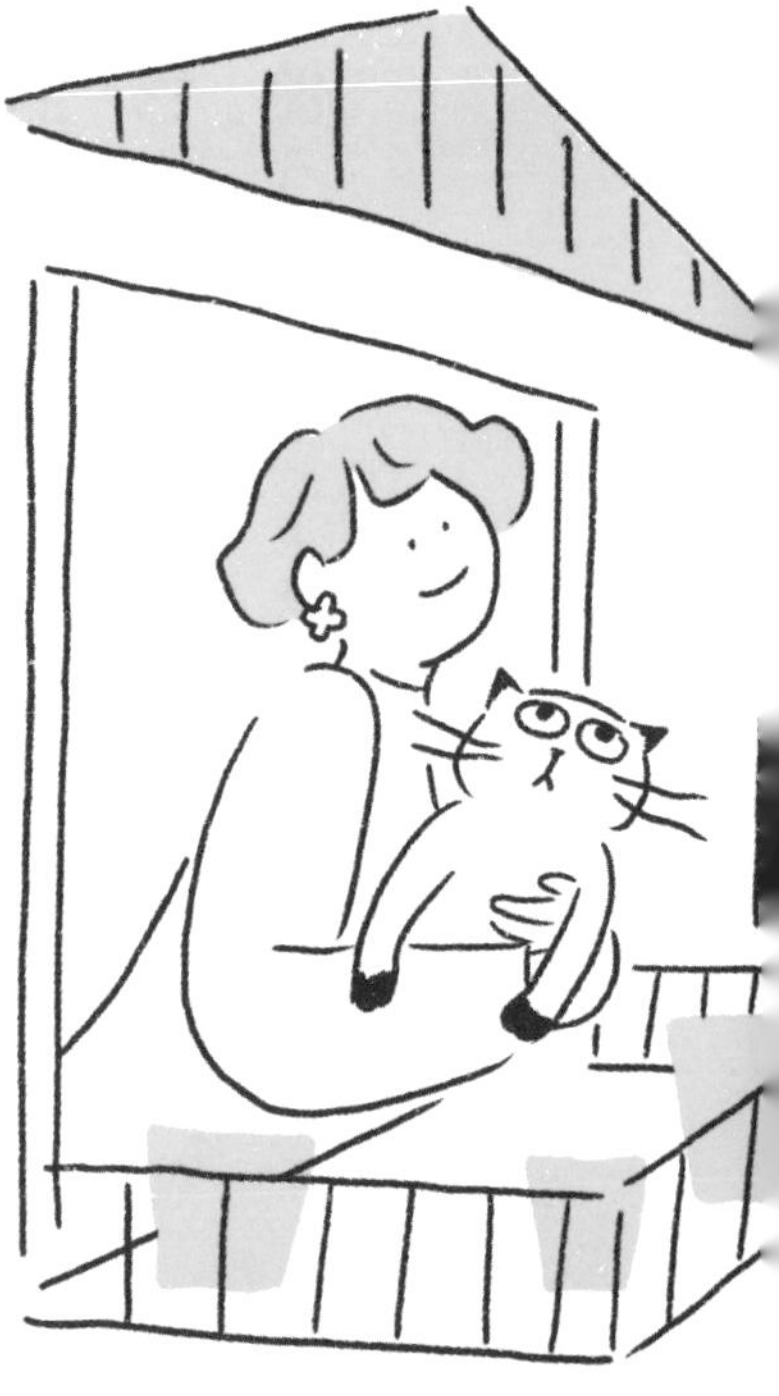

WINTER

1月16日

鞄の中身を最適化する

鞄の中身の整理は、コンディションづくりの基本です。わたしたちは外出先で何が起きても慌てたり乱れたりしないように、多くの道具を持ち歩きます。スマホ、充電器、ケーブル、財布、手帳、文房具、クスリ、化粧品……。

でも、いざというときに「あれ、手帳が見つからない」「充電器、

WINTER

1月17日

手帳や財布は明るい色のものを使う

手帳や財布は、白、黄色、ピンクなどの明るい色のものを使うべきです。なぜなら、目立つ色のほうが鞄の中で行方不明になりにくく、すぐ見つけられるから。これが黒や茶色だと、「えっ、どこだ？」と鞄をガサゴソと引っかき回すハメになりかねません。

自律神経は、慌てて捜し物をするだけでも乱れるもの。手帳の色なんて、とても些細なことですが、これによってパフォーマンスに差がつくケースも、決してないとは言えません。だから、コンディショニングでは、こうした些細な面にも細かい気を遣うものなのです。

どこに入れたっけ」「もしかして忘れた!?」なんてことをやっていたら、それだけで心身が動揺し、自律神経が乱れてしまいますよね。

だから、鞄の中身は、いつでも必要なものをスッと取り出せるように最善の状態にしておくべき。鞄の中を最適化しておけば、人は余計な心配をすることなく、その日の活動で自分らしいパフォーマンスを発揮できるものなのです。

WINTER

1月18日

すべてのものを「捜さないで済む状態」にしておく

「慌てて モノを捜す」という行動は、自律神経を乱して集中力を大きく低下させます。それがもとで仕事などのパフォーマンスが落ちてしまうことも少なくありません。

だから、鞄だけでなく、あらゆるものを「捜さないで済む状態」にしておくことが大事。引き出し、クローゼット、本棚、ふで箱、書類……。すべて**〝あれはどこにいった〟と慌てることなく、スッと取り出せる状態にしておく**といいのです。

「捜さないで済むようにしておく心得」は、自律神経を乱さないための基本のキ。そして、だからこそ日々の片づけが大切になるわけです。

WINTER

1月19日

自律神経を整えるカギは、「前の日の夜」にある

みなさんは、1日24時間の中で、自律神経を整えるのにもっとも適した時間帯はいつだと思いますか？　朝は慌ただしいし、日中は仕事で忙しくそれどころじゃない……となると、やはり「仕事を終えてから夜寝るまでの時間」ということになります。実際、この時間帯をどう過ごすかで、翌日の自律神経コンディションに大きく差がつくのです。

とりわけ大切になるのは、日中の活動で高まった緊張や興奮を鎮《しず》めて、心と体を少しずつリラックスモードへシフトするような行動をとること。すなわち、**この夜の時間帯に「交感神経優位の状態」から「副交感神経優位の状態」へといかにすんなり自律神経をシフトできるかが大きなカギとなる**わけです。

早めに夕食を終えれば、就寝するまでに数時間の時間が取れます。この数時間は「自律神経をじっくり整えることのできるゴールデンタイム」と言ってもいいでしょう。だからみなさん、このゴールデンタイムをかしこく使って自律神経を整え、日々のコンディションを整えていくようにしてください。

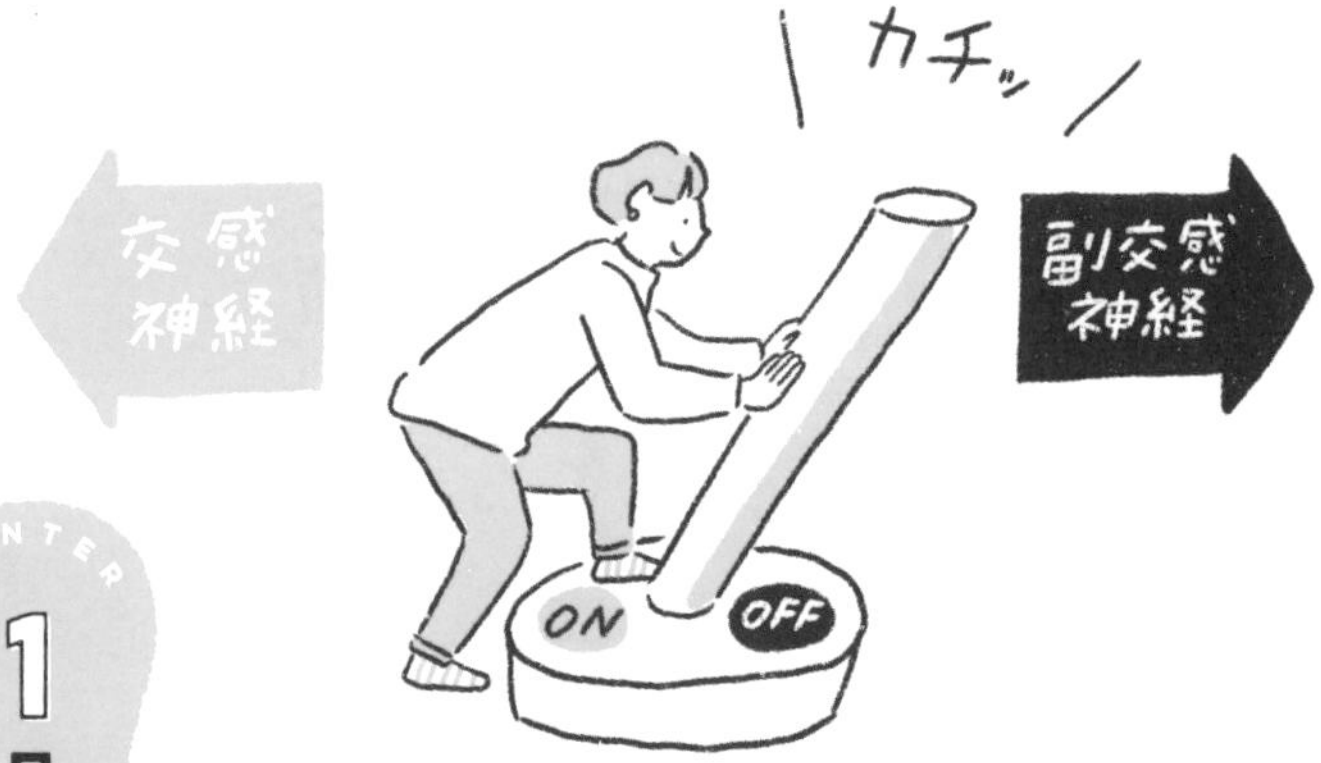

WINTER

1月20日

夕食は就寝の3時間前までに食べ終える

夕食を食べる時間は、夕方5時以降であれば、早ければ早いほどいいと思います。

その理由はふたつあります。ひとつは、腸が消化・吸収の時間をたっぷり取れるから。寝るときには、なるべく腸が消化・吸収作業を終えた状態にしておくほうがよく、それには早めに夕食を摂るほうがいい。遅くとも、就寝の3時間前までには食べ終えるようにするといいでしょう。

また、もうひとつの理由は、自律神経バランスを整える時間をたっぷり取れるから。前の項目でも述べたように、**夕食後から寝るまでの時間は、できるだけ交感神経を落ち着かせて副交感神経を高めるようなことに使うべき**。部屋を片づけたり、ゆっくり入浴したり、1日を振り返って日記をつけたり……寝るまでにできることはいろいろあります。そういう「自律神経にいいこと」を余裕を持って行なうためにも、夕食は早い時間に食べ終えておくほうがいいのです。

WINTER

1月21日

寝る前の2時間はスマホやパソコンを使わない

夜だらだらとスマホやパソコンを使っていると、脳がひっきりなしに雑多な情報の処理に追われ、交感神経が興奮してしまうようになります。また、SNSでは嫌な情報や見たいとも思わない情報が目に入ってきて、そうい

WINTER

1月22日

夜の時間帯は貴重。テレビやユーチューブの「だらだら視聴」は控える

みなさんの中には、夜、何の気なくテレビやユーチューブを観て時間を過ごしている人も少なくないと思います。ただ、先にも述べたように、夕食後から就寝までは日々のコンディショニングにとってたいへん貴重な時間です。別に興味もないし観たくもないような番組をだらだらと視聴しているだけだとしたら、もっと別のことに時間を使ったほうがいいでしょう。

また、**観たい番組は録画をして、時間に余裕があるときに視聴する**のがおすすめ。そのほうが「夜の貴重な時間」を有効に使いながら、自分を整えていけるはずです。

う余計な情報が感情を刺激してしまう場合も少なくありません。

　それに、スマホやパソコンのディスプレイから放たれる光はかなり強く、夜間にこうした光を浴びていると、睡眠物質のメラトニン分泌が抑えられ、睡眠にも影響が及ぶようになります。だから、**自律神経や睡眠へのダメージを避けるためにも、就寝前2時間はスマホやパソコンを用いない**ようにすべき。もちろん、寝床にスマホを持ち込むのもNGと心得ましょう。

WINTER
1月23日

寝る前に「ひとりで落ち着く時間」を最低30分はとる

毎日最低30分、寝る前にひとりで落ち着く時間を持つ——それを習慣にするだけでも副交感神経が高められ、心身をスムーズにリラックスさせられるようになります。

　この30分は、スマホもパソコンもテレビも遠ざけて、**今日1日の出来事を振り返ったり、明日の準備を整えたりしながら心静かに過ごす時間**です。本当は次ページで紹介する「3行日記」をつけるといいのですが、「どうしても日記は続けられる自信がない」という人もいるでしょう。そういう人は、ぜひこの「30分のくつろぎタイム」を大切にしてください。

WINTER

1月24日

1日の終わりに「3行の短い日記」をつける

日々自律神経を整えていくには、1日の終わりに何をするかがとても重要です。

今日という日にいかに片《かた》をつけて、明日という日をいかに迎えるか。1日の最後、そのリセットをしっかりできるかどうかで、人のコンディションは大きく変わるものなのです。

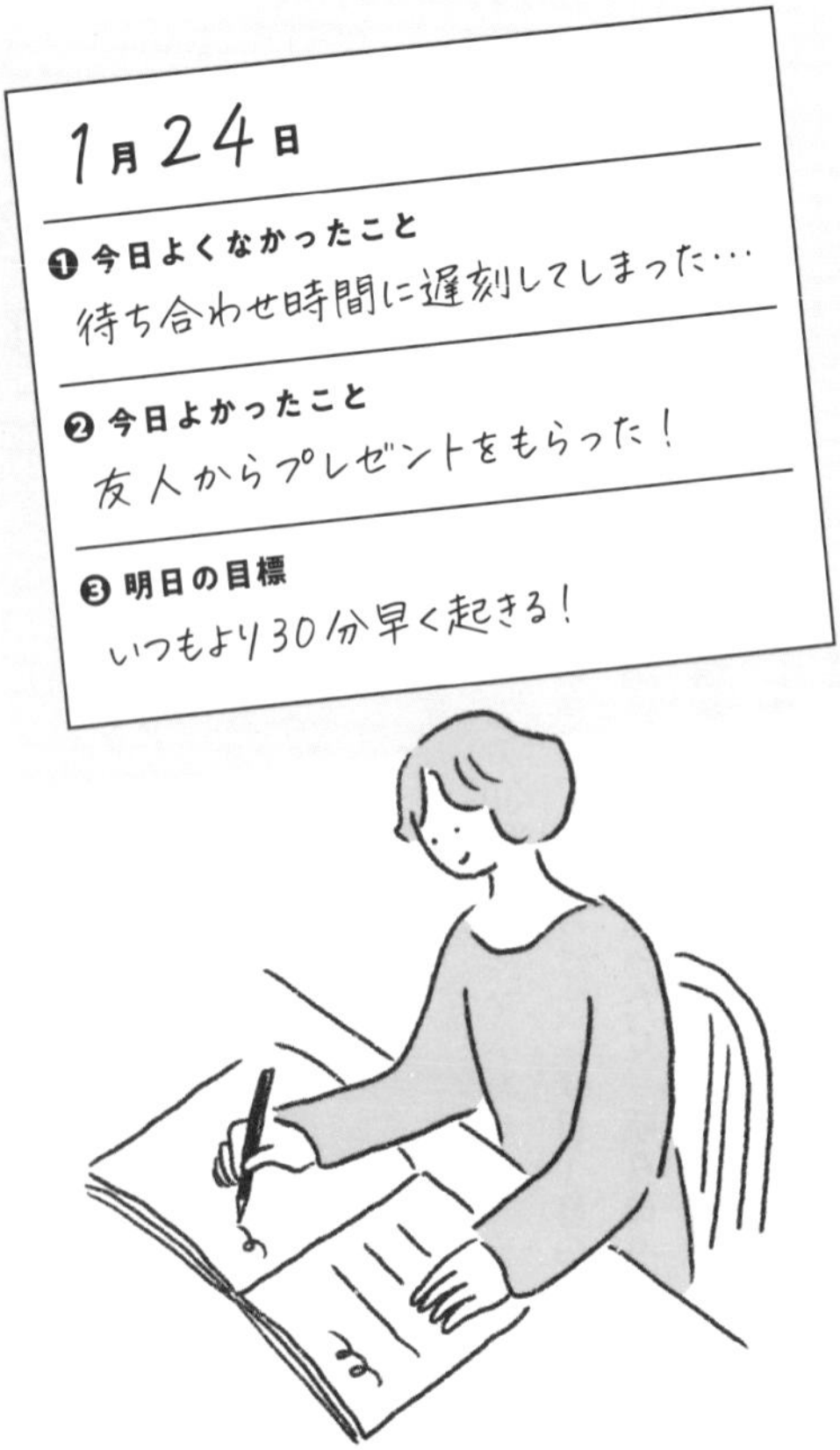

そこで、1日の終わりのルーティーンにしてほしいのが、「日記をつける習慣」です。日記といっても、長々と文章を綴《つづ》る必要はありません。ここで推奨する日記はたったの3行。しかも、書くべきテーマが3つ決まっていて、そのテーマを1行ずつ書いて計3行にすればいいのです。

その手順は以下の通り――

- **今日、いちばんよくなかったことを書く**
- **今日、いちばんよかったことを書く**
- **明日の目標を書き、感謝の気持ちで日記を閉じる**

1日1日、その日の出来事を振り返りつつこの3つ書き落としていると、**自然に呼吸が整い、心身が鎮《しず》まって、迷いや乱れが消えていきます。**

さらに、毎日続けるうちに日々の自分の仕事、生き方、健康などに対する意識がだんだん変わってきて、自分をよりよい方向へシフトしていけるようになるのです。

日記というものは、言わば「**その日の心の片づけ**」です。散らかっている部屋を片づけると気持ちがすっきりするのと同じように、日記で心を片づけると、その日の自分の心身をすっきりリセットできます。また、そのリセットによって明日を迎える準備が整い、よりよい状態で1日をスタートできるようになるわけです。

なお、この**「3行日記」**は、**手書きで1文字ずつていねいに書くのがセオリー**。手書きで短く綴った言葉は、人間の意識に深くインプットされます。そして、その意識づけによって人は1日1日少しずつ変わっていくようになるのです。

ぜひみなさんも、1日の終わりの「心の片づけ」を習慣にして、自律神経を整えつつ、自分をよりよいほうへ変えていきましょう。

WINTER

1月25日

「3行日記」をつけると、不調や病気の芽を発見しやすくなる

前の項目で紹介した「3行日記」は、毎日の「健康管理ツール」として用いることもできます。

　体の調子が悪い日やどこかが痛む日、それについて書き記しておけば、その問題をスルーすることなく、しっかり意識に留めることになります。また、そんな日が何日も続けば、早めに医療機関を受診することにもなるでしょう。

　つまり、**日記をつけることで、不調や病気の芽がいち早く発見される**わけです。それに、日記なら「いつから症状があったか」「どういう経過を辿《たど》ったか」といった点もパラパラとページをめくって確認すれば一目瞭然です。

　みなさんも体の好不調のコンディションを日記に綴《つづ》って、健康管理に役立てていってはいかがでしょう。

WINTER

1月26日

超一流の人は、みんな日記をつけてコンディションを整えている

ビジネス界でもスポーツ界でも、超一流の人には日記をつけている人が少なくありません。

とくにアスリートの場合、ほんのちょっとした動作のズレやコンディションの狂いがスランプにつながるため、日々日記をつけて練習の調子や体の調子をチェックしている選手が多いのです。

サッカーだと、本田圭佑選手や中村俊輔選手が日記をつけていたのが有名です。彼らの日記に共通するのは、自身のパフォーマンスを客観的に分析し、失敗やミスをしたら、徹底的に反省している点です。「なぜダメだったのか」「次どうすればいいのか」と日々反省と検証を繰り返しています。

きっと、この日々の「反省と検証の繰り返し」が彼らをトップアスリートに押し上げる大きな力になったのでしょう。超一流の人にとって、**日記は「コンディションを整えるツール」であるとともに「自己実現を叶えるためのツール」**なのかもしれません。

もちろん、一般人にも、日記は仕事の成功や夢実現のための頼りになるツールとなります。みなさんもぜひ有効に活用してください。

WINTER

1月27日

寝る前に「明日着る服」を決めておく

朝忙しくて時間がないときに**「どうしよう……どの服を着ていこうか」なんて迷っていたら、それだけで自律神経が乱れてしまう**ことになります。

だから、「明日着る服」は前の晩のうちに決めておくべき。天気予報をあらかじめチェックして、寒いか暖かいか、晴れか雨かなどを確認したうえで、明日の行動スケジュールにふさわしい服を選んでおくといいでしょう。そうすれば、明朝、慌てずに済みます。そして、予定通りの服を着て、予定通り仕事に臨んで、余裕を持って行動することができるのです。

WINTER

1月28日

寝る前に「明日1日の行動」をシミュレーションする

ベッドに入る前は、明日1日の流れを思い浮かべて、どんな行動をとるかをざっくりシミュレーションしておくといいでしょう。すなわち、「会社に着いたらまず何をするか」「あの人に会ったら何を話すか」「夕方に時間が空いたらどうするか」といったことを、なんとなく頭でイメージするのです。

このシミュレーションをしておくと、翌日、自分のイメージ通りに仕事が進む場合も少なくありません。たとえ思い通りに進まなくても、柔軟に対応して仕事を進められるようになるはずです。

何事も大切なのは「準備」。**明日はこういうふうに行動しようという「準備」が少しでも頭の中にあると、物事はバタバタすることなくスムーズに進む**ものなのです。

WINTER

1月29日

寝る前のルーティーンを大切にする

寝る前は、いつも通りの行動をとったうえでベッドに入るのがおすすめです。たとえば、「ゆっくり入浴」→「水を飲んでひと息つく」→「日記を書く」→「明日の服を決める」→「水を枕元に置く」→「ベッドに入る」のように、睡眠前の行動を決め、毎日必ず行なうルーティーンにするのです。

これは「**入眠儀式**」とも呼ばれていて、**同パターンの行動を日々儀式のように行なう**ことで「もう寝る時間だ」「ああ、眠い」という暗示がかけられ、よりスムーズに寝つけるようになるとされています。ぜひ実践してみてください。

WINTER

1月30日

眠りに落ちる前に「今日も1日ありがとう」と心の中で唱える

感謝の気持ちは、自律神経を整えるように働きます。**感謝の気持ちを表わすと、それだけで呼吸が深くなり、副交感神経が高まって、穏やかでゆったりとした幸せな心持ちになる**のです。

ですから、感謝をするのを毎日寝る前の儀式にしてしまうといいでしょう。眠りに落ちる前に「今日も1日ありがとう」と心の中で唱えれば、よりぐっすり眠れることにもつながります。

なお、「何に感謝をすればいいのか」と戸惑う人もいるかもしれませんが、そこは自由でOK。遠くの両親に感謝するのでもいいですし、仕事でお世話になった恩人や友人に感謝するのでもいい。また、今日も1日無事に生きられたことに感謝を捧げるのでも構いません。寝る前の感謝をルーティーンにすれば、睡眠がより向上し、明日という日をよりすがすがしく迎えられるようになるでしょう。

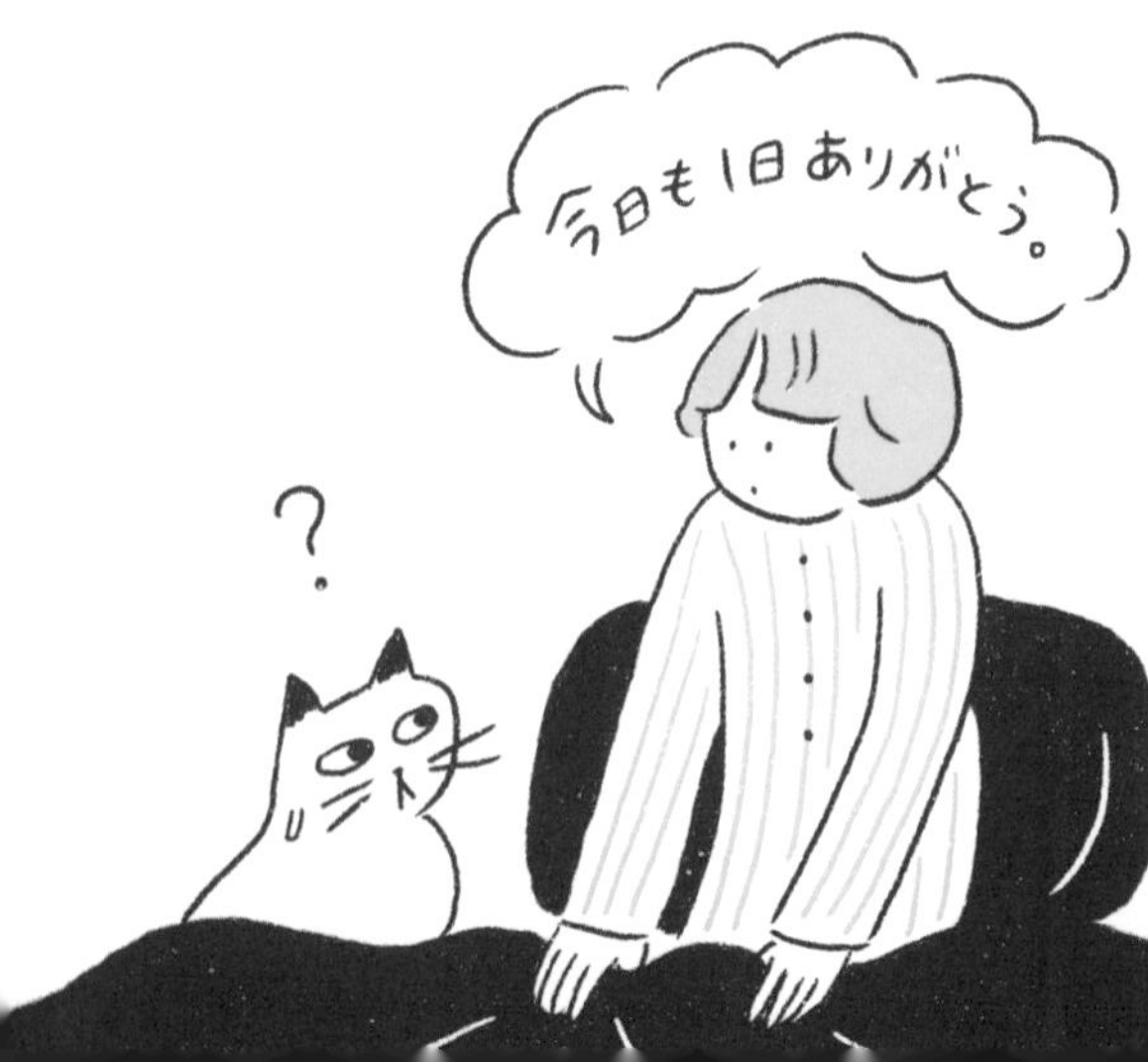

WINTER

1月31日

月末になったら「来月1か月のこと」をおおまかにシミュレーションする

月末になったら、カレンダーや手帳を眺めながら「来月1か月のスケジュール」を確認し、おおまかにシミュレーションをしておくといいでしょう。つまり、〝上旬は関西出張があるな……この連休は友人の結婚式が入ってて、次の週はコンサートがあって……下旬になると進行中のプロジェクトが大詰め段階になるからかなり忙しくなるだろうな……〟といった具合にだいたいの流れをイメージしておくのです。

もちろん1月に限らず、以降の月も、月末になったらこのシミュレーションを行なってください。毎月、**頭に少しでもイメージがあれば、よりスムーズに行動できて、その行動をよりよい結果につなげていくことができる**はずです。

2月 FEBRUARY

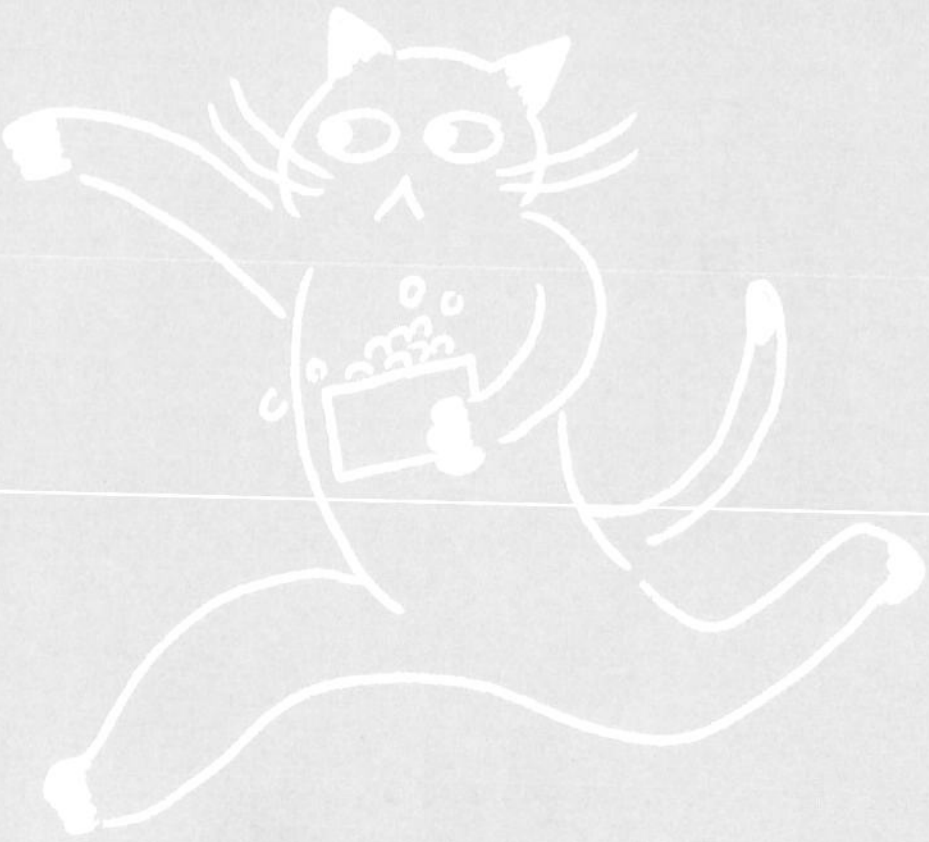

2月は、自分の足元を固める時期です。年頭に立てた目標も、スタートをして1か月が経てば、改善や修正をすべき点が見えてくるはず。だから、そういった修正や微調整を加えつつ、自分が進むべき方向をよりいっそう固めていくといいでしょう。

また、健康診断や人間ドックを受けて体のメンテナンスに力を入れたり、部屋の片づけに力を入れたりするのもおすすめ。2月はこれといった行事もなく、時間をとりやすい時期なので、思い切って大がかりなメンテや片づけをするのもいいかもしれません。

それと、2月は風邪などの感染症が流行しやすく、花粉も舞い始める時期。くしゃみや鼻水が出始めると、風邪なのか花粉症なのかの判別さえつきづらく、こうした症状は自律神経をひどく乱すことになります。早めに予防対策を行なって、症状に悩まされる事態を回避してください。

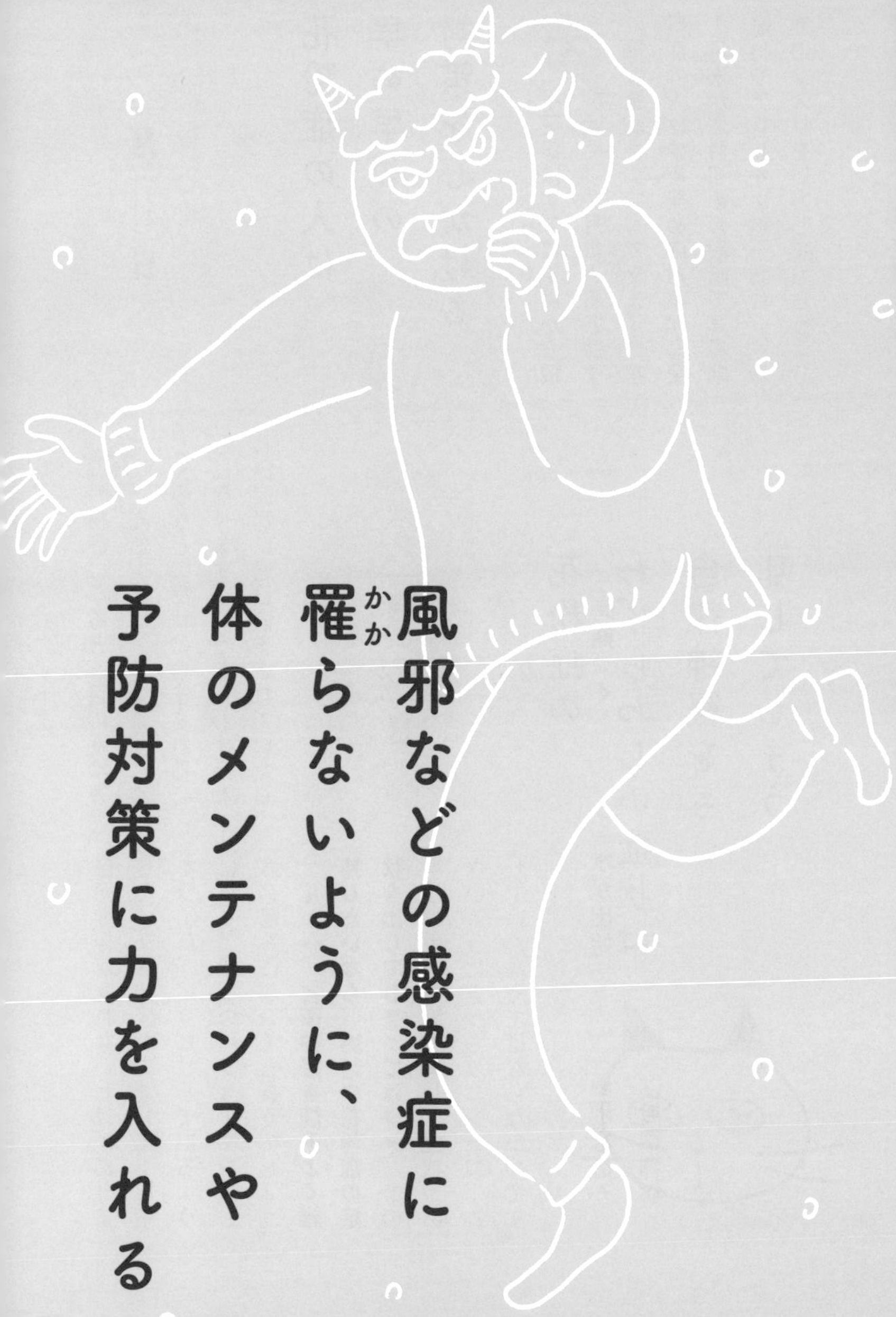

風邪などの感染症に
罹《かか》らないように、
体のメンテナンスや
予防対策に力を入れる

WINTER

2月1日

花粉症の人は早め早めの対策を心がける

スギ花粉はすでに1月から飛び始め、2月に入ると徐々に飛散量が多くなってきます。花粉症の人は早め早めの対策が必要。1月末か2月初めの段階で耳鼻咽喉科やアレルギー科を訪ね、花粉症のクスリを処方してもらうよう

WINTER

2月2日

花粉症のわずらわしい症状は自律神経をも乱してしまう

花粉症になると、目のかゆみ、充血、鼻水、鼻づまり、くしゃみなどの症状に悩まされることになります。こうしたわずらわしい症状に連日悩まされていたら、

自律神経が乱れないわけがありません。交感神経が亢進《こうしん》して1日中イライラ、ピリピリしているようになり、仕事のパフォーマンスもガタ落ちになってしまうでしょう。

だから、**自律神経を調子よく維持したいなら、絶対に花粉症の症状を出してしまってはダメ**。あの手この手の対策を講じ、症状が出ないようにきっちりコントロールしていかなくてはならないのです。

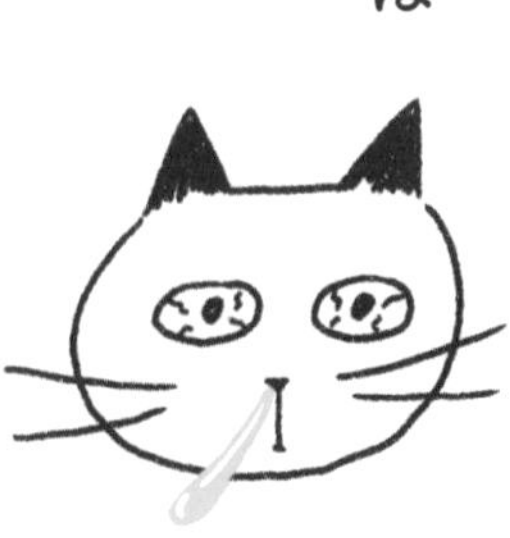

にするといいでしょう。
また、**花粉症によって現われる症状は自律神経のコンディション次第で大きく左右されます。**生活リズム、寒暖差、ストレス、食生活などに気をつけつつ、自律神経を乱したり免疫力を落としたりしないための心配りも欠かさないようにしてください。

WINTER

2月3日

花粉やウィルスを防ぐため部屋の空調を最適化しておく

2月に入り、スギ花粉が飛び交う時期が近づいてきたら、一度、部屋の空調設備を見直しておくといいでしょう。エアコンや加湿器、空気清浄機のフィルターを掃除して、家の中の空気のコンディションがうまく保てているかを点検するのです。

花粉だけでなく、風邪やインフルエンザ、新型コロナなどのウィルスを防ぐためにも、この時期は「空調を最適化しておく」ことが大切。その「最適化作業」をやっておけば、**花粉やウィルスの侵入を防ぐバリア機能をグッと引き上げる**ことができるはずです。

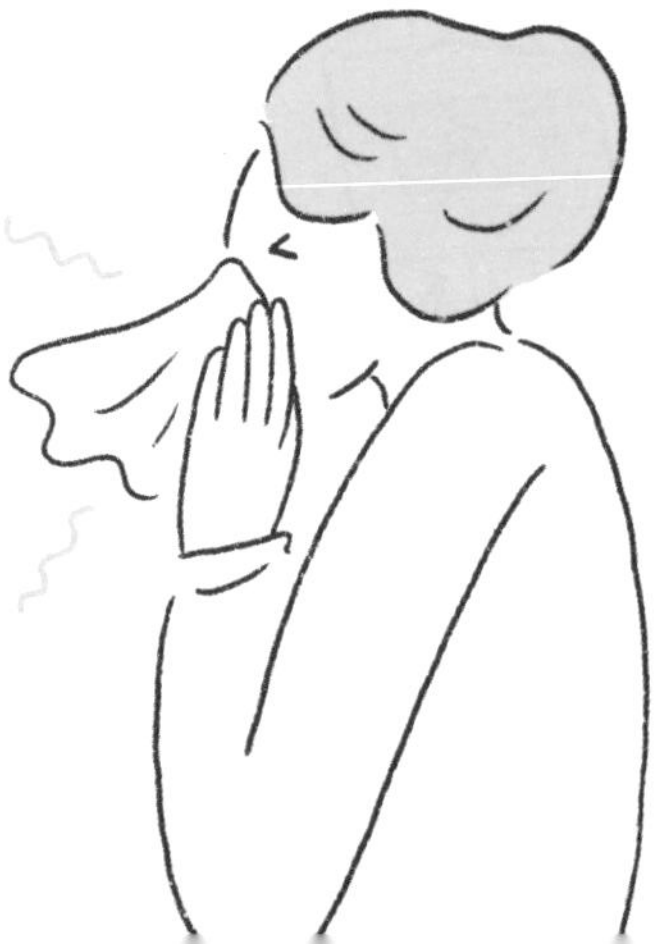

WINTER

2月4日

「何もない月」だからこそ大がかりな片づけをする

2月にはあまり大きなイベントや行事がありません。それに、春はまだ遠く、寒さも厳しく、あまり外へ出て活動しようという気にもなりません。言ってみれば、2月はこれといってやることがない「何もない月」です。

しかし、「何もない月」だからこそ、力を入れてやってほしいことがあります。それが「片づけ」。しかも、「いつもの片づけ」ではなく、時間があるときにしかできないような「抜本的で大がかりな片づけ」をするといいのです。

片づけや整理は、自律神経を整える作業ですが、12月や1月は忙しくてなかなか見直す余裕がありません。でも、2月になれば、ちょっと落ち着いて心身に余裕ができてきます。だからこそ、**この時期、大がかりな片づけをして、自律神経コンディションを抜本的に整え直すといい**のです。

この機会を逃すと、3月、4月はまた忙しくなってしまいます。ですから、2月の「何もない」時期は、部屋を整え直し、自分を整え直す絶好のチャンスなのです。

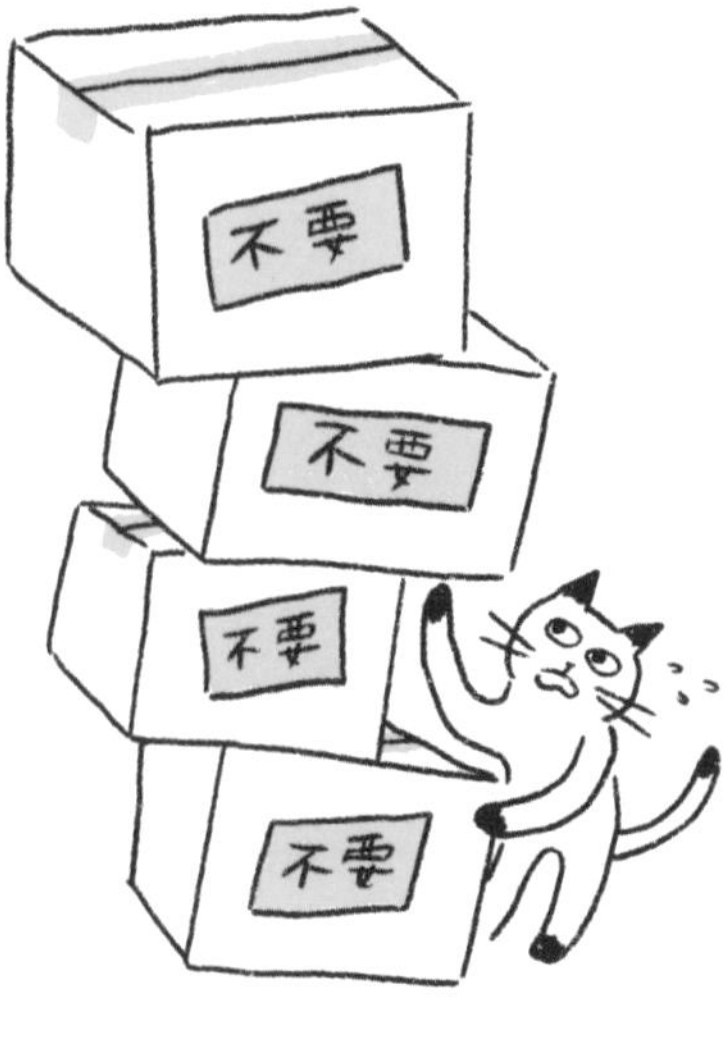

WINTER

2月5日

2月は「自分の人生」を見直すのにいちばんいい時期

冬は基本的に、自分と向き合ったり、自分の人生を見直したりするのに向いた時期。前の項目で「2月は片づけや整理に向いている」と申しましたが、2月は自分の人生を整理整頓するのにもたいへん向いた時期なのです。

ですから、まずは**年末や正月に立てた目標を見直して**、軌道修正すべき点があるかどうかを検討するといいでしょう。また、その見直しを機に、**自分の人生を大局的な視野で眺め、いまのコースのままでいいのかどうかを考えてみる**といいと思います。

1年のうちで、こういうことをじっくり考えられる時期はそう多くはありません。その点で「何もない」2月はわりと時間をかけられます。とりわけ、この先の3月4月に異動や転勤の可能性のある会社勤めの方々は、この際じっくり「自分の人生」を考えてみるといいのではないでしょうか。

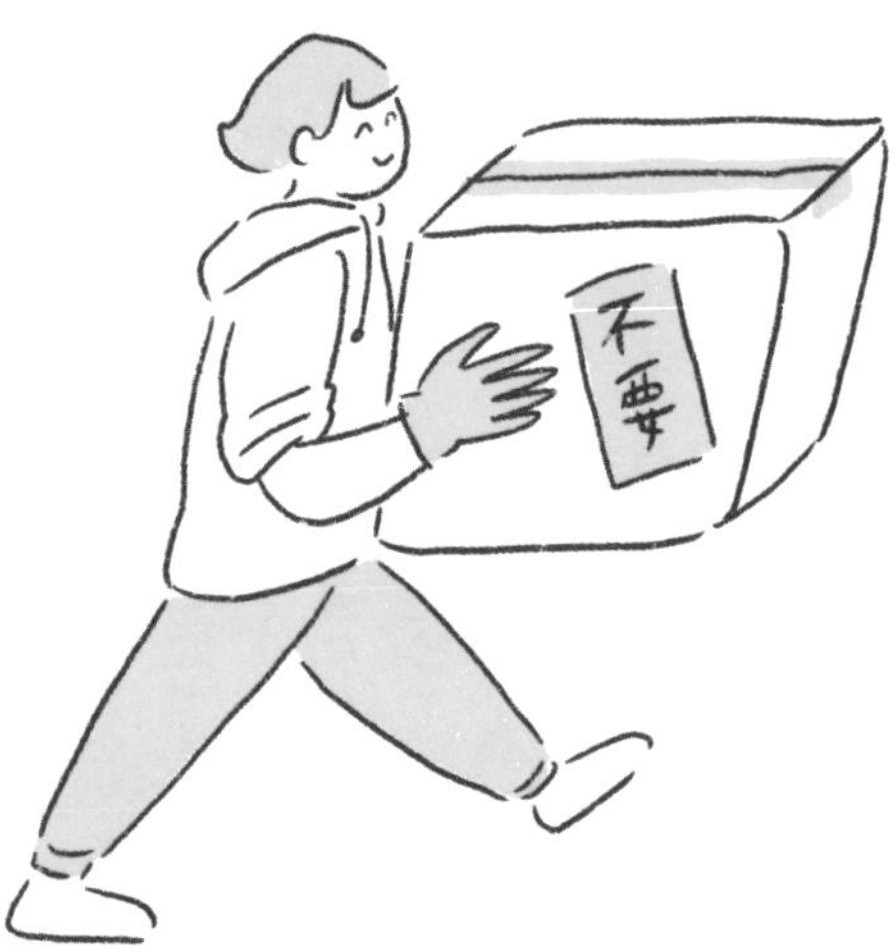

WINTER

2月6日

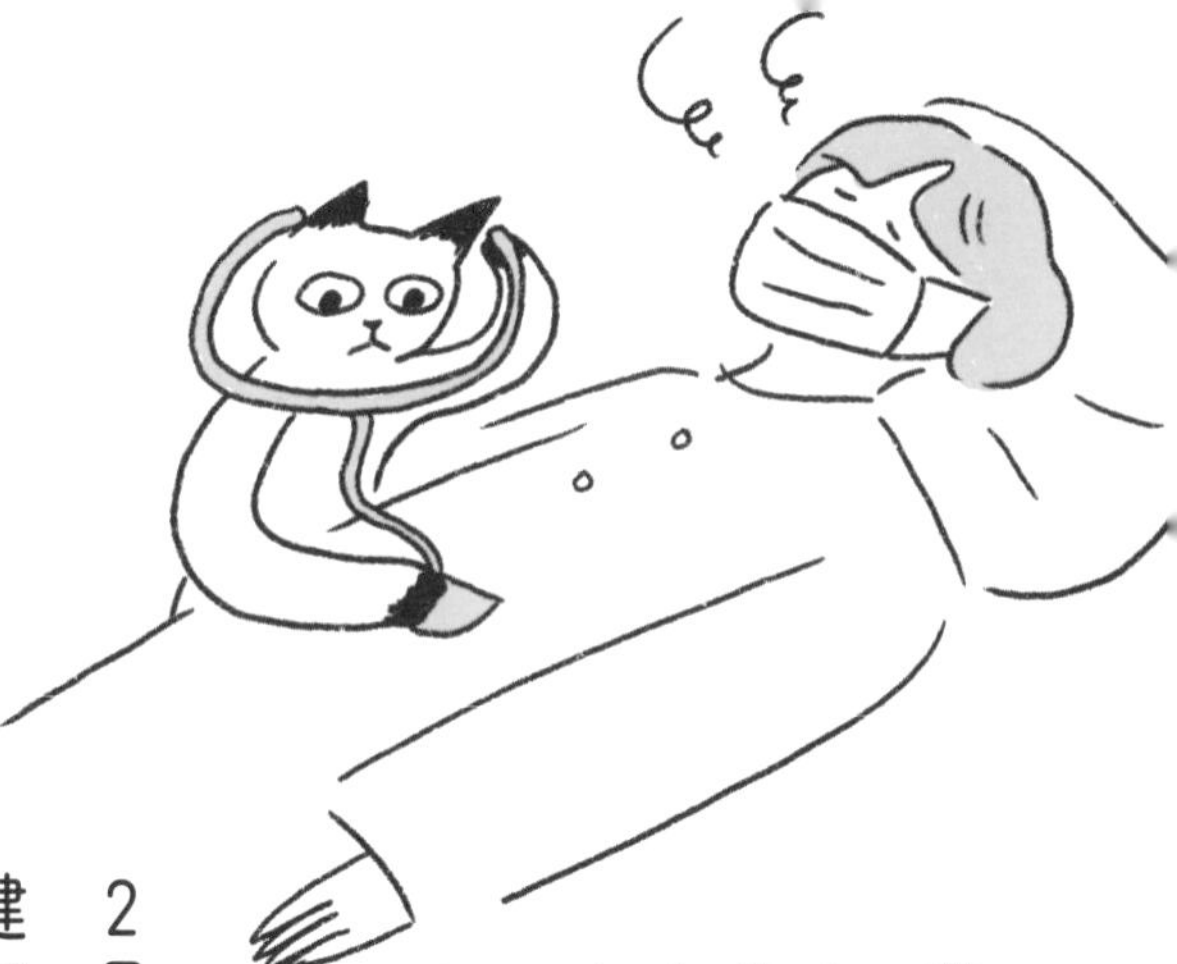

2月のうちに健康診断や体のメンテナンスをしておく

「何もない月」だからこそやっておきたいことは、もうひとつあります。それは、しっかり時間をかけて自分の体の健康状態をチェックして、ちゃんとメンテナンスをしておくことです。

健康診断や人間ドックなどは、「いつかそのうちやろう」と思っていると、やらないまま時間が過ぎてしまうことが多いもの。とくに、12月、1月、4月などの忙しい時期はなかなか時間が取れません。その点、2月なら、健康チェックに対してわりとまとまった時間をつぎ込みやすいのです。

また、健康診断や人間ドックを受けたら、「受けっぱなし」にせず、問題点を改善する努力をしてください。食生活、運動、睡眠などの問題を解消するために、どういう行動をとればいいのかを考え、具体的なアクションを起こすようにしましょう。そういう**行動の変革にたっぷり時間をかけられる点でも、2月は体をメンテナンスするのに好都合**の時期なのです。

WINTER

2月7日

風邪を引くのは自律神経の乱れが原因

気温が低く空気が乾燥している2月は、風邪やインフルエンザが流行りやすい時期です。もっとも、これらのウィルスの体内への侵入を許してしまういちばんの原因は、やはり自律神経バランスの乱れにあると言えます。

そもそも寒い時期は交感神経が高まりやすく、血管が収縮して血液の流れが悪くなり、筋肉がこり固まって、胃腸の動きも悪くなります。また、こうした**交感神経優位の状態が続くと、免疫システムにも影響が及び、体内でつくられるリンパ球が減ってしまう**のです。それで、風邪やインフルエンザなどの感染症に罹《かか》りやすくなるわけですね。

だから、この時期、ウィルスの侵入を阻止するには、なるべく緊張、ストレス、過労などを避けて交感神経を上げすぎないようにする姿勢が必要。同時になるべく心身をリラックスさせて副交感神経を引き上げ、自律神経バランスをしっかり整えていく姿勢が必要なのです。

WINTER

2月8日

「風邪予防」は「腸内バランス」が決め手になる

「飲みすぎて胃腸の調子を崩したら、てきめんに風邪を引いてしまった」——そんな経験をしたことのある人も多いでしょう。食べすぎや飲みすぎは、自律神経バランスを乱し、腸内細菌のバランスを乱して、体の免疫力を落と

WINTER

2月9日

風邪予防でいちばん気をつけるべきは夜寝ているとき

風邪は、睡眠中に引くケースが圧倒的に多いとされます。寝ている間は、ウィルスへの防御力が低下する無防備な時間。免疫細胞の活動が弱まり、唾液分泌が少なくなるため、鼻やのどの粘膜が乾きがちになるのです。そのうえ、寝室の温度が低く、空気が乾燥していると、「低温&乾燥」を好む風邪のウィルスが粘膜に取りつく絶好のチャンスを与えることに……。それで、朝、目覚めたときに〝あれ、なんかのどが痛い〟ということになるわけですね。

だから、この時期は寝室の保温と加湿に十分注意し、良質の睡眠をとるべき。それが風邪から身を守るいちばんの秘訣なのです。

す大きな原因となります。

とりわけ、**腸には全体の7割もの免疫細胞が集中していて、腸内バランスが崩れるとてきめんに免疫が低下してしまう**のです。だから、風邪予防には、腸内環境をしっかり整えて、免疫を高いレベルにキープしておくことが不可欠。みなさんぜひ覚えておきましょう。

「病は気から」は医学的に正しい

WINTER

2月10日

悩みやストレスを抱えている人は風邪を引きやすく、病気に罹《かか》りやすくなります。よく「病は気から」と言われますが、これは医学的にも正しいのです。

それと、軽視できないのが「病気への不安感」。〝最近調子が悪い……ひょっとして難しい病気なのかも……もし、がんだったらどうしよう〟などと**不安をふくらませていると、副交感神経が下がり、本当に病気になってしまう**ケースが少なくありません。病気を寄せつけないためには、日頃からメンタルをしっかりさせ、心の免疫力を上げておくことも重要なのです。

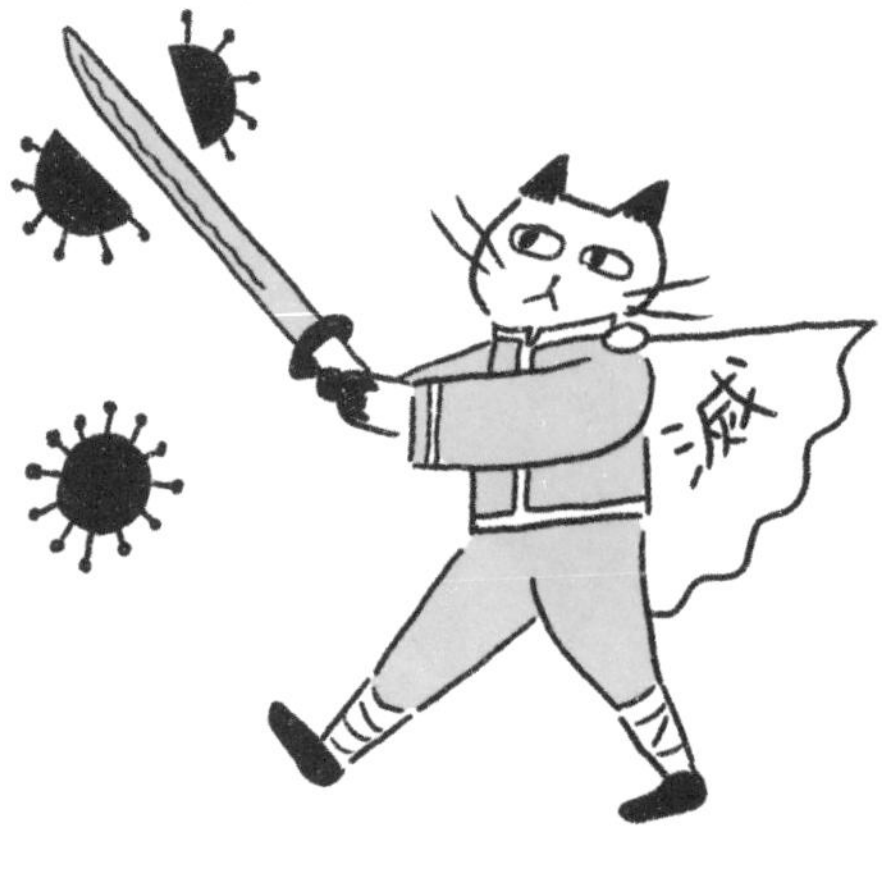

「春の準備」は少しずつ楽しみながらやる

2月は少しずつ「春の準備」を進める頃合いでもあります。

この時期、まだまだ外は寒く、乾燥した冷たい風が吹いていますが、日は徐々に長くなり、梅のつぼみもほころび始めて、春の訪れの気配は日々着実に濃くなってくるものです。

3月になると一気に春めいてきますし、3月末の決算期や4月の新年度スタートに向けて、仕事も一気に忙しくなってくることでしょう。ですから、**3月になってからバタバタしないように、2月のうちにできる仕事は、なるべく片**

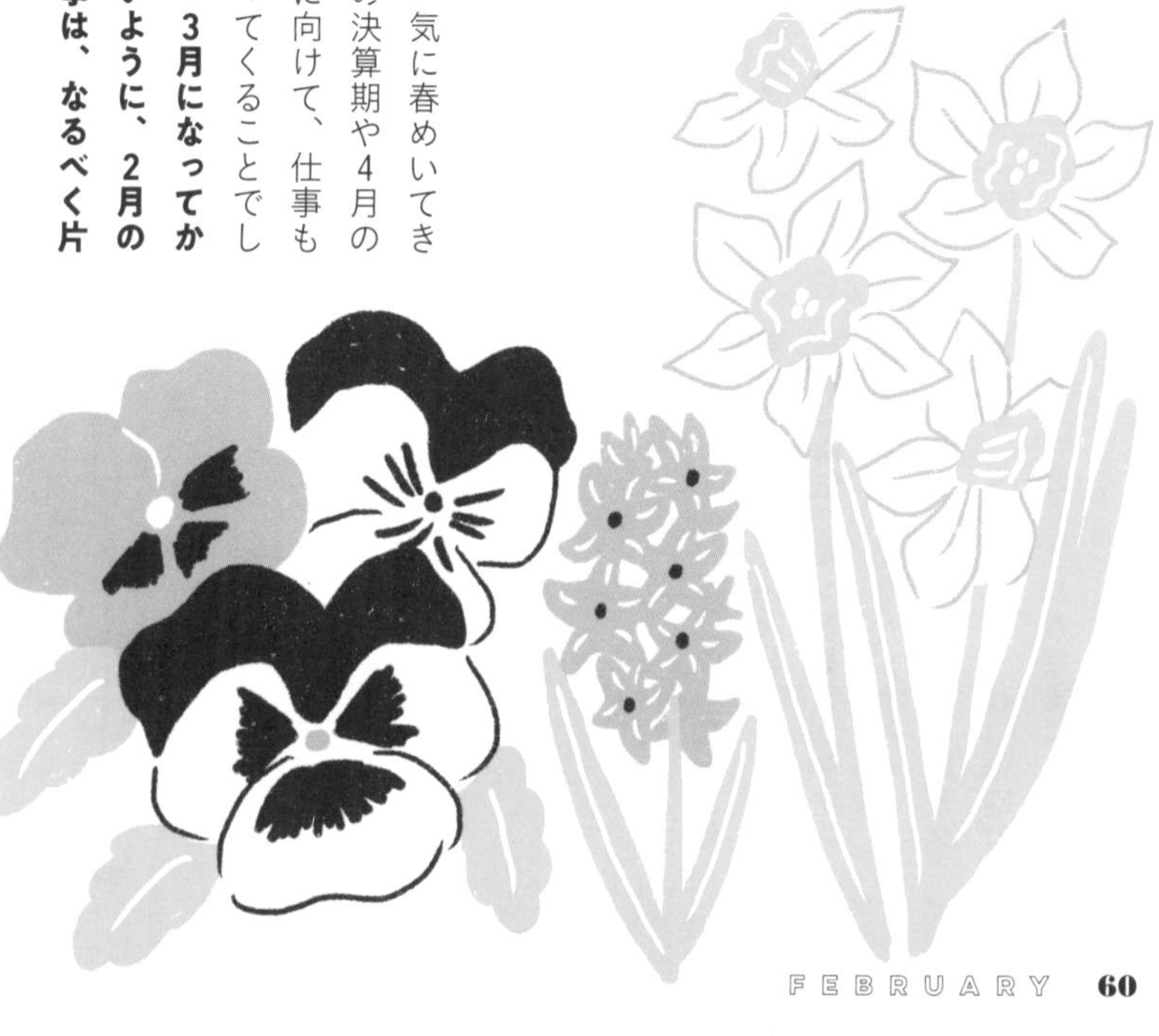

づけておくようにするべき。なかでも、異動や転属、転勤が決まっている人は、できるだけ2月のうちに残務整理などをがんばっておくべきでしょう。

また、春ものの服を準備したり、春向けに部屋を模様替えしたりといったことも、2月にやっておくのがおすすめ。ぜひ、春の訪れを待ちつつ、少しずつ楽しみながら準備を進めるといいでしょう。

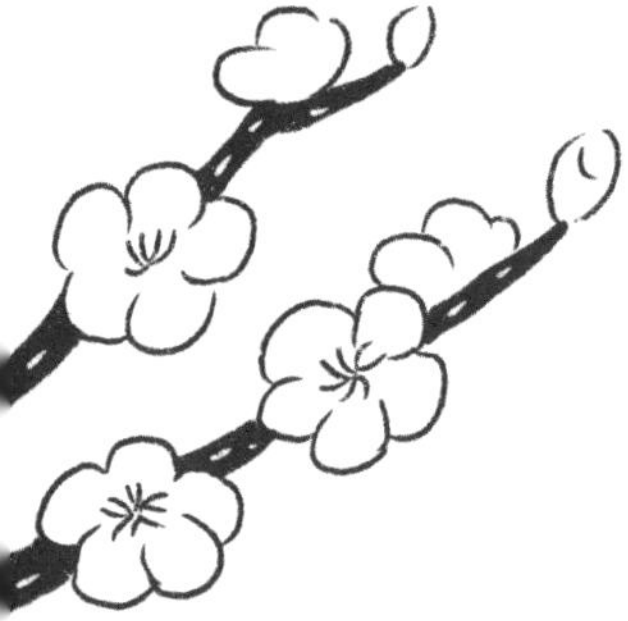

WINTER

2月12日

街や公園を散歩して「早春の花」を探してみる

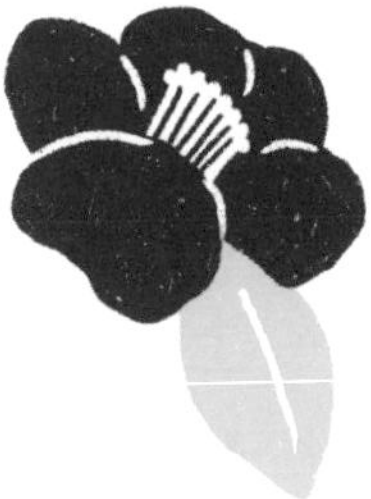

春の気配を少しでも感じたら、ぜひ外に出て、街や公園を散歩してみましょう。

きっと、民家の庭先では梅やこぶし、ツバキが咲いていたり、公園ではスイセンや菜の花が咲いていたりするでしょう。また、道路脇の花壇に目をやれば、パンジーやスミレが花をつけ、チューリップの芽が大きくなっているのに気づくかもしれません。

このように、歩き始めてみれば、そこかしこで早春の花に出会うことができるはず。ぜひ**「春探し」のようなつもりで、ゆっくり散歩を楽しんで**はいかがでしょうか。

WINTER

2月13日

いい恋愛は自律神経のトータルパワーを上げる

昔から「恋愛は女性を美しくする」と言いますよね。実際、いい恋をしていると、肌や髪の美しさが増し、目が輝いて、全体にきらきらとした好調感がみなぎるようになります。これは、さまざまなホルモンが分泌されるうえ、**自律神経のトータルパワーがグッと引き上げられることで起こる現象**なのです。

たとえば、普段はあまり外に出ない人も、好きな人に会うためだったら、労をいとわず札幌だろうが那覇だろうがどこにでも飛んでいきますよね。そういう底知れない力が湧いてくるのが、自律神経のトータルパワーが上がった証拠なのです。このように、いい恋愛は、自律神経を高いレベルに引き上げてくれるわけですね。

ただし、そのパワーは永続的ではないと思ったほうがいいでしょう。恋という感情はうつろいやすく不安定なもの。もしその恋が叶わなかったり裏切られたりしたら、自律神経のパワーも急降下してコンディションもガタ落ちになってしまいます。つまり、恋愛によるパワーアップは、常にパワーダウンのリスクと隣り合わせなのです。

WINTER

2月14日

恋愛には自律神経を乱すリスクもある

2月14日はバレンタインデー。みなさんの中にもドキドキしながら告白をしたり告白されたりした経験をお持ちの方がいらっしゃるかもしれません。

ただし、その告白によって自律神経は大きく乱れます。だって考えてみてください。告白するとなると、めちゃくちゃ緊張しますよね。体も心も不安と緊張でガチガチ。しかも、告白してOKならば気持ちが舞い上がるし、NOであれば気持ちがどん底まで沈むことになります。つまり、こういう**感情の浮き沈みとともに、自律神経も大きくアップダウンして乱れてしまう**ようになるわけです。

でも、自律神経コンディションが乱れるからといって、「恋愛するな」「告白はやめろ」とは言えません。恋愛というものは、たとえ乱されたり振り回されたりしてもいいという「痛手を負う覚悟」があるからこそ突き進めるもの。きっと、その覚悟がどれだけあるかが大事なのかもしれませんね。

WINTER

2月15日

大切な人へのプレゼントは、自律神経を整える

誰か大切な人にプレゼントをする――。これは自律神経を整える行為です。

相手がよろこぶ顔を想像してプレゼントを選んだり、どうやってプレゼントを渡すかを考えたりしていると、自然に呼吸がゆったりとして副交感神経が高まります。

これにより自律神経バランスが整うのです。**大切な人へのプレゼントは、心身を整える「自分へのプレゼント」にもなる**わけですね。

WINTER

2月16日

「買い物で憂さ晴らしをする人」は自律神経が乱れている

衝動買いをする人は、自律神経が乱れている傾向があります。また、ストレスがたまっているときにたくさん買い物をして憂さを晴らそうとする人も、自律神経が乱れている傾向があります。**交感神経が過度に緊張して衝動的な欲求を抑えにくくなっているから、買い物時にそういう安易な行**

動をとってしまうのです。
　そもそも、ショッピングは計画的に行なうほうがおすすめ。いつ何を買うかを決めておいて、それに向けて品定めをするほうがいいのです。自律神経も、そのほうが安定すると覚えておきましょう。

WINTER

2月17日

ショッピングセンターなどでは、「暖房の効きすぎ」に気をつける

寒い日に郊外のショッピングセンターに行ったとしましょう。屋内はどこも暖房が効いていてポカポカ。厚着をしていると、汗をびっしょりかいてしまうことも少なくありません。ところが、ショッピングを終えて外に出ると相変わらずの寒風……。それで一気に汗が冷え、てきめんに風邪を引いてしまうことになるのです。

　ですから、こういった「**冬の寒暖差」には十分に注意すべき**。極端な寒暖差は体温調節機能を混乱させ、自律神経を弱らせるもとになります。

　なお、ショッピングセンターなど、暖房が効いた施設に行く場合は、脱いだり着たりしやすい服装を心がけ、室内外の気温に合わせてすぐに自分で服装を調節できるようにしておきましょう。

WINTER

2月18日

「冬の寒暖差」を甘く見ない

「室内外の気温差」というと、夏、すなわち、「クーラーの効いた屋内」と「炎天下の屋外」との気温差を思い浮かべる人がほとんどでしょう。しかし、「冬の寒暖差」にも十分な注意が必要なのです。

とりわけ甘く見ないでほしいのは「暖かい屋内から、寒い屋外に出るとき」です。**いきなり寒い環境にさらされると、交感神経が急上昇して、全身の血管を収縮させるように働きます。**そして、それによって血圧がググッと急上昇するのです。もともと血圧が高めの人や動脈硬化、糖尿病などの持病のある人の場合、この血圧の急上昇によって脳卒中や心筋梗塞に見舞われないとも限りません。

前の項目で取り上げた「ショッピングセンター」などもそうですが、暖かいところから寒いところへ出るシチュエーションは、身近にも数多くあります。「家の玄関を開けて外に出るとき」「浴室から寒い廊下へ出るとき」「暖かいリビングから寒い廊下に出たり、トイレに行くとき」「暖かい電車内から外へ出るとき」など、挙げ始めたらキリがありません。

とくに血圧が高い人は、極端な寒暖差に身をさらさないよう、十分に気をつけてください。

WINTER

2月19日

温泉やスーパー銭湯では脱水に注意する

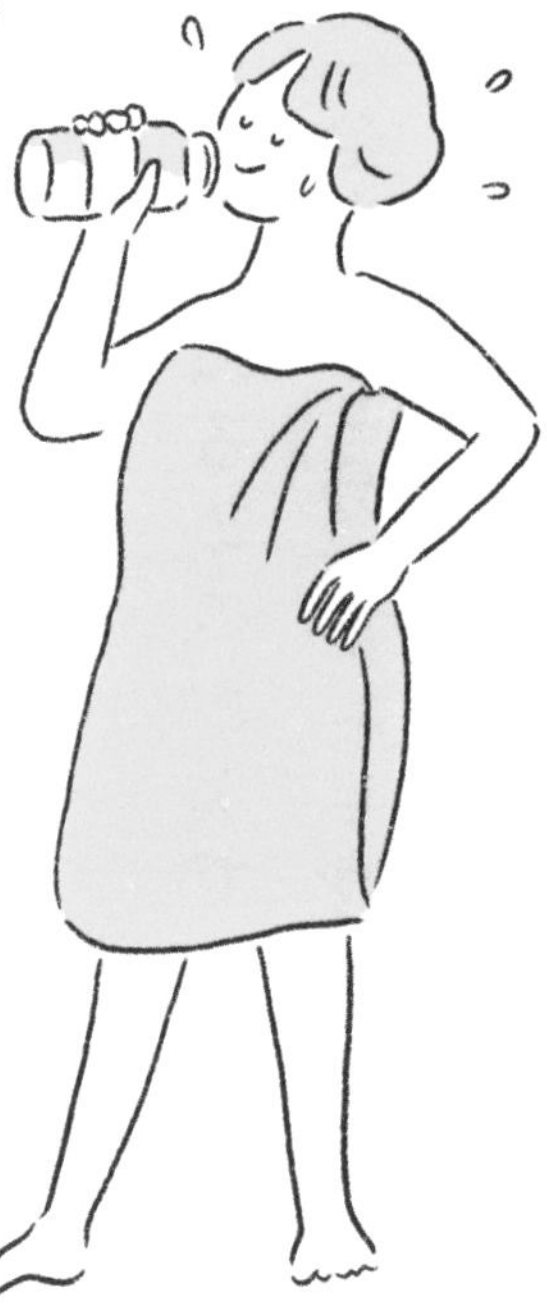

温泉やスーパー銭湯へ行くと、休憩を挟みながら何回もお風呂に浸かる人が少なくありません。でも、これは健康にとってはあまり好ましくないのです。

何回も入浴すると、血圧の変化が大きくなり、循環器系への負担が増します。それに、お風呂では気づかないうちにたくさんの汗をかいているため、何回も入っていたり長く入っていたりすると、脱水症状になってしまうことが多いのです。さらに、**脱水状態に陥ると、体の中の血液がドロドロになるため、血圧が上がり、脳卒中や心筋梗塞を起こすリスクも高くなってしまいます。**

そのうえ、もし、こういう状態で、屋外の寒い露天風呂へ行ったりしたらどうなると思いますか？　そう、寒暖差で血圧が急上昇してよりいっそう大病の危険が高まることになりますよね。みなさんも、寒い時期に温泉やスーパー銭湯にいらっしゃる際は、脱水や気温差に十分にお気をつけください。

WINTER
2月20日

入浴はぬるめのお湯で「全身浴5分」＋「半身浴10分」を基本にする

ここで、自律神経を整えるのに役立つ「おすすめの入浴法」を紹介しておきましょう。

まず、39～40度のぬるめのお湯に15分間ゆったりと浸かるのが基本になります。ただ、この15分間のうち、初めの5分間は首までしっかり浸かる全身浴、次の10分間はみぞおちまで浸かる半身浴にするといいでしょう。この入り方をすると、自律神経が交感神経から副交感神経へとスムーズに移行して、心身の疲れが取れ、頭から足先までリラックスできるのです。

また、**この入浴法をすると体の深部体温が38・5～39度に上昇します。これは、血行を促して副交感神経の働きを高めるのにもっとも適した温度。**さらに、この深部体温は入浴後ゆるやかに下がり、下がるにしたがって自然な眠気が訪れるようになります。

つまり、毎晩この入浴をしていると、体が温まり、疲れが取れ、ぐっすりと眠れて、日を追うごとに自律神経が整った状態になっていくのです。とにかく、その日の疲れが翌日に残らなくなるので、ぜひみなさん習慣にしてください。

WINTER

2月21日

夜の入浴と睡眠は「セット」として考える

みなさんの中には「お風呂はお風呂」「睡眠は睡眠」と別々に分けて考えている方も多いかもしれません。人によっては、朝や夕方に入浴をするという方もいらっしゃるでしょう。

しかし、入浴と睡眠はやはりセットで考え、**夜、ぬるめのお湯に浸かってから30分～1時間後くらいにベッドに入るのがベスト**なのです。前の項目で述べたように、入浴で上昇した深部体温は、入浴後少しずつ下がり、下がるとともに心地よい眠気をもたらします。また、入浴後は副交感神経が大きく高まっていて、心身が高いレベルでリラックスした状態になっています。つまり、このタイミングで寝てしまうのが、もっともスムーズであり、「ぐっすり快眠」につながりやすいのです。

この入浴から睡眠への流れは、生体リズムや自律神経バランスを整える点から見ても理想的なもの。ぜひみなさん、この「流れ」を日々大切にするようにしてください。

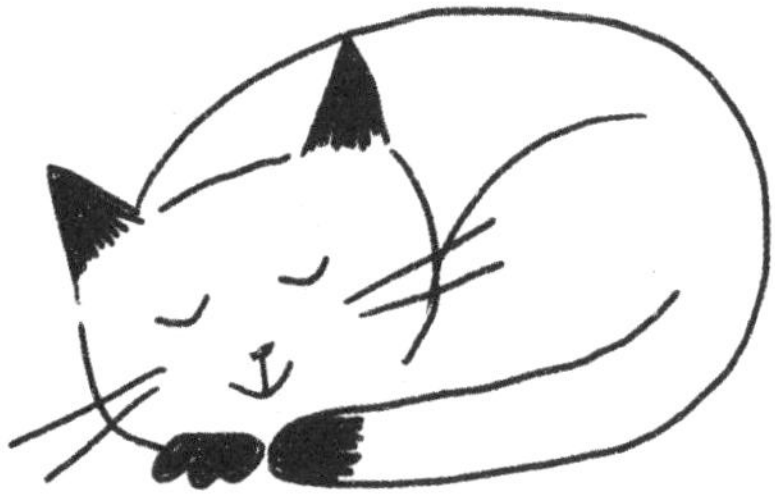

WINTER 2月22日

夜は「熱すぎるお風呂」には入らない

「夜は寝る少し前に入浴をするほうがよく眠れる」と前の項目で述べましたが、これは「熱すぎるお風呂」に入ってしまったら、まったく意味がありません。42度以上のような熱いお湯に浸かってしまうと、交感神経が急速に

WINTER 2月23日

寒い日は帰宅後に「足湯」をする

寒さがこたえる日は、帰宅してすぐにお風呂に入りたくなる場合もあるでしょう。そんなときは、帰宅後に「足湯」をしてみてはいかがでしょうか。

やり方は簡単。深めのバケツにお湯をくみ、足を入れて温めるだけです。この際、（足首まではなく）ふくらはぎまでお湯に浸けて温めるようにしてください。血行がよくなり、足だけでなく全身がポカポカしてくるはずです。

そして、**足湯で取り急ぎ体を温めておき、就寝前になったら、改めてゆっくりお湯に浸かって入浴する**といいのではないでしょうか。

高まり、心身が興奮してかえって眠れなくなってしまいます。睡眠の質も低下してしまう可能性が高く、お湯の温度には十分に注意を傾けるようにしてください。

　とにかく、**夜、就寝前にお風呂に入るなら、39～40度がマスト。**それ以上は逆に自律神経を乱す原因になると心得ましょう。

夜、足が冷える人は「足裏もみ」を習慣にする

WINTER
2月24日

冬の時期は「夜中、足先が冷えてよく眠れない」と訴える人が少なくありません。思い当たる方は、就寝前に足裏を丹念にもみほぐしてからベッドに入るようにしてみてください。


冷えは血行の悪さから来ています。心臓からもっとも遠い足先は血行が滞りがち。だから、**足裏をもんで血行を促してから寝れば、冷えに悩まされることなくぐっすり眠れる**というわけです。

　足の冷え以外にも、足がだるいときや疲れているとき、体調がよくないときには、足裏もみを行なってみることをおすすめします。

WINTER

2月25日

2月は「人間関係の見直し」をするのに絶好の時期

部屋の片づけや人生の見直しをするのに2月が最適であることは先に紹介しました。ただ、ついでに見直しておきたいのが「人間関係」。つまり、モノの整理だけでなく、自分を取り巻く人間関係も整理しておくといいのです。

そもそも、自分にとって大事な人間関係は年々変わっていくもの。新たに必要な関係もできるでしょうし、もうあまり必要のない関係もできてきます。だから、パソコンソフトを新しいバージョンに更新するように、**人間関係もバージョンを更新して見直していくべき。**たぶん、リアルだけでなく、ネット上のつながりも含めれば、整理すべき人間関係はかなりの数に上るのではないでしょうか。

とにかく、3月になると年度末で仕事も忙しくなるし、4月になると新たな人間関係も加わってバタバタしてきます。ですから、2月、まだ落ち着いているうちに、不要な関係や無理な関係を見直して、自分の中で整理整頓しておくといいわけです。要らないつながりをうまく片づけられると、けっこうすっきりするもの。ぜひみなさんも実践してみてください。

WINTER

2月26日

ストレスの9割は人間関係。整理すべき関係は整理する

人の悩みやストレスの9割は「人間関係がらみ」で占められているといいます。他人の言動はコントロールできません。コントロールできず、思うようにいかないことが多いから、他人との間であつれきが生じ、ストレスを抱えるようになるのです。自律神経の乱れも大半はここから発生していると言っていいでしょう。

ですから、日々のストレスを減らし、**自律神経の乱れを減らすためにも、人間関係を定期的に見直すことが大切**なのです。もし、その人間関係の維持に、相当な無理や我慢をしなければならないのであれば、その関係を断ち切ることも検討すべきでしょう。

もちろん、諸事情あって切るに切れない人間関係もあるとは思います。ただ、**最悪なのは、だらだら関係を続けて大量のストレスをため込んでしまうこと**。だから、自分にストレスしか呼び込まないような人間関係は、なるべく早く整理したほうがいいのです。

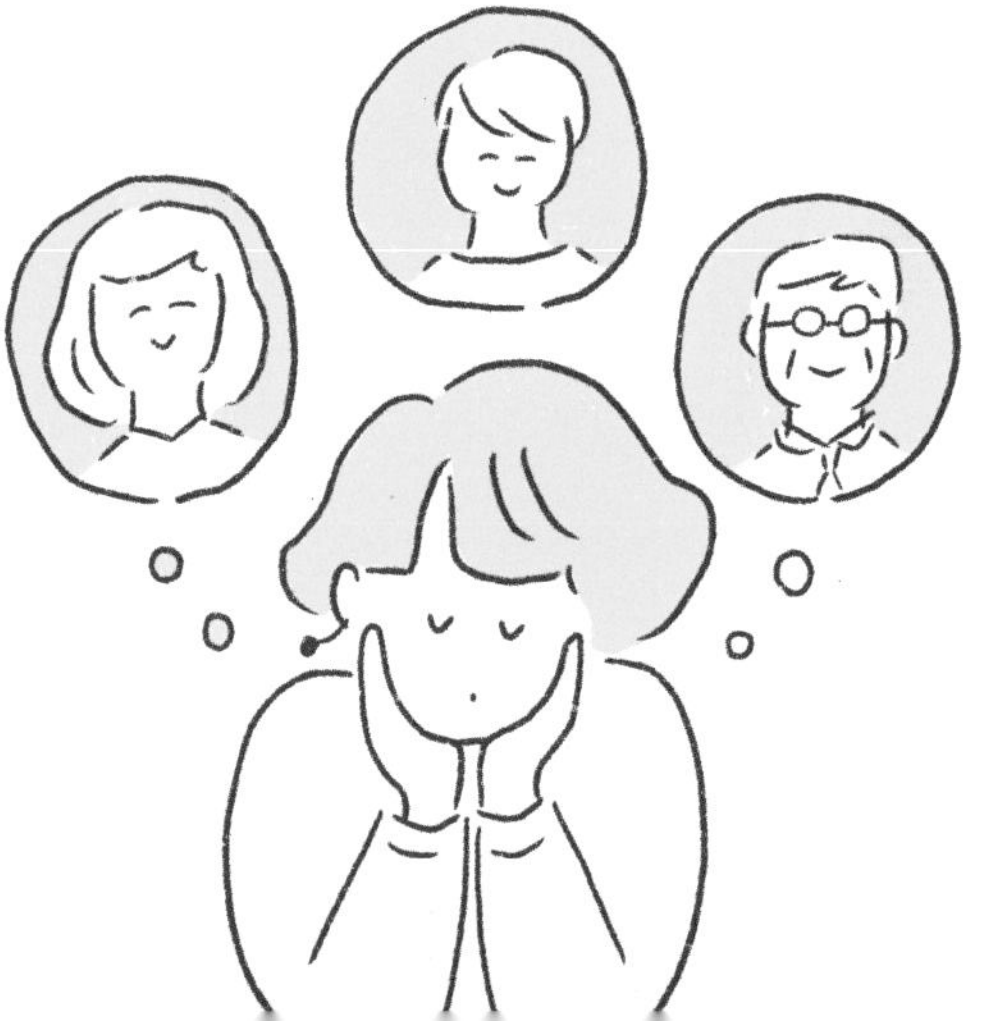

WINTER
2月27日

人間関係の基本は「見ざる・言わざる・聞かざる」だと心得る

日々の人間関係を無難にうまくこなしていく極意は、「見ざる・言わざる・聞かざる」にあるのではないでしょうか。そう、あの有名な「日光の三猿」になりきればいいのです。

　とかく人間は不必要なことや嫌なことを見たり、言ったり、聞いたりしがち。日頃の人間関係で、そういう情報にいちいち惑わされているから、つまらないことでストレスをためたり自律神経を乱したりするようになるのです。

　だから、**心乱されるのが嫌なときは、「見ざる・言わざる・聞かざる」を決め込んでしまうのがいちばんいい。**他人や周囲と一定の距離をとり、乱れにつながるようなことには、意識して目をつぶり、口をつぐみ、耳を塞ぐのです。

　これを徹底すれば、他人の言動が気にならなくなり、つまらない情報に振り回されたり悩まされたりすることがなくなるでしょう。

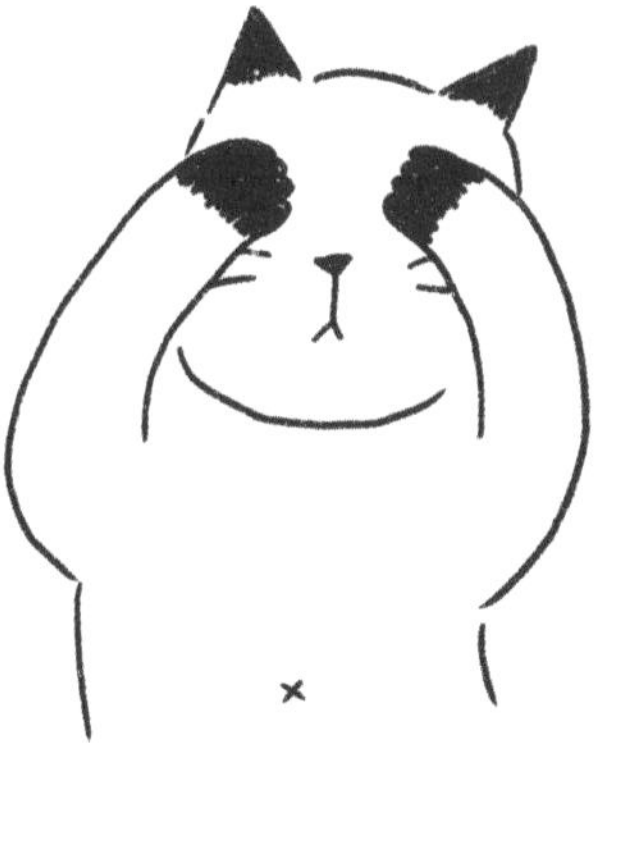

WINTER

2月28日

他人の評価は口にしない

「見ざる・言わざる・聞かざる」のうちでも、人間関係でいちばん大事なのが「言わざる」。**なかでも、「他人の評価」「他人の悪口」に関しては絶対に口にしない**と決めておくといいでしょう。

たとえ、〝悪口を言わないようにしよう〟と思っていても、「その人」を心よく思っていなければ、どうしても批判や悪口になってしまうもの。だから、誰かと話していて「その人」が話題に上ったようなときも、「よく知らない」「分からない」というスタンスを決め込んで、「言わざる」の姿勢を徹底することをおすすめします。

また、ネットやSNSも同じ。**他人の評価や悪口を言わない姿勢を貫いていれば、つまらない厄介事に巻き込まれずに済む**はずです。

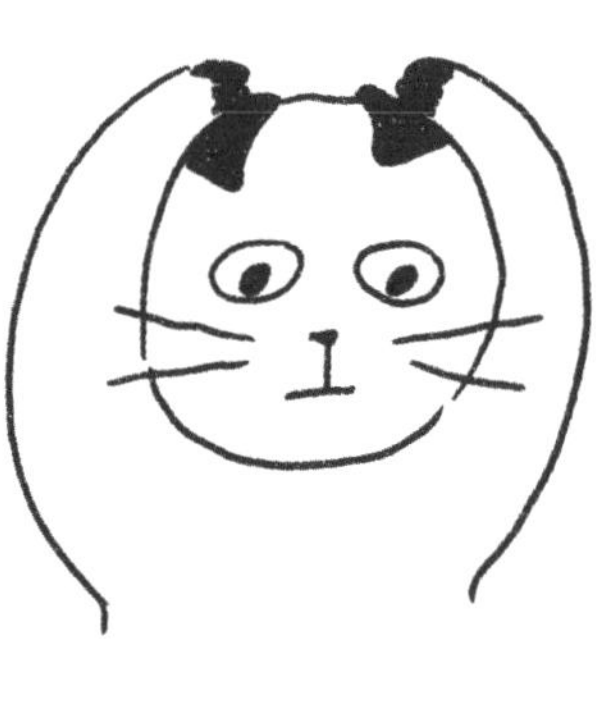

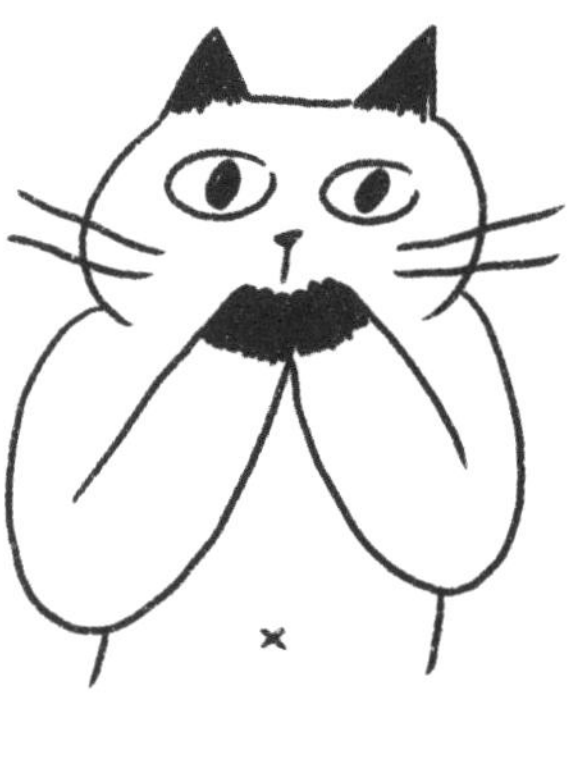

WINTER

2月29日

他人を信用しすぎない。

Don't believe anybody

他人は他人、自分は自分。人間関係は、その点をしっかりわきまえることができているかどうかが非常に大事です。

そもそも、人間関係のストレスは、他人に期待しすぎたり、他人を信用しすぎたり、他人に甘えすぎたりすることから生じます。「他人は他人、自分は自分」という境界線をあいまいにして、どこかで他人をアテにしているから、アテが外れたときにストレスを感じるのです。だから、**大切なのは、あまり他人をアテにしないこと。**常に自分の芯の部分で「Don't believe anybody」という覚悟を持っているべきなのです。

これは別に、人間不信になれと勧めているわけではありません。ただ、「Don't believe anybody」という覚悟があると、他人の動向に関係なく、起きたことの責任を自分で引き受けられるようになります。そして、そういう人は、仕事も、人間関係も、ストレスなく自信を持って動かしていけるものなのです。また、**こうした覚悟がある人は、自律神経コンディションを乱す頻度も非常に少ない**ということもつけ加えておきましょう。

SPRING

1年間をバテずに乗り切る

春の自律神経予報

ワンポイント・アドバイス

一歩引いた立ち位置

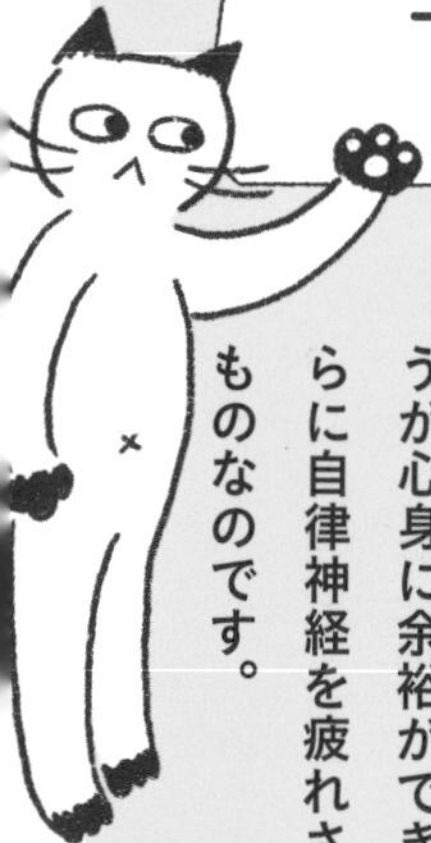

春は変化の大きい季節。新しい環境でスタートを切る人も多いでしょう。しかし、自律神経は「大きな環境変化」が苦手。以前と大きく変わった毎日に振り回されないよう工夫する姿勢も大切です。

そして、こういうときはエンジン全開でがんばるよりも、「一歩引いた立ち位置」をとって、周りや他人の出方を観察しながら冷静な行動をとるほうが得策。そのほうが心身に余裕ができて、いたずらに自律神経を疲れさせずに済むものなのです。

バタバタと忙しい時期だからこそ地に足をつけ、落ち着いて行動する

春というと、のんびりしたイメージを持つ人が多いかもしれません。しかし、自律神経から見ると、バランスが乱れやすい「要注意の季節」と言わざるを得ません。だって、振り返ってみてください。春のスケジュール帳は、慌ただしい予定であふれています。年度末、卒業式、送別会、転勤、引っ越し、入学式、入社式、歓迎会、新人研修……生活や仕事の環境が新たに変わる人も多く、バタバタとした忙しい雰囲気の中を次から次に「予定」が駆け抜けていきます。

▼「乱れない生活リズム」をつくる

しかも、3月から4月は「三寒四温《さんかんしおん》」と呼ばれ、数日置きに気温が乱高下する時期。つまり、春は、こうした忙しさやストレス、気温変化などにより、たいへん自律神経が乱れやすいのです。また、3月、4月に張り切りすぎてしまうと、5月以降に疲れが表に出て、「五月病」に見舞われるケースも少なくありません。

そんな春をコンディションを崩さず乗り切るには、「地に足をつけて行動する」のを意識するといいでしょう。この時期は、周りのうきうき気分につられて心身が浮足立ちがちなのですが、そこをこらえ、冷静に落ち着いて行動するのです。

そして、そのためにも毎日の生活リズムに注意して、朝から晩までバタバタすることなく「自分のリズム」を守って行動してください。そうすればきっと、「乱れない春」を過ごしていけるでしょう。

春の注意点
自律神経を整える生活

1 周りがバタバタしているときこそ、落ち着いてゆっくり行動する

2 「三寒四温」の時期の気温差ストレスを甘く見ない

3 新しい環境でスタートする際は、1日の生活リズムに注意を払う

4 浮かれすぎず、はしゃぎすぎず、地に足をつけて行動する

5 3月、4月の疲れは5月に出やすい。「五月病」には十分気をつける

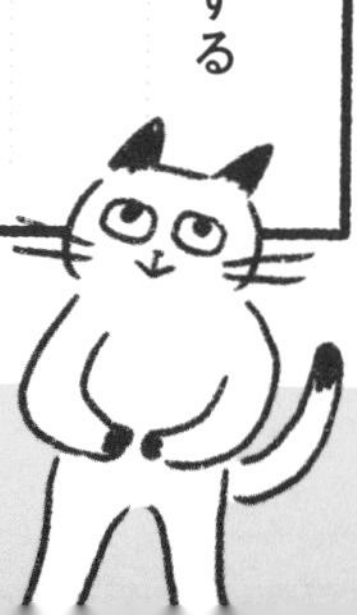

3月
MARCH

多忙、疲労、気温変化……目まぐるしい変化に負けて体調を崩さないよう注意する

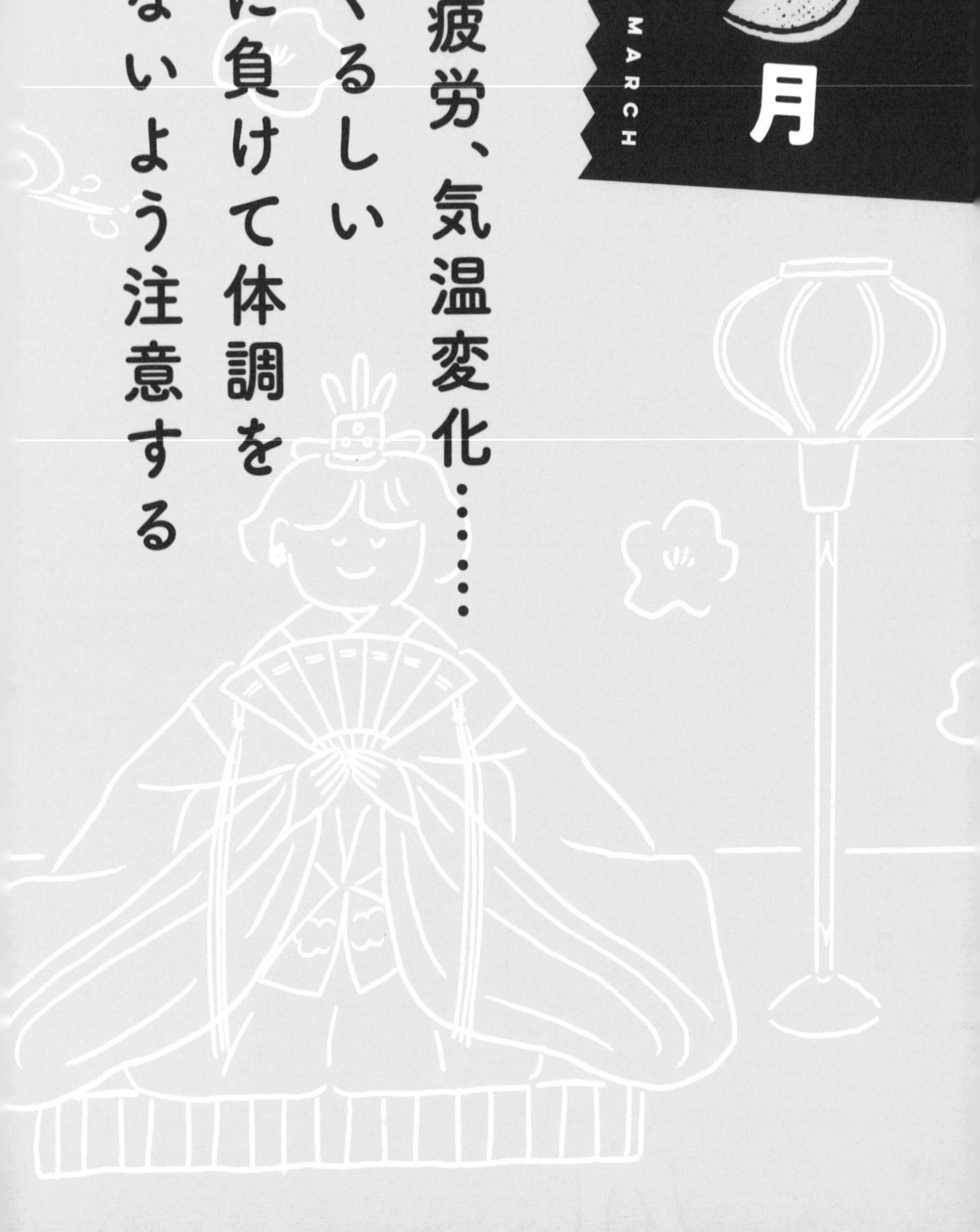

3月は1年の中でも自律神経が乱れやすい月のひとつです。年度末で仕事はめちゃくちゃ忙しいし、卒業式、送別会、転勤、引っ越しなどのイベントも目白押し。そのうえ、3月後半は気候が安定せず、「三寒四温《さんかんしおん》」の名の通り、冬と春を行ったり来たりするような気候が続きます。こういった目まぐるしい変化がストレスとなって、自律神経バランスが大きく崩れてしまったとしても、まったく不思議はありません。

だから、この時期、多忙、疲労、気温変化などのストレスに負けないためには、免疫力を引き上げて、心身両面における底力をしっかりつけておくことが大切。人の免疫力の要は「腸」です。腸がよろこぶ食べ物を摂って腸内環境を整え、おなかから免疫力をつけていくといいでしょう。

また、日に日に春めいていく陽気を満喫することも忘れないでください。天気のいい日は散歩などをして、脳と体を「冬モード」から「春モード」へとしっかり切り替えましょう。

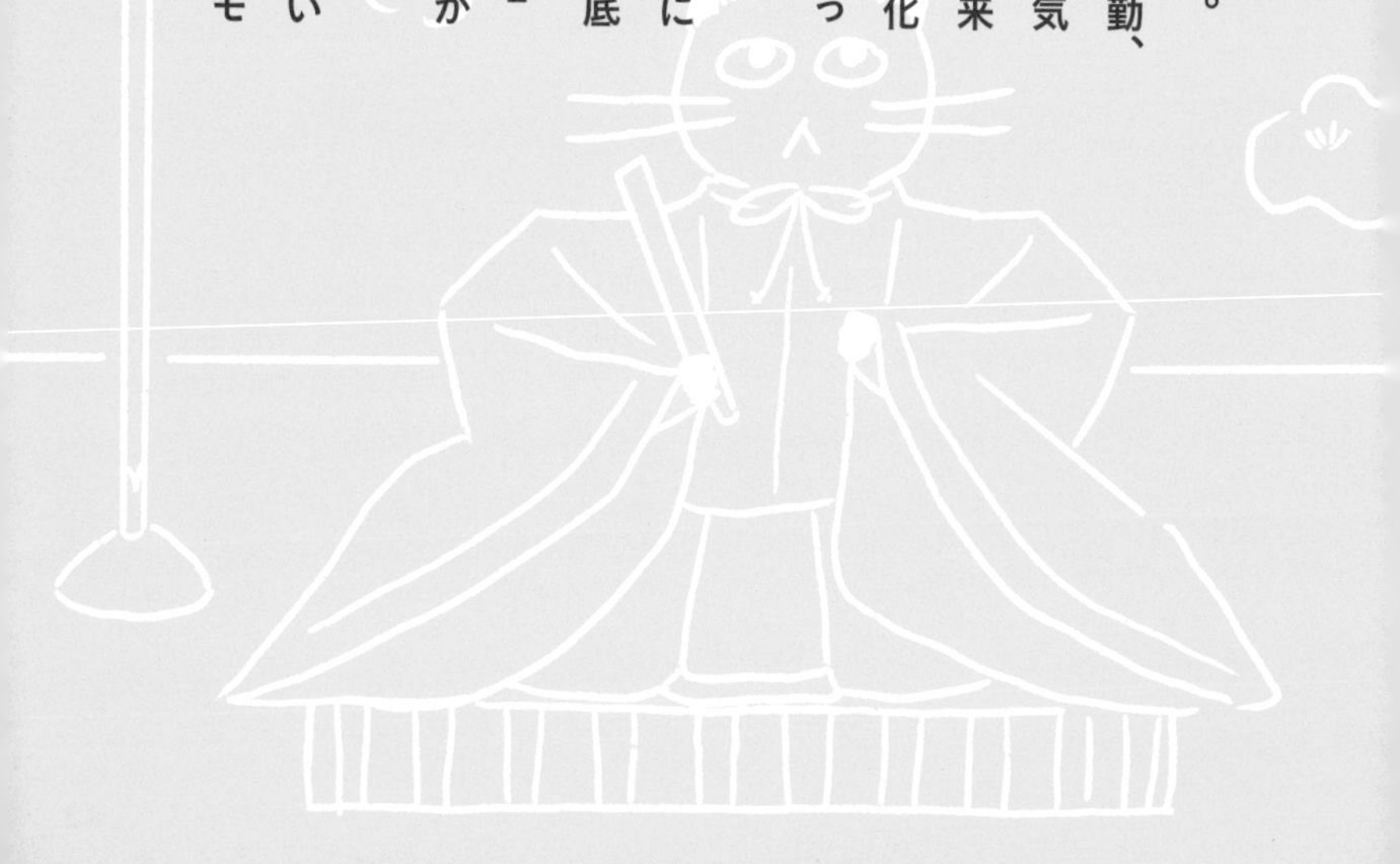

SPRING

3月1日

3月になったら、ゴールデンウィークをどう過ごすかを決めておく

春の大型連休と言えばゴールデンウィークですが、遅くとも2か月前の3月には、休みの使い方を決めておくべきでしょう。

「長期間の休み」は自分を軌道修正できる貴重な時間です。旅行に行ってリフレッシュをはかるのもよし、これまで忙しくてできなかった趣味や稽古事を行なう時間に当てるのもよし、あるいは、部屋の片づけでもしながら転職について真剣に考えるのもよし。とにかく、自分の現状を振り返って、「いちばん優先してやるべきことは何か」を考え、2か月先の連休にそれをやろうと照準を定めておくのです。

5月の連休は1年間の中間であり、ちょうどターニングポイントの時期。1年12か月、自分をよりよくキープしていこうという観点で見ると、ここをどう過ごすか、ここでどう軌道修正できるかで、残りの半年の流れが決まってくると言ってもいいのです。

だから、自分をいい流れに乗せるためにも、早めにどう過ごすかを決めておくようにしましょう。

SPRING

3月2日

「そわそわしてくる時期」は自律神経も落ち着かない

早春、日差しがやわらいで外が明るくなってくると、だんだん気分がそわそわしてくる人も多いのではないでしょうか。

明るい光の中に出ていきたいような気もするし、出ていかずにまだ家にこもっていたいような気もするし……どっちつかずで妙に落ち着かない気分。そういう「そわそわ気分」のときは、自律神経も落ち着かず、ほんのちょっとしたことでバランスが乱れてしまう傾向があります。

ですから、本当は**この時期はあまり極端な行動をとらないほうがいい**のです。むしろ、自分の中の「春のそわそわ感」を楽しみながら、ゆっくりと時を過ごすくらいのほうが、心身のコンディションを良好に保っていけるでしょう。

つまり、**そわそわして浮足立ってくる時期こそ、地にしっかり足をつけて、冷静に落ち着いて行動したほうがいい**というわけ。春、みすみす自律神経バランスを乱さないためにも、ぜひ肝に銘《めい》じておきましょう。

SPRING

3月3日

「桃の節句」は、ひなあられ、ハマグリ、ちらし寿司を食べる

季節を彩る年中行事は、できるだけ行ないたいもの。春と言えば桃の節句、ひなまつりです。

桃色、白、薄緑、薄黄……ひなあられ、菱餅、ちらし寿司、ハマグリなどを食べると、目や舌が「春色」に染まるような気がしませんか？　近年は3月3日にこうした食品がスーパーの棚に並ぶようになっています。ぜひ、これらを賞味し、甘酒でも飲んで春気分を味わってはいかがでしょうか。

SPRING

3月4日

「春らしい色」の服を着る

四季の移り変わりの流れにうまく乗っていくには、その季節に合った色の服を身につけるのがおすすめ。春であれば、やはりピンクや白、パステルカラー系などを意識するといいでしょう。

また、春は落ち着きがなくそわそわする時期なので、**心を落ち着かせる作用のある「緑」を取り入れる**のも一案です。春色のファッションは、心身を春モードにシフトするのにも役立つことでしょう。

SPRING

3月5日

卒業式の写真、結婚式のビデオなどは振り返らない

3月初めは卒業シーズン。卒業、入学、結婚などの記念写真やビデオを大事にとっている方も多いことでしょう。何度も見返して思い出に浸るような方もいらっしゃるかもしれません。

しかし、自律神経を整えるという観点からすると、あまり写真やビデオで「過去」を振り返らないほうがいいのです。

過ぎ去った日々＝過去は、どのみちもう変えられません。でも、「いま」や「未来」は変えていくことが可能です。だから、いつまでも過去の思い出にとらわれているよりも、明日への一歩をどう踏み出していくかに対して意識を向けていくほうがいい。そのほうが、日々の自律神経コンディションを建設的に維持していくことができるのです。

SPRING

3月6日

天気がいい日に「ひなたぼっこ」をする

3月になると、次第に日差しが春めいてきて、晴れた日にはぽかぽか陽気になることも多くなってきます。

そんな日は、日だまりを見つけて「ひなたぼっこ」をしてはどうでしょう。公園のベンチでくつろぐのでもいいし、縁側やベランダにイスやクッションを引っ張り出してごろんと横になるのでもいいでしょう。

暗くて寒い冬の間、じっと耐えて縮こまってきた心身は、やわらかく温かい日差しに飢えています。

花粉症の方はむずかしいかもしれませんが、心ゆくまで外の日差しを浴び、ゆったりと外の空気を吸い込んで深呼吸をすれば、心と体が春モードにしっかりと切り替わるはずです。

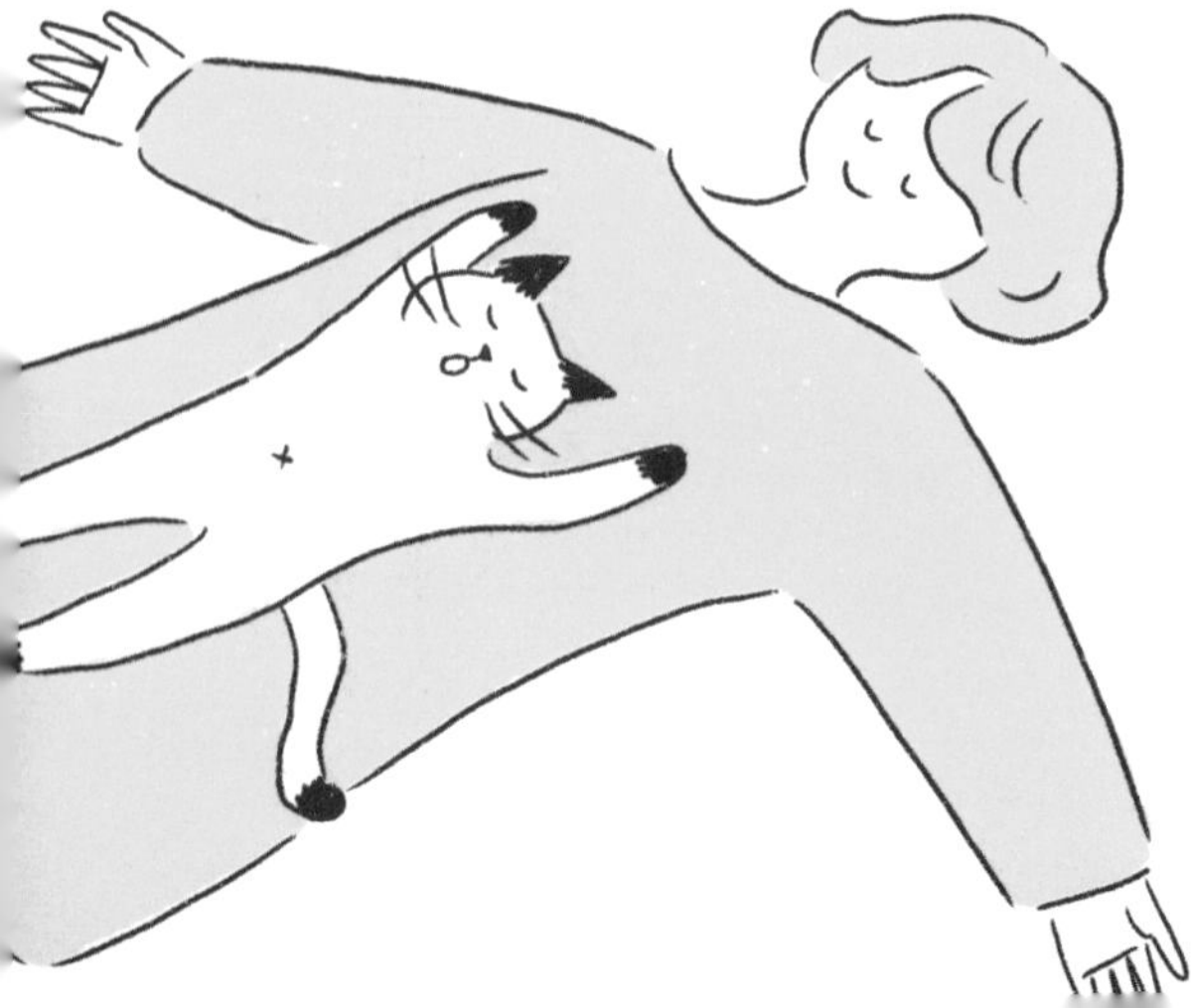

SPRING
3月7日

部屋着やパジャマは ゆったりとしたものを選ぶ

春になると、リラックスモードの副交感神経が少しずつ高まり、それとともに心と体も少しずつ開放的でくつろいだ方向へシフトしていくようになります。

そして、こういう時期は、心身をとことんくつろがせてあげるほうがいいのです。ですから、服や下着も、できるだけゆったりとしたものを選ぶようにしてください。

とくに、部屋着やパジャマなど、おうち時間を過ごすリラックスウエアは、**ゆったりめで着心地がよく、肌触りや吸湿性がいいものを選ぶ**ようにしましょう。

反対に、きついゴムが入ったズボンや下着、伸縮性の少ないレギンスなどは、体を締めつけて心身にストレスがかかるので、なるべく避けるようにしてください。

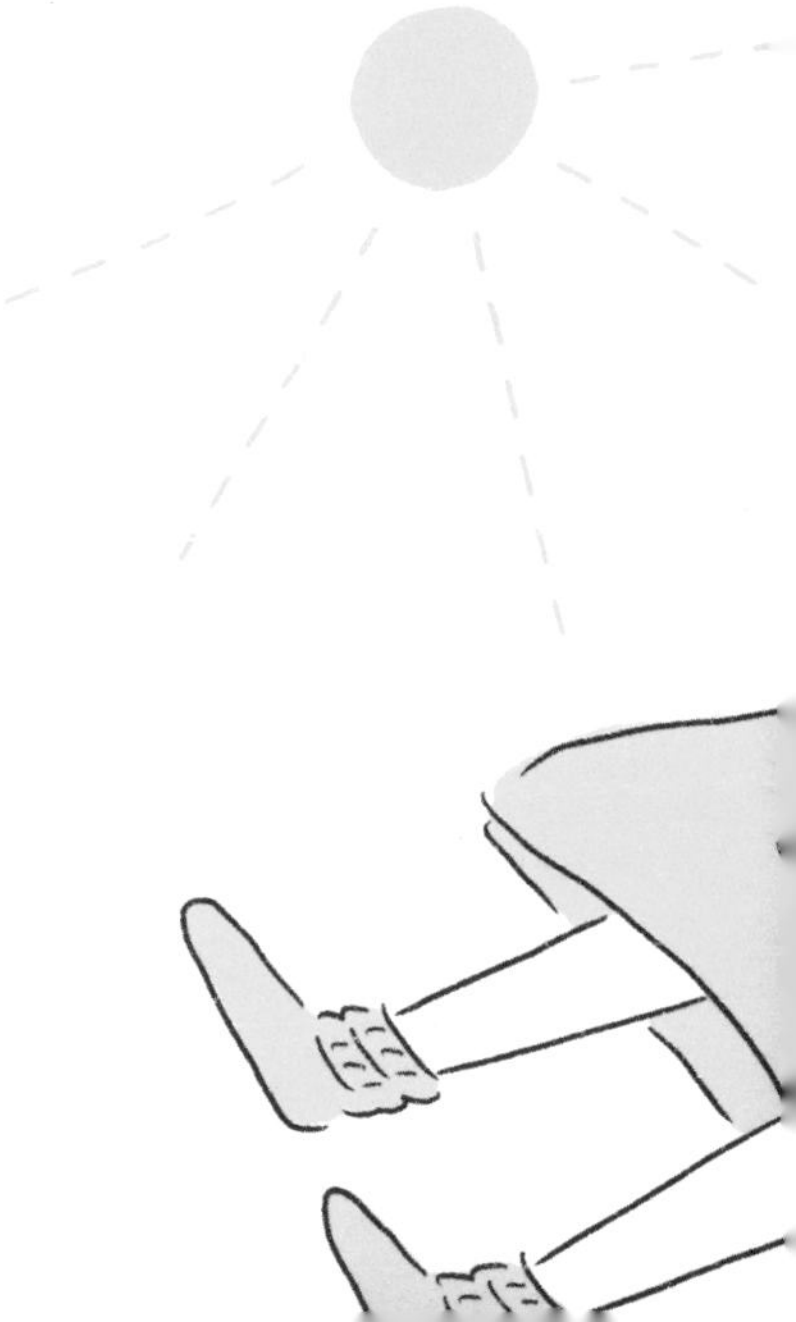

SPRING

3月8日

昼過ぎに眠くなる場合は、昼食の摂り方を変える

春の陽気はしばしば眠気を誘います。とくに、昼食後にまぶたが重くなってくるっ人が多いのではないでしょうか。

眠気を防ぐには、昼食の摂り方を工夫するのがおすすめ。たとえ

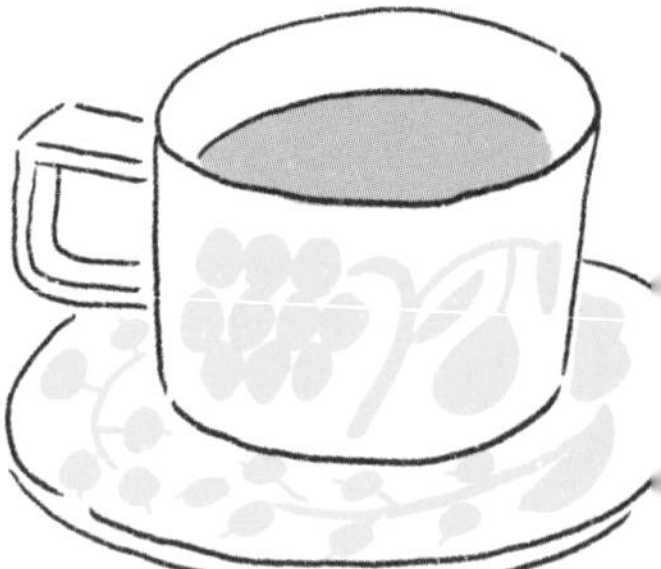

SPRING

3月9日

眠い時は、ミルクティーを飲んでから仮眠をとる

昼過ぎ、どうしても眠い時は、思い切って仮眠をとるのも手です。

ただ、仮眠は30分以内にしてください。また、仮眠前にミルクティーやカフェラテを飲むと、早く眠りにつき、すっきり目覚めることができます。理由は、**ミルクに含まれるトリプトファンが入眠を助け、30分後、紅茶やコーヒーに含まれるカフェインがすっきり脳を覚醒させてくれる**から。みなさんもぜひ試してみてください。

ば、「**食べる前にコップ1～2杯の水を飲む**」「**腹6～8分目の量にする**」「**ゆっくりよく噛んで食べる**」の3つを実践してみてください。これらを行なうと、食べたものの消化吸収に血流やエネルギーを取られすぎずに済みます。すると、食後も脳の覚醒が維持され、ほとんど眠くならないのです。

SPRING

3月10日

コーヒーの効果は眠気覚ましだけではない

眠気を払いたいときに、コーヒーを飲む人も多いでしょう。コーヒーに含まれるカフェインに、交感神経を活性化させて心身を覚醒させる作用があることは、とてもよく知られています。

ただ、コーヒーのもたらす効果はそれだけではないのです。末梢の血管を開いて血流をよくする効果も期待できますし、抗酸化作用が高いため、活性酸素の害や動脈硬化を防ぐ効果も期待できます。

また、アメリカの研究では、「抗うつ効果」があることも分かっています。コーヒーを飲むと脳内物質のセロトニンやドーパミンの分泌が促され、これらの物質が精神を安定させるように働くのです。

成人の1日の適量はホットコーヒー2～4杯です。ただ、飲みすぎるのはいけません。それと、夜、遅い時間に飲むと、不眠につながる場合もあるので、飲む時間にも気をつけてください。

SPRING

3月11日

春はストレッチをして体をしっかり目覚めさせる

人は春になると体を伸ばしたくなるもの。冬眠から醒めた動物と同じように、縮こまっていた体を伸ばして目覚めさせたくなるのかもしれません。そして、そんなときに、ぜひ行なっていただきたいのがストレッチです。

そもそもストレッチは自律神経バランスをよくするのにおすすめの行為。気持ちよく体を伸ばすと、心身の緊張がほぐれ、血流が促進されて、リラックスモードの副交感神経が高まります。ですから、春に限らず、いつでもどこでも体を伸ばして気軽に行なうようにしてみてください。

では、**体幹部がよく伸びる小林式ストレッチ**をご紹介しましょう。

まず、❶足を肩幅に開いてまっすぐ立ち、両腕を上げて腕をクロスさせて手のひらを合わせます。そのうえで、左のイラストのように❷左右倒し、❸前倒し、❹上体回しの3パターンのストレッチを行なうのです。

どのパターンも、1回の曲げ伸ばしを4秒かけてゆっくりと行ないます。また、**深い呼吸とゆっくりとした動作を心がけ、体中の細胞のひとつひとつに血液が行き渡るようなイメージを持って行なってみてください。**

やってみると、心も体も気持ちよくほぐれるのが実感できるはずです。日々行なって、心身をしゃきっと目覚めさせていきましょう。

「小林式・体幹ストレッチ」のやり方

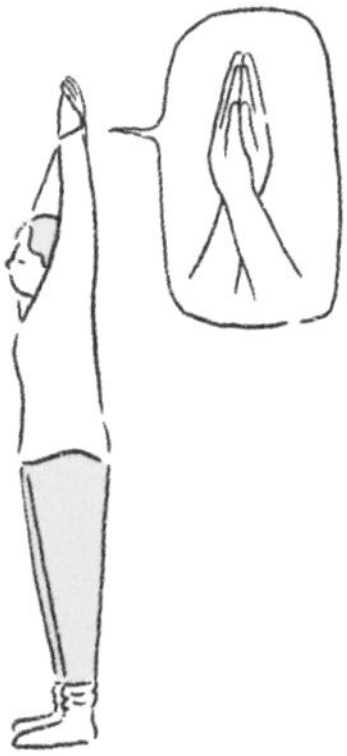

1 **腕をねじって手のひらを合わせる**

腕をクロスさせて頭上に上げ、手のひらをぴったり合わせる。1本の棒になったようなイメージを持つといい。

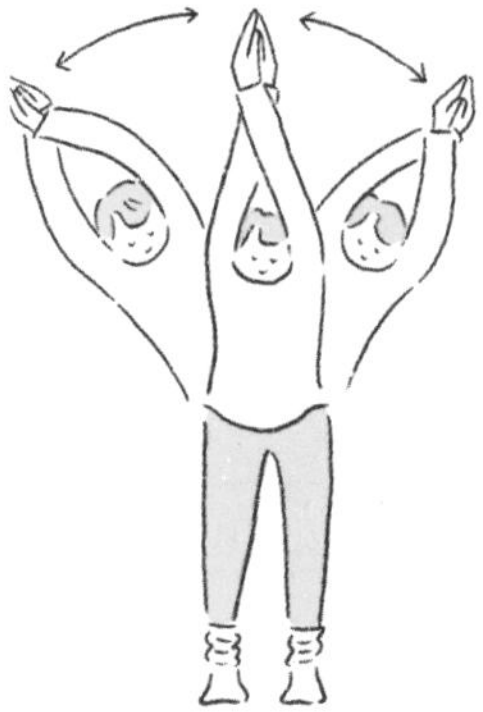

2 **左右倒しストレッチを行なう**

息を吐きながら4秒かけて体を真横に倒し、1の姿勢に戻して息を吸いながら上に伸ばす。これを左右とも行なう。

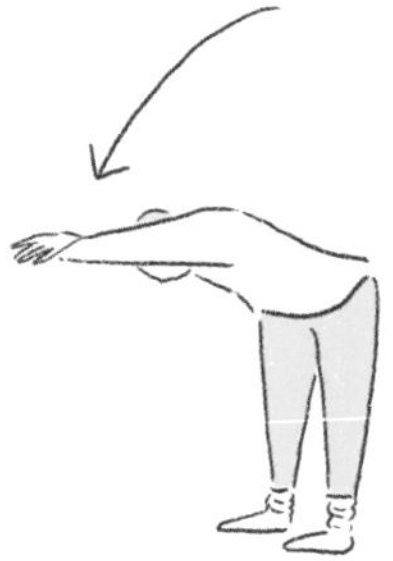

3 **前倒しストレッチを行なう**

息を吐きながら4秒かけて上体を前に倒し、上体を起こしたら、息を吸いながら上に伸ばす。

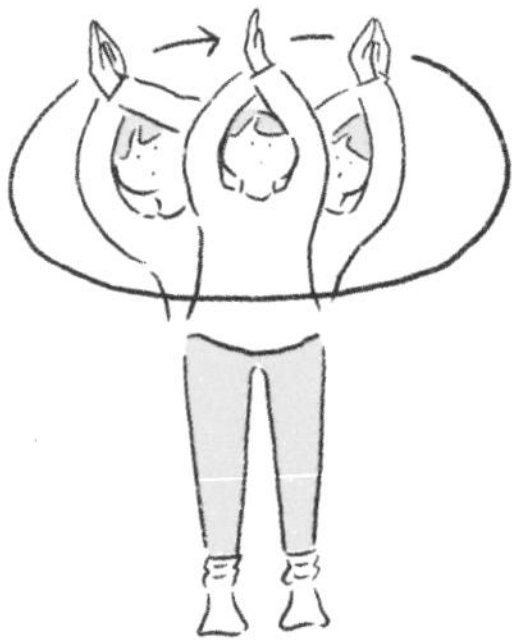

4 **上体回しストレッチを行なう**

深呼吸をしながら、上体をゆっくり大きく回していく。右回り、左回り、それぞれ4秒ずつ。

SPRING

3月12日

山菜を食べて「春の力」を体に摂り入れる

ふきのとう、タラの芽、わらび、ぜんまい、セリ、よもぎ……早春の野山にいち早く芽を出す山菜には、勢いのよい「春の力」が詰まっています。

山菜の独特の苦みやえぐみは抗酸化作用の高いポリフェノールによるもので、これらを体に摂り入れると、活性酸素の害を防いだり免疫力を上げたりすることにつながるのです。

体調を崩しがちな春先、積極的に摂るようにしましょう。

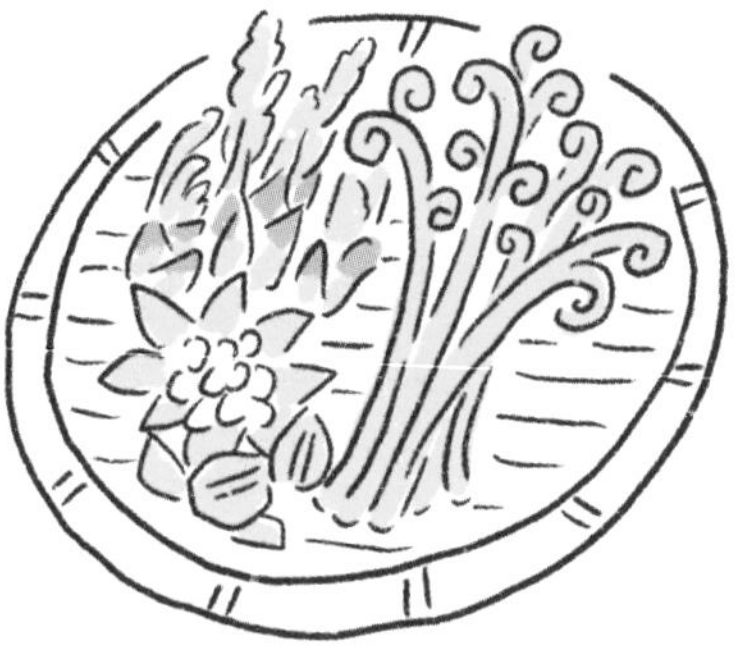

SPRING

3月13日

春の食事は苦みを味わう

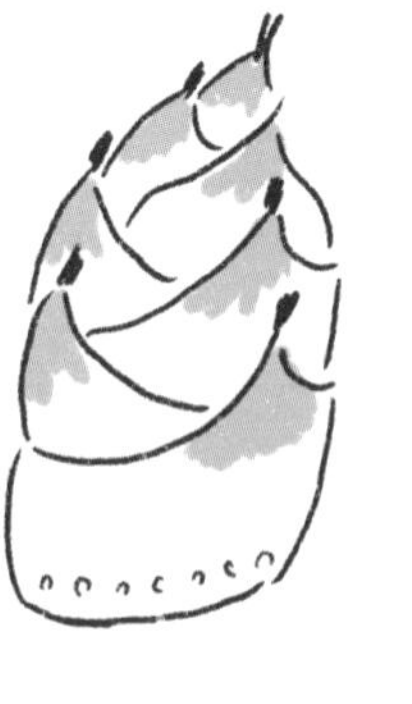

「春の皿には苦みを盛れ」ということわざをみなさんはご存じですか？　昔ながらの食養生

では、「**苦みは冬の間にたまった老廃物を体外に排出する**」という考え方があるそうです。
　だから、春の食卓では、体を冬モードから春モードに変えるつもりで「苦み」を味わってください。タケノコ、山菜、菜の花……春の苦み系食材は、この時期の体を整えるのに欠かせないものなのです。

SPRING

3月14日

春の野草の花を見つけながら散歩をする

この時期、公園や畑・田んぼが多いところを歩いていると、陽当たりのいい道端に小さな野草たちが花開いているのが見つかると思います。ホトケノザ、オオイヌノフグリ、ナズナ、タンポポ、それに、つくしが出ているのも見つかるかもしれません。

　日常を慌ただしく過ごしていると、こうした野草たちが花をつけていても、気づかないまま通り過ぎてしまいがちです。でも、**道端の野草に目を向けるくらいの余裕は持っていたい**もの。ぜひ、ゆっくり散策しながら「道端の小さな美」を楽しんではいかがでしょう。

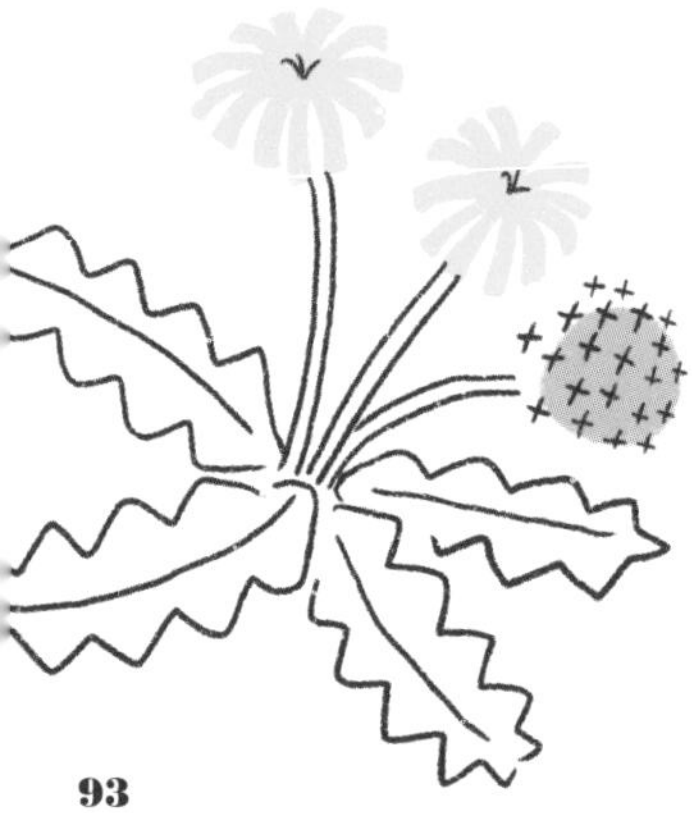

SPRING

3月15日

春はあまりはしゃがない

春の光は不平等です。光あるところには影もあることを忘れてはいけません。

たとえば、受験で希望校に受かった人もいれば、落ちた人もいる。会社の人事で栄転する人もいれば、地方へ飛ばされる人もいる。この時期は陽光に誘われてはしゃぎ出す人が多くなってきますが、到底

SPRING

3月16日

目的がはっきりしない飲み会には参加しない

3月は年度末の決算で仕事も忙しい時期。しかも、人事異動の季節でもあるため、送別会などの飲み会の誘いも多い時期です。きっと、めちゃくちゃ忙しいわ、飲み会は多いわでぐったり疲れてしまう人も多いことでしょう。

ですから、こういう忙しい時期は「目的がはっきりしない飲み会」には参加しないようにすべき。送別会は仕方ありませんが、とくに**目的もなくだらだらと飲むような席は、なるべく顔を出さない**ようにしましょう。そして、欠席して空いた時間は心身のコンディションを整えるために使ってください。

はしゃぐような気持ちになれない人もかなりの数いるのです。

だから、シチュエーションによっては、**他人の気持ちを考えて、あまりはしゃぎすぎない配慮も必要**でしょう。それはある意味、「春のたしなみ」なのかもしれません。

SPRING

3月17日

「引っ越し」は自律神経が乱れるものと覚悟しておく

3月後半は引っ越しが多くなるシーズンです。ただ、引っ越しというイベントは、必ず自律神経バランスが大幅に乱れるものと覚悟してください。何しろ、これまでとは環境がガラリと変わるのです。新しい部屋の陽当たりも、新しいベッドの寝心地も、新しい近所の人たちとのつき合いも、スムーズに馴染めるとは限りません。すべてにおいて適応するのに時間がかかり、自律神経もしばらくは乱れっぱなしになるでしょう。

もっとも、**「乱れた状態になる」ことをあらかじめ想定して、なるべく落ち着いて行動しようと心がけていれば、自律神経の乱れを小さくとどめることができる**はずです。引っ越される方は、ぜひ十分に注意するようにしてください。

「三寒四温」の時期こそ免疫力をつける

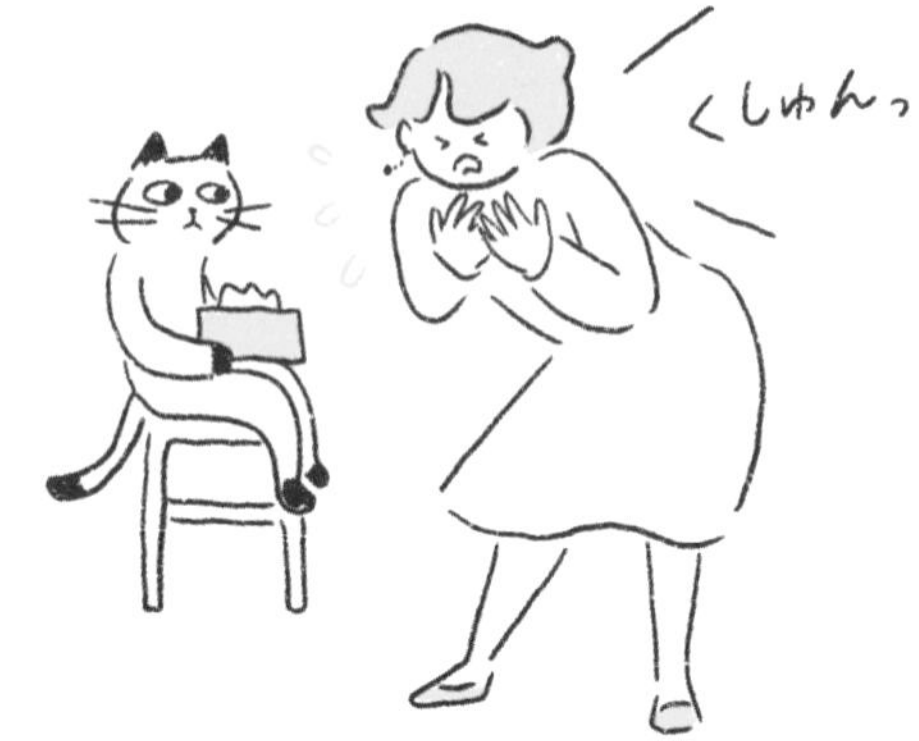

SPRING

3月18日

春

先はなかなか気候が落ち着きません。ちょっと暖かい日が続いたと思ったら、冬に戻ったような寒さが何日か続く――いわゆる**「三《さん》寒《かん》四《し》温《おん》」**と呼ばれる状態がしばらく繰り返されます。

　このジェットコースターのように急激に上がったり下がったりする気温変化に、わたしたちは日々体を適応させていかなくてはなりません。だから、この時期の自律神経は大忙し。**日々の寒暖差があまりに激しいと、自律神経がオーバーワークで疲弊してしまう**ことも少なくありません。すると、体のさまざまな調整が変化についていけず、免疫力が低下してくるようになります。

　そして、免疫力が落ちてくると、風邪、インフルエンザ、新型コロナウィルスへの感染をはじめ、さまざまな病気を患うリスクがぐっと高まってしまうのです。

　ですから、三寒四温の時期は、自律神経を乱したり免疫力を落としたりしないようにとくに注意を払わなくてはなりません。みなさんも、免疫のガードの壁をよりいっそう高くして、ウィルスや病気を防いでいくようにしましょう。

SPRING

3月19日

「風邪は緊張が途切れて引きやすい」と心得る

「ここ何週間か、めちゃくちゃ忙しくて、ずっと気持ちが張りつめていて、その仕事がようやく終わって解放された……だけど、ほっとしたとたんに風邪を引いてしまった……」

みなさんはそんな経験をしたことがないでしょうか。

緊張が途切れて油断をしたときに風邪を引きやすいのは、それまで**「がんばるモード」の交感神経が高い状態だったのが、ほっとしたとたんに急降下し、一時的に自律神経バランスが乱れるせい**。その乱れの隙を突いて、ウィルスが侵入してくるわけです。

そして、年度末でやたらに仕事が忙しい3月末は、この「ほっとしたとたんに体調を崩すパターン」がたいへん多いのです。

ですから、この時期は、オンとオフの落差を大きくしないようにする心がけが大切。ウィルスにつけいる隙を与えないためにも、あまりがんばりすぎず、ほどほどに自分をセーブしていくほうがいいでしょう。

SPRING

3月20日

「気温差」に先回りして、服装や食事の準備をする

「春」と「冬」とが行ったり来たりする三寒四温の時期は、天気予報をよくチェックし、「気温の変化」に先回りして服装や食事を準備する姿勢が求められます。

たとえば、「明日はぐっと寒くなりそうだ」という日は、服装は厚手のコート、料理は鍋ものを準備するといったように、天気予報に合わせて服や料理の心づもりをしておくわけです。その「**前もっての心づもり」があるだけで、日々の気温差に慌てることなく対応でき、自律神経の受けるダメージを少なくすることができる**のです。ぜひ実践してみてください。

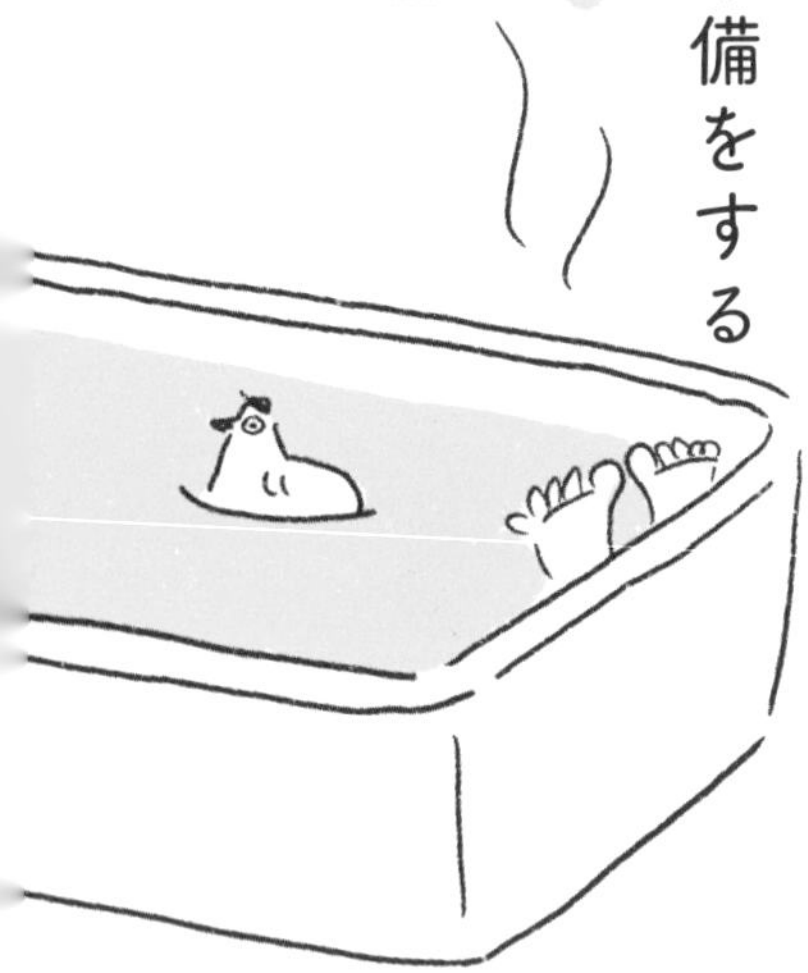

SPRING

3月21日

「朝晩と日中の寒暖差」を甘く見ない

春分の日は、お彼岸の中日です。「暑さ寒さも彼岸まで」と言うように、この頃になると、身に染みるような寒さを感じる日はだいぶ少なくなってきます。

ただ、そこで油断をしては

いけません。**この時期、とくに気をつけたいのは朝晩と日中の寒暖差。**日中はぽかぽか陽気でも、朝晩はぐっと冷え込むことが少なくありません。

「今日は昼間暖かかったから、毛布なしで寝ても大丈夫だろう」なんて甘く見ていると、翌朝、肌寒さで目が覚めて、てきめんに風邪を引くというオチになりがちです。十分気をつけましょう。

SPRING

3月22日

急に寒くなった日は、ゆっくり湯船に浸かって体調をリセットする

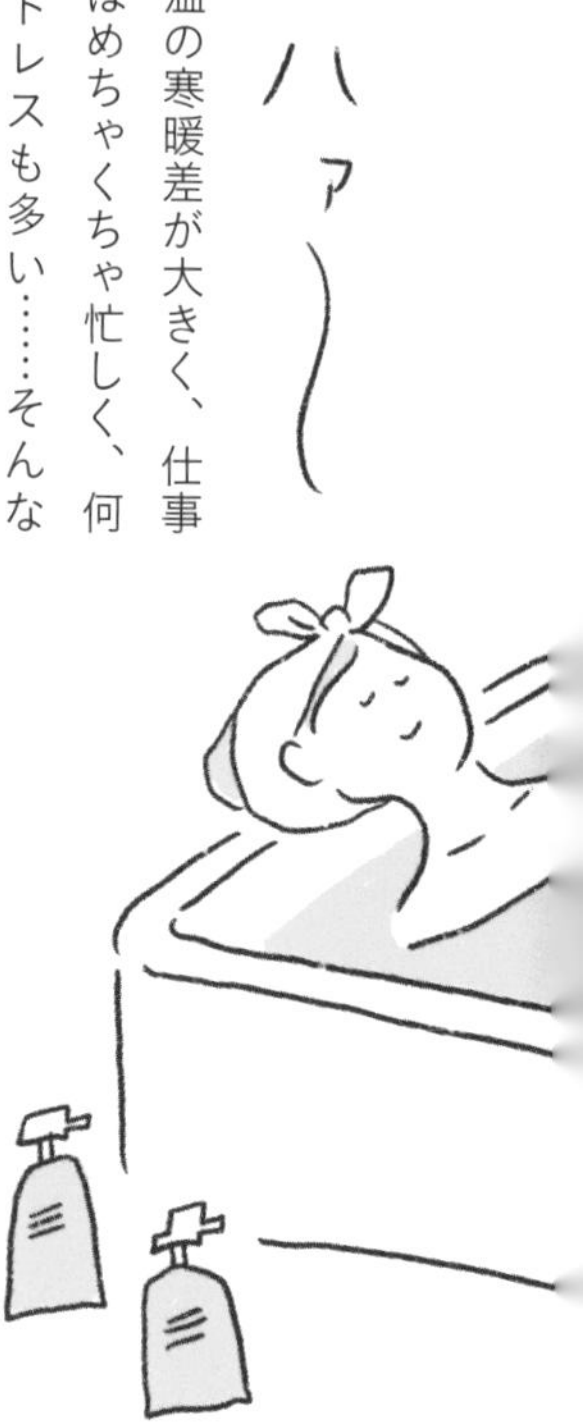

気温の寒暖差が大きく、仕事はめちゃくちゃ忙しく、何かとストレスも多い……そんな**「乱れやすい季節」に、自律神経のバランスを保つ“拠りどころ”として活用したいのがお風呂**です。

とりわけ、急に寒くなった日は、いつもよりゆっくり湯船に浸かって体を温めてください。春の自律神経はめまぐるしい変化に右往左往させられて、ぐったりお疲れ気味。とくに気温差が激しい日はダメージが大きくなります。でも、湯船にゆっくり浸かって疲れをほぐせば、崩れかけたバランスを元通りにリセットできるでしょう。

SPRING

3月23日

忙しい時期、慌ただしい時期こそ、「腸活」に力を入れる

3月の終わりは、年度末の仕事の帳尻を合わせる必要から、目が回るくらいに忙しくなる人も多いでしょう。食事など二の次にして仕事にかかりきりになる人もいるかもしれません。

でも、食をないがしろにしていてはダメ。こういう忙しい時期、慌ただしい時期こそ、**「ちゃんと食べて腸のリズムを整えること」を最優先にすべき**なのです。

そもそも、心身の力は腸が調子よく働いていないことには発揮することができません。自律神経も、食事が乱れ、腸のリズムが乱れるとバランスが崩れてくるようになります。そうなると、当然、免疫力もガクンと低下するので、大事な時に体調を崩してしまうことになりかねません。

だから、**仕事が大事な山場を迎えたときこそ、1日3食、腸がよろこぶものを食べ、「腸活」に力を入れる**ようにしていくべき。大きなヤマや壁を乗り越えるには、腸の力の助けが不可欠なのです。

SPRING

3月24日

腸内環境を整えて ここぞというときに踏ん張れる「底力」をつける

腸内環境の好不調は、自律神経の好不調とリンクしていると言っていいでしょう。腸内環境が整って消化吸収や排泄の役割を日々きっちり果たしていると、副交感神経の働きが格段に高まってきます。すると、交感神経と副交感神経のバランスがたいへん高いレベルで整い、ここぞという時に自分の力をいかんなく発揮できるようになってくるのです。

仕事でもスポーツでもそうですが、腸の調子が整っていると、大事な局面で踏ん張れる「底力」を引き出せるようになってくるもの。ですから、〝さあ、ここが正念場だ〟というときこそ、食事をおろそかにせず、**食物繊維や発酵食品をしっかり摂って腸内環境を向上させていく姿勢が大切**なのです。

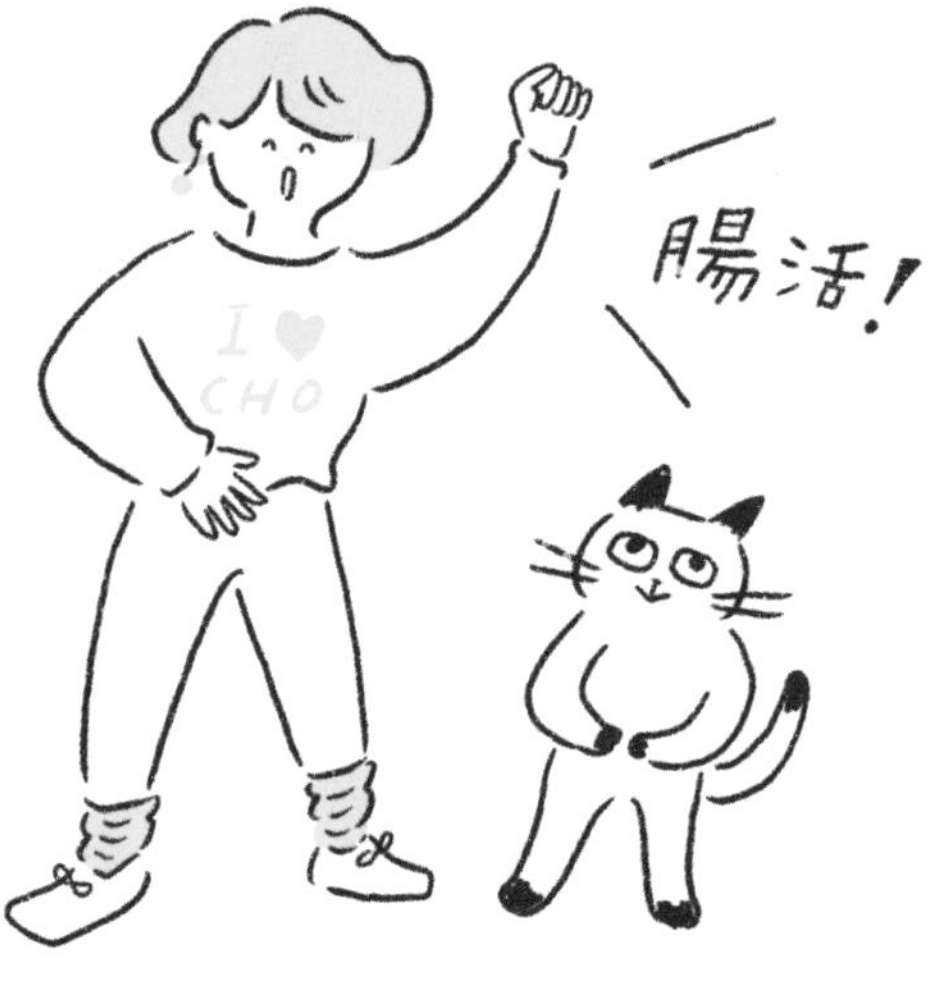

SPRING
3月25日

体調が乱れやすい季節は「長生きみそ汁」で乗り切る

何かと体調が乱れやすいこの時期、腸内環境を改善して高い免疫力をキープしていくために、ぜひ活用していただきたいのが「みそ汁」です。

みそは日本を代表する発酵食品であり、以前から腸の働きをよくしたり、血圧の上昇を抑えたりするなどの多くの健康効果が報告されていました。しかも、みそ汁に入れる具は、どれも食物繊維が豊富。ビタミンやミネラルも多く、さまざまな栄養がたっぷり摂れるようになっています。

つまり、わたしたちが普段から飲んでいるみそ汁は、もともと日本が誇るべきスーパー健康食であったというわけです。

そして、こうした**みそ汁のよさを十分に引き出しつつ、なおかつ改良を加えて健康効果を最大限にパワーアップしたのが「小林式・長生きみそ汁」**。このオリジナルのみそ汁には、次のような効用が期待できます。

- 自律神経バランスを整える
- 腸内環境を整える
- 疲労を回復させ、免疫力を高める
- 高血圧、糖尿病などの生活習慣病を予防・改善する
- 血管を丈夫にし、血液をサラサラにする
- ストレスを抑制して、メンタル系のトラブルを防ぐ

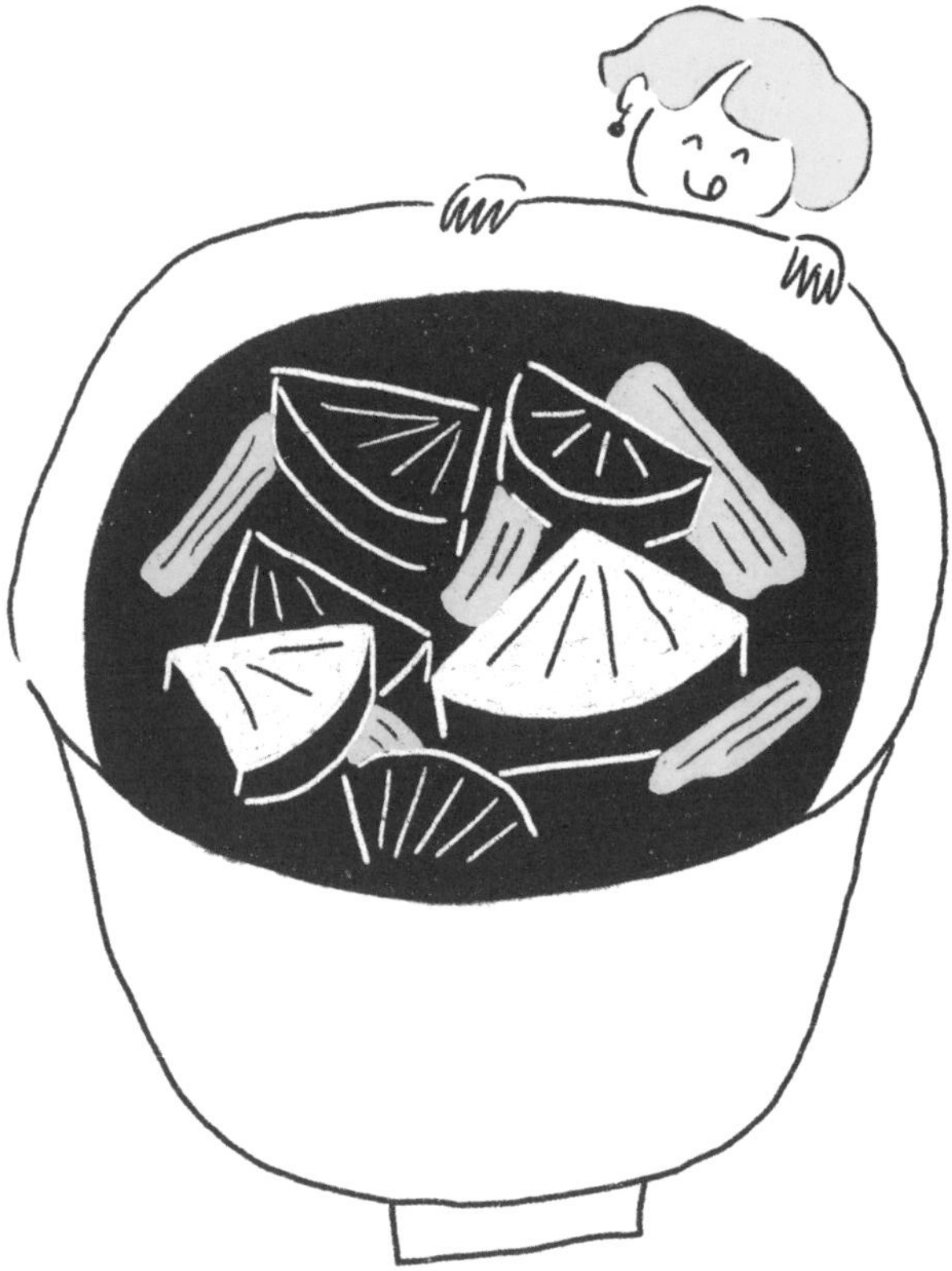

・高い抗酸化力が活性酸素を防ぎ、老化スピードを抑える

ですから、体調が乱れやすい季節をしっかり乗り切っていくには、「小林式・長生きみそ汁」を飲むのがうってつけ。もちろん、疲れがたまる時期だけに限らず、通年にわたって摂るよう習慣づけていけば、高いレベルで健康をキープし、病気や不調を遠ざけていくことができるでしょう。

つくり方は次の項目でくわしく説明しますので、ぜひみなさん、このみそ汁で日々心身のコンディションを整えていくようにしてください。

長生きみそ汁には、「小林式・みそ玉」を活用する

では、「小林式・長生きみそ汁」のつくり方をご紹介しましょう。

　まず、「白みそ」「赤みそ」「玉ねぎ」「リンゴ酢」の４つの材料を混ぜ合わせた「小林式・みそ玉」をつくります。みそ汁10杯分であれば、白みそ80g、赤みそ80g、すりおろした玉ねぎを１５０g、リンゴ酢を大さじ1杯。これらを混ぜ合わせてペースト状にし、製氷器に入れて、冷凍庫でシャーベット状の硬さになるまで凍らせるのです。

　つくり置きにしたみそ玉は、みそ汁1杯につき1個入れます。そして、汁椀にお湯を注いでみそ玉を溶かし、具材を追加すれば「長生きみそ汁」の完成です。具材は、食物繊維の多い野菜、海藻、豆腐、根菜類など、日替わりで工夫してみてください。

　このみそ汁のいちばんのポイントは、４つの最強素材がブレンドされている点。**抗酸化力を高める成分が豊富な赤みそ、ストレス抑制効果の高いＧＡＢＡが含まれた白みそ、血液をサラサラにするピラジンや解毒効果の高いアリシンが豊富な玉ねぎ、塩分を排出するカリウムや抗酸化作用のあるポリフェノールが多いリンゴ酢**――。これらの材料と具材が絶妙に組み合わされた1杯が、日々の健康のベースを整えてくれるのです。みなさん、ぜひ毎日飲みましょう。

「小林式・みそ玉」のつくり方（10杯分）

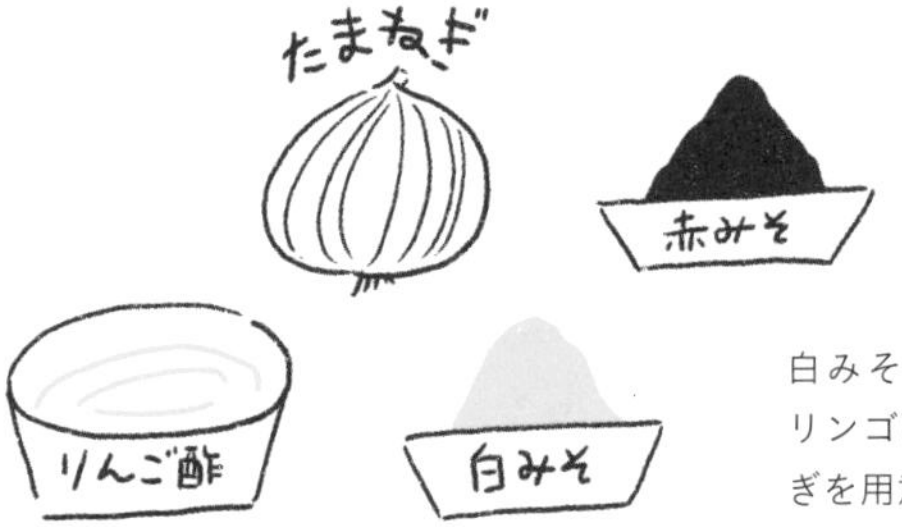

白みそ80g、赤みそ80g、リンゴ酢大さじ1杯と玉ねぎを用意する。

1 **玉ねぎをすりおろす（150g分）**

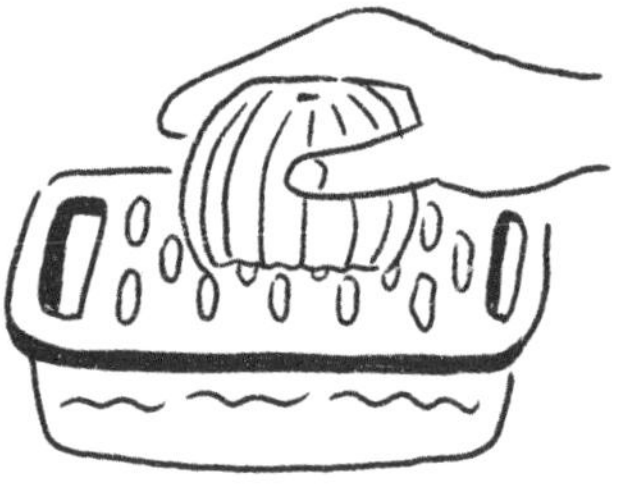

2 **4つの材料を混ぜ合わせる**

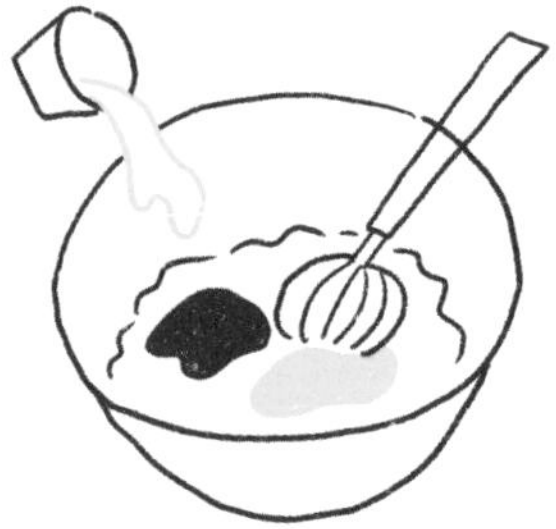

3 **ペースト状にして冷凍庫で凍らせる**

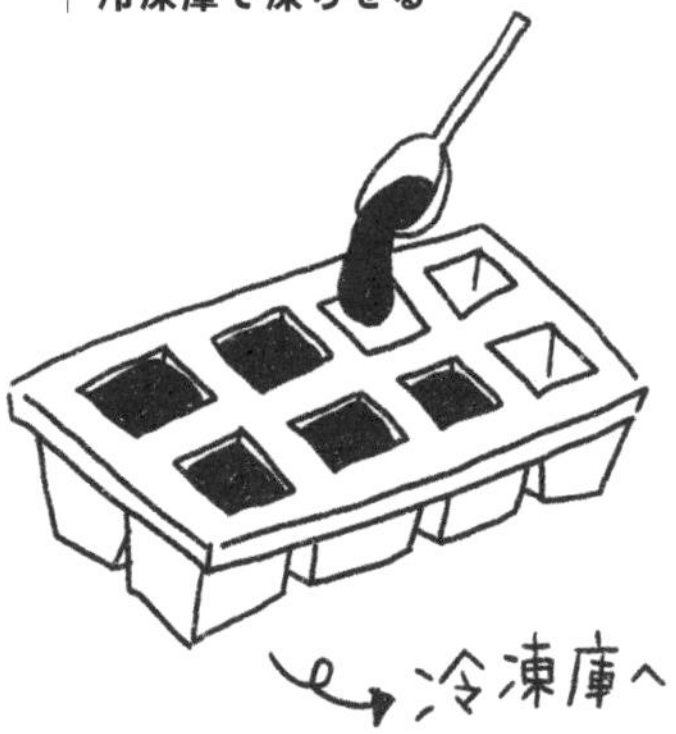

4 **みそ玉にお湯をかければ出来上がり**

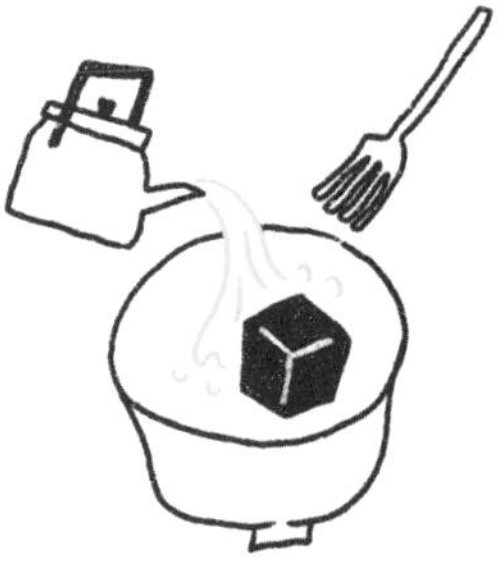

SPRING

3月27日

食物繊維と発酵食品は毎食欠かさない

みなさんご存じのように、腸内環境を整えるには、食物繊維と発酵食品の摂取が欠かせません。

「長生きみそ汁」なら、これらを同時に摂取できるわけですが、みそ汁以外にも、なるべく日頃から食物繊維と発酵食品を多めに摂る

SPRING

3月28日

疲れたときは「ネバネバ食品」を摂って腸を整える

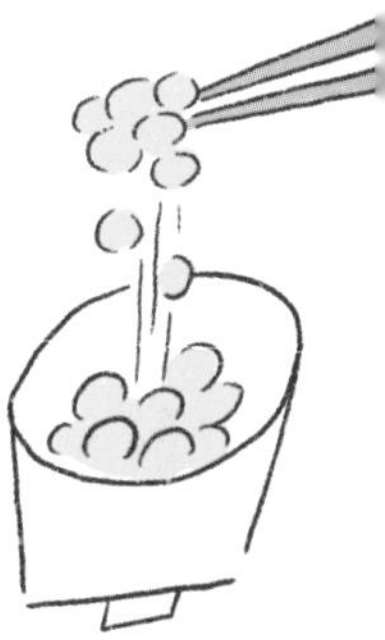

疲れたとき、バテ気味のときは、腸からコンディションを整え直すことが大事。そういう際は「即効性のある食物繊維」を意識して摂ることをおすすめします。

「即効性のある食物繊維」とは、**納豆、オクラ、山芋、めかぶ、なめこ、モロヘイヤなどの「ネバネバ食品」**です。これらは腸がよろこぶ水溶性食物繊維であり、ネバネバ成分に胃腸の粘膜を保護・修復する整腸作用があるのです。ネバネバ食品には、この他にも健康作用が盛りだくさん。疲れたときはとくにしっかり摂って、腸から元気を取り戻しましょう。

よう心がけてください。現代人の食物繊維摂取量は明らかに不足しています。毎食の定番メニューに、必ず「**食物繊維豊富な1品**（**おひたし、サラダ、わかめ酢、酢キャベツなど**）」と「**発酵食品1品**（**納豆、キムチ、チーズ、ヨーグルトなど**）」を追加して食べるくらいでちょうどいいと心得ましょう。

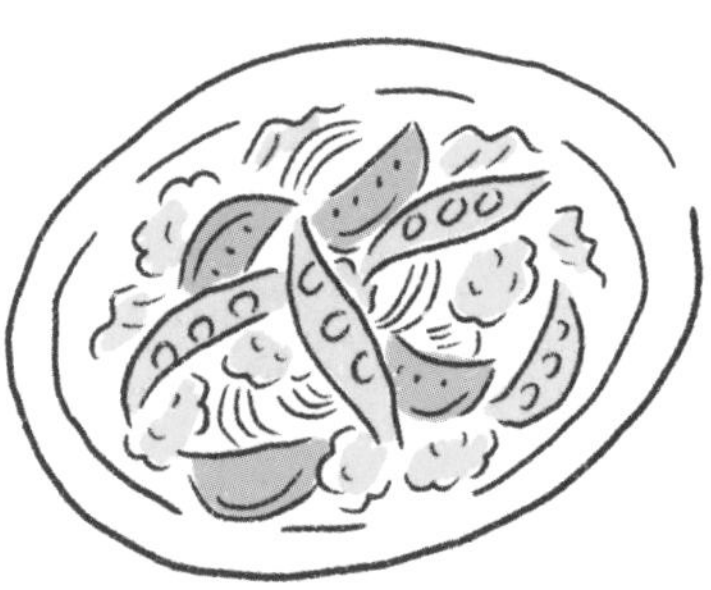

SPRING

3月29日

主食の米やパンは、なるべく「白いもの」より「茶色いもの」を選ぶ

わたしたちが主食としている米やパンは、「白いもの」よりも「茶色いもの」のほうが食物繊維が豊富です。たとえば、**玄米に含まれる食物繊維は白米の6倍ですし、パンの場合も全粒粉やライ麦の茶色いパンを選ぶと多くの食物繊維を摂ることができます。**

また、最近はよりたっぷりの食物繊維を摂るために、**雑穀**や**もち麦**を入れてごはんを炊く人も増えています。とくにもち麦には白米の約25倍もの食物繊維が含まれています。ぜひみなさんも主食の摂り方を工夫して、より多くの食物繊維を体に摂り入れてください。

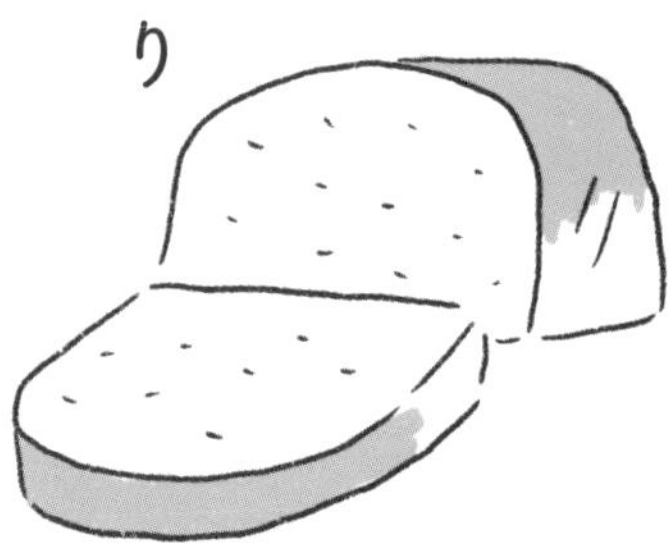

SPRING

3月30日

「マイ発酵食品」で腸の免疫力を高める

腸内環境を整えるために、発酵食品が不可欠であることはすでにお話ししました。みそ、キムチ、納豆、ぬか漬け、ヨーグルトなどの発酵食品は、腸内の発酵を促進して善玉菌を活性化し、悪玉菌の増殖を抑制します。

ただ、これらを摂る際に気をつけておきたいのは「自分に合った発酵食品を選ぶ」という点。わたしたちの腸内には、1000種以上、100兆個以上の腸内細菌が棲《す》んでいて、広大な「腸内フローラ」を形成しています。しかし、その腸内フローラの組成は人によって千差万別で、どんな腸内フローラかによってどの発酵食品が合うかが違ってくるのです。

ですから、**特定の発酵食品を一定期間摂り続け、「これを摂ると体調がいい」というものを見つけていく**といいでしょう。

つまり、それこそが自分にもっとも適した「マイ発酵食品」。そのパワーで腸内環境をばっちり整えて、免疫力をググッと高めていきましょう。

SPRING 3月31日

自分に合うヨーグルトを見つけて毎日食べる

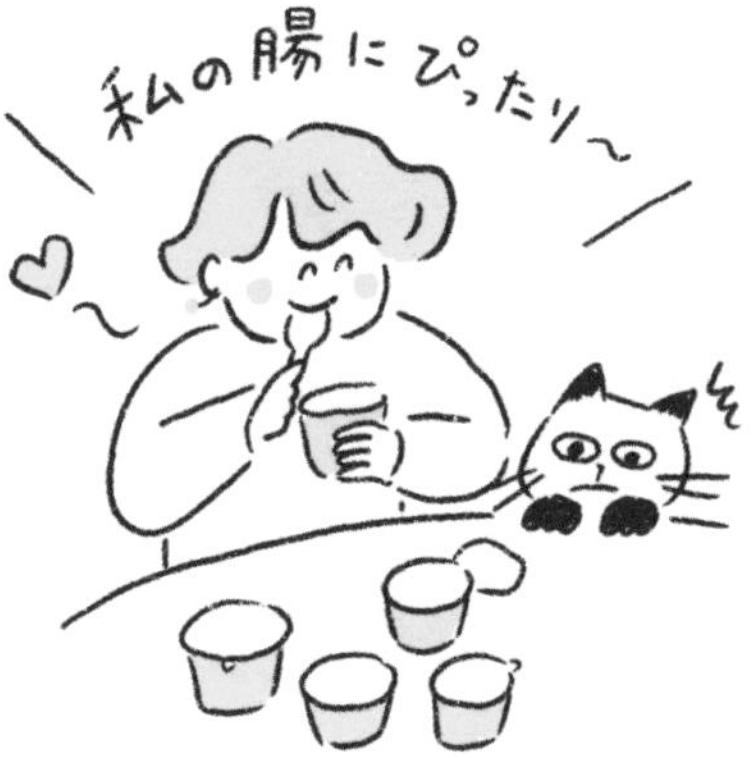

ヨーグルトと言えば、発酵食品の代表選手。ただ、じつはヨーグルトの場合も、「自分の腸に合ったタイプ」を選んで摂ることが大切なのです。

先述したように、腸内フローラの組成は人により千差万別で、棲《す》んでいる善玉菌も微妙に違います。

すると、自分の腸に棲んでいる善玉菌に合う成分の入ったヨーグルトの場合は、食べたとたん腸内が一気に活気づく。一方、合わない成分のヨーグルトの場合は、食べてもほとんど何も変わらない……。そういうことが起こるわけです。

だから、ヨーグルトは**最低1週間、同じものを食べ続けてみて、何も変化がなければやめる。体調がよくなったり便通がよくなったりしたら続ける**というかたちで自分に合うタイプを見つけていくといいでしょう。自分の腸にぴったりのタイプが見つかれば、そのヨーグルトは、日々体調を整えるうえで非常に強力な味方となるはず。ぜひ、毎日食べ続けてください。

4月 APRIL

張り切ってがんばるのはいいけれど、副交感神経を置き去りにしてはダメ！

新年度がスタートする４月は、やる気や意気込みが前面に表われて、心も体も前のめりになることが多くなります。自律神経で言えば、「がんばるモード」の交感神経がぐっと高まってくるわけです。

ただ、「がんばるモード」であまりに張り切りすぎてしまうと、やる気だけが空回りして疲れてしまうことも少なくありません。自律神経でもっとも大切なのはバランスです。放っておいても交感神経が高くなっていく４月は、「リラックスモード」の副交感神経も一緒に高めてバランスをとっていくように気をつけるべきでしょう。

つまり、４月は張り切って突っ走るのはいいけれど、だからといって副交感神経を置き去りにしていてはダメ。日々、生活リズムに注意を払い、落ち着くべきときはちゃんと落ち着いて、自分から積極的に自律神経バランスを整えていこうとする姿勢が大切なのです。

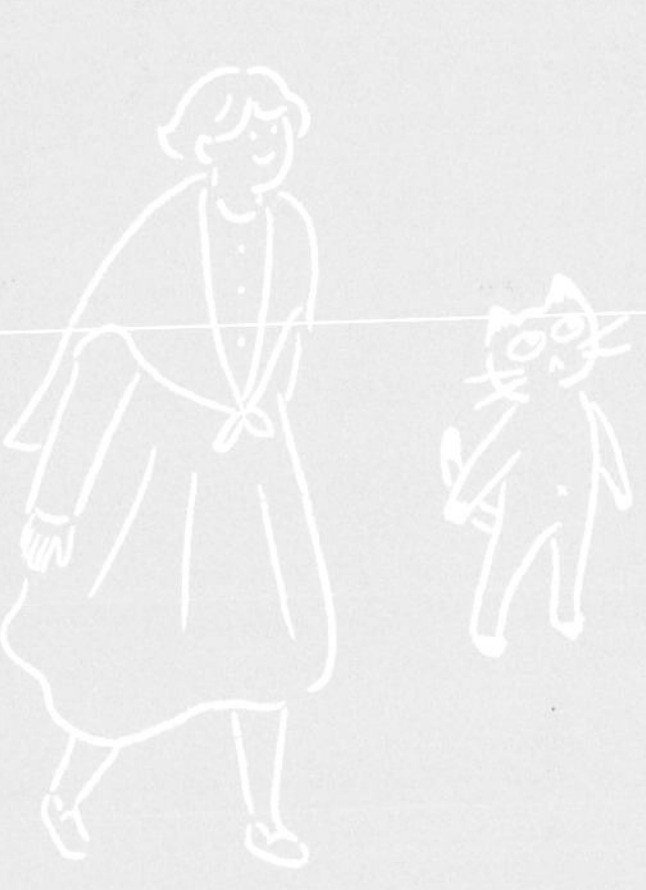

SPRING

4月1日

新生活をスタートするときこそ、意識してゆっくり歩く

4月は新年度の始まり。新しい環境で仕事や生活をスタートする人は、〝さあ、今日からがんばるぞ〟と意気込んでいるかもしれません。

しかし、水を差すわけではありませんが、こういう場合こそ肩の力を抜くべき。自律神経は、馴染みのない環境では、おのずと緊張します。気持ちが高ぶって筋肉などに無駄な力が入ってしまうことも少なくありません。そうした**無意識の緊張が調子を狂わせて、普段の力を発揮できなくなったり、つまらない失敗をしてしまったりすることも多い**のです。

だから、新生活のスタートの時期こそ、意識してゆっくりと行動してみてはどうでしょう。通勤時、会社内、移動時などにつとめてゆっくりと歩くように心がけていれば、それだけでも呼吸や自律神経が整って、自分の力を発揮しやすくなるはずです。

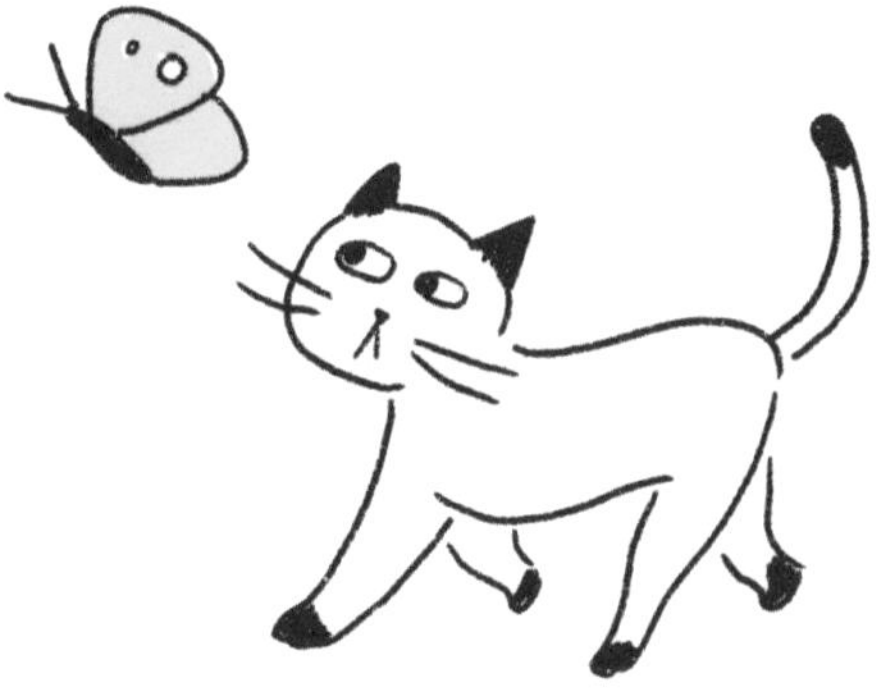

SPRING

4月2日

「10分前の到着」が、自律神経に余裕をもたらす

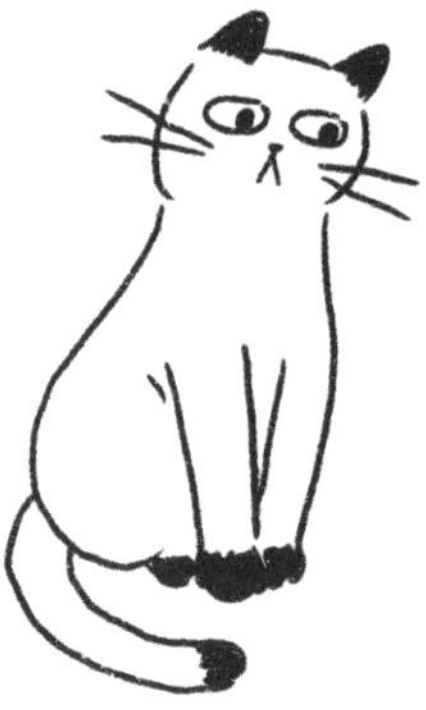

時間に対する焦りは、自律神経を乱す大敵です。〝あれ!? 間に合うかな〟という気持ちが頭によぎっただけで、心身は落ち着きを失い、〝うわ、マズイ……どうしよう、どうしよう〟という焦燥モードに駆り立てられていくようになります。

こうした**心身の乱れを防ぐには、「何に対しても10分前にスタンバイする習慣づけ」がおすすめ**です。

仕事上の待ち合わせはもちろん、出社時間も、会議時間も、恋人や友人との約束も、10分前に到着するように行動するのです。そうすると、心に余裕が生まれますし、たとえ電車が遅れるなどの想定外のハプニングがあっても、対応しやすくなります。

そして、この「10分の余裕」が日々自律神経を整えることにつながっていくのです。

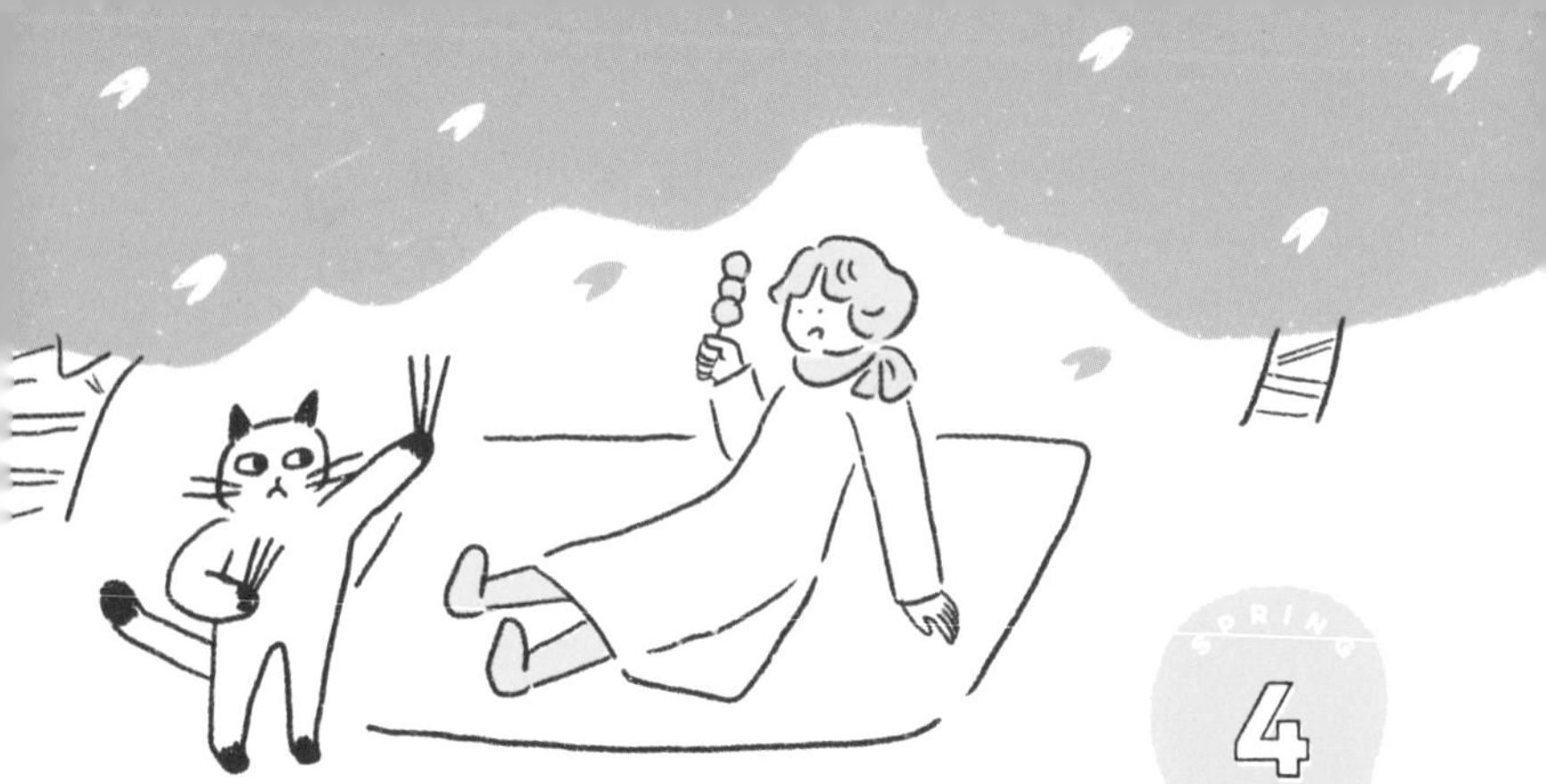

SPRING

4月3日

花見をして、心身を「春モード」にする

桜の開花は、わたしたち日本人にとって特別なものです。満開に咲き誇った花の下でゆっくりとした時間を過ごすと、「冬モード」からいまひとつ抜け出せていなかった心身が完全に「春モード」へと移行するようになります。きっと、日本人には、桜を愛《め》でることによって「春のスイッチ」が入るような遺伝子が受け継がれているのかもしれません。

ですから、多少忙しくても、お花見は行なうべきです。ただ、自律神経を整えるならば、大勢でお酒を飲んではしゃぐようなスタイルよりも、**少人数でゆっくり花を愛でるようなスタイルのほうがおすすめ**。ともあれ、花の下で開放的な気分を味わって、心身を春モードへしっかり切り替えましょう。

SPRING

4月4日

お酒を1杯飲んだら、水を1杯飲むようにする

春はお酒の席が多くなる季節。とくに新卒、異動、転勤などで、新天地でスタートを切った人は、「まだあまりよく知らない人」とお酒を飲む機会が多くなります。

そういう際は、相手の機嫌を損ねたり、周りからヘンな印象を持たれたりしないように、いろいろと注意を払いながらお酒を楽しまなくてはなりませんよね。

こんなときの飲み方のコツは、「小まめに水を飲むこと」です。できれば、**お酒を飲む前に水を1杯飲んでおいて、乾杯後も「お酒1杯に水1杯」の割合でちょこちょこ飲む**といいでしょう。

そうすれば、相手や周りへ注意や気配りをしつつ、無難に宴席を楽しめるはず。それに、自律神経も乱れませんし、悪酔いや二日酔いを防ぐことにもつながります。

また、お酒ばかり飲んでいると利尿作用が働いて脱水症状に陥りやすいですが、この飲み方なら防げます。「つき合い酒」が多い人は、覚えておくといいでしょう。

SPRING

4月5日

1日1回、財布をチェックして現金は早めに継ぎ足す

最近はだいぶキャッシュレスが進んできましたが、「現金持ち歩き派」もまだまだ多いはず。きっと、〝何かあった時に現金がないと不安だ〟という人も少なくないでしょう。

そういう人は、1日1回、財布を「整理整頓」するようにしてください。不要なレシートは取り出し、必要なカード類を確認し、お札の向きをそろえ、現金が少なければ、ATMへ行って早めに継ぎ足しておく。そうやって、財布の中身を最適化しておくわけです。

これを日々習慣にしていれば、急な入用ができた場合も、〝お金が足りなかったらどうしよう……〟という不安やストレスを感じずに済みます。

つまり、常に余裕を持って準備をしておけば、いざ不測の事態が起きたときも、慌てず騒がず対応することができ、自律神経を乱さずに済むわけです。

1日1回の財布のチェックは、「乱れないためのリスク管理の基本」だと言っていいでしょう。

SPRING

4月6日

トイレは尿意に先回りして「行けるとき」に行っておく

電車に乗っているときや移動中のタクシーの中でトイレに行きたくなったりすると、大いに焦りますよね。みなさんも〝ああ、駅で行っておけばよかった〟と後悔をしたことがあるのではないでしょうか。当然、そういう差し迫った場面では自律神経も大幅に乱れることになります。

こうした事態を防ぐには、「行けるときに行っておく」「早め早めに行っておく」というルールを自分の中で決めておくべき。どんな場面でも慌てることのないように、事あるごとに必ず前もってトイレに行くようにするのです。前もって対処していれば、それだけで先々見舞われるかもしれない「トイレ関係の焦りや乱れ」をつぶしておくことができます。

こうした**トイレへの対処も自律神経リスク管理の基本のキ**。みなさんも、尿意や便意に先回りをするような感覚で「前もって行く」をルール化してみてください。

SPRING

4月7日

スケジュールは紙の手帳にペンで予定を記入する

最近はスマホでスケジュール管理をする方も多いでしょう。しかし、自律神経を整える観点から言うと、「紙の手帳にペンで予定を記入する」というアナロ

SPRING

4月8日

スケジュール表に空白があっても埋めないでおく

「スケジュール表に空白があるとなんとなく不安で、つい予定を入れたくなる」という人は少なくありません。

でも、その「空白」は埋めないでおくほうが賢明。遅れている仕事の帳尻合わせ、次の仕事のシミュレーション、頭をカラにしてボーッとする時間……空白の時間は何にでも使えます。**スケジュールにそういった余裕があることが、自律神経にゆとりを生む**のです。

グな方法をとるほうがおすすめです。

「書く」ということは自分と向き合う行為。手書きで文字を書くと、呼吸が安定して、心身がすっと落ち着きます。また、ゆっくりていねいに書くことで、その効果はさらにアップすることになります。

だから、ぜひ手帳に一文字一文字予定を書いて、スケジュールだけでなく、自律神経もしっかり〝管理〟していくようにしてください。

SPRING 4月9日

週に1日「何も予定を入れない日」をつくる

スケジュールの空白は、週単位でも1日つくっておくことがおすすめ。土日以外の平日で「何も予定を入れない日」をつくっておくといいのです。

忙しければ、その日を仕事に当てるのもよし、忙しくなければ、その日は早く帰宅して自分のための時間を使うのもよし。ぜひ、**スケジュール帳に「空白を書き込む」ようなつもりで、「ゆとりの1日」を設ける**ようにしてみてください。

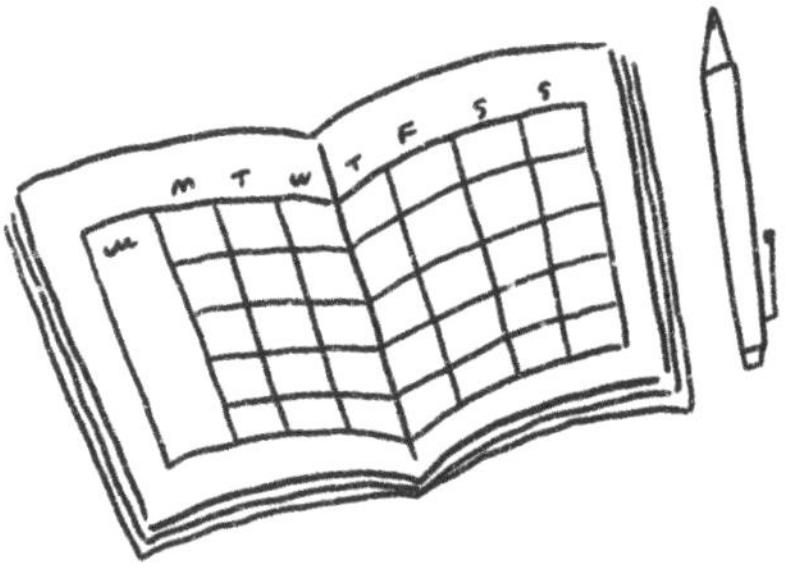

SPRING 4月10日

自分のファッションのカラーを決める

タレントのメイプル超合金・カズレーザーさんは、常に全身赤ずくめの服を着ています。それに、同じくタレントのオードリー・春日俊彰さんも、いつもピンクのベストを着ています。言わば、「自分の服のカラー」を決めてしまっているわけですね。

このように「自分はこのスタイルで行く」と決めておくと、**忙しい朝、服選びに迷ったりコーディネートで悩んだりすることもなく、「自分らしい自分」を打ち出すことができる**のです。

みなさんも、「自分はカジュアル系で統一する」「シャツはいつも白にする」など、自分のファッションの傾向を決めて、自分の個性を安定的に打ち出してみてはいかがでしょうか。

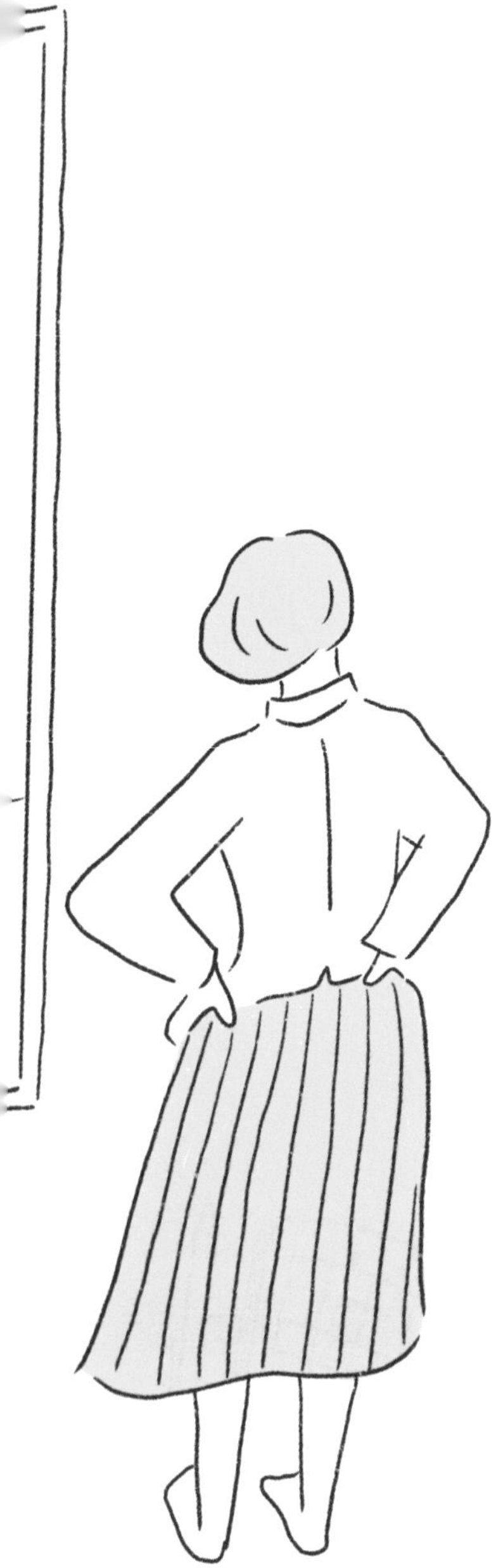

SPRING

4月11日

窮屈な服や靴はできるだけ避ける

「体への締めつけ」は、自律神経を乱す要因のひとつ。**キツキツの服を着ていたり窮屈な靴を履いていたりすると、それだけで交感神経が高まってしまい、イライラや集中力欠如の原因となる**ことが多いのです。ですから、ここぞというときに力を発揮したいなら、体を締めつけない服や靴をセレクトするようにしてください。

男性なら、ネクタイやベルトをゆるめに調整すること。女性の方は、ブラジャーなどの下着は締めつけすぎないものを選ぶようにするといいでしょう。

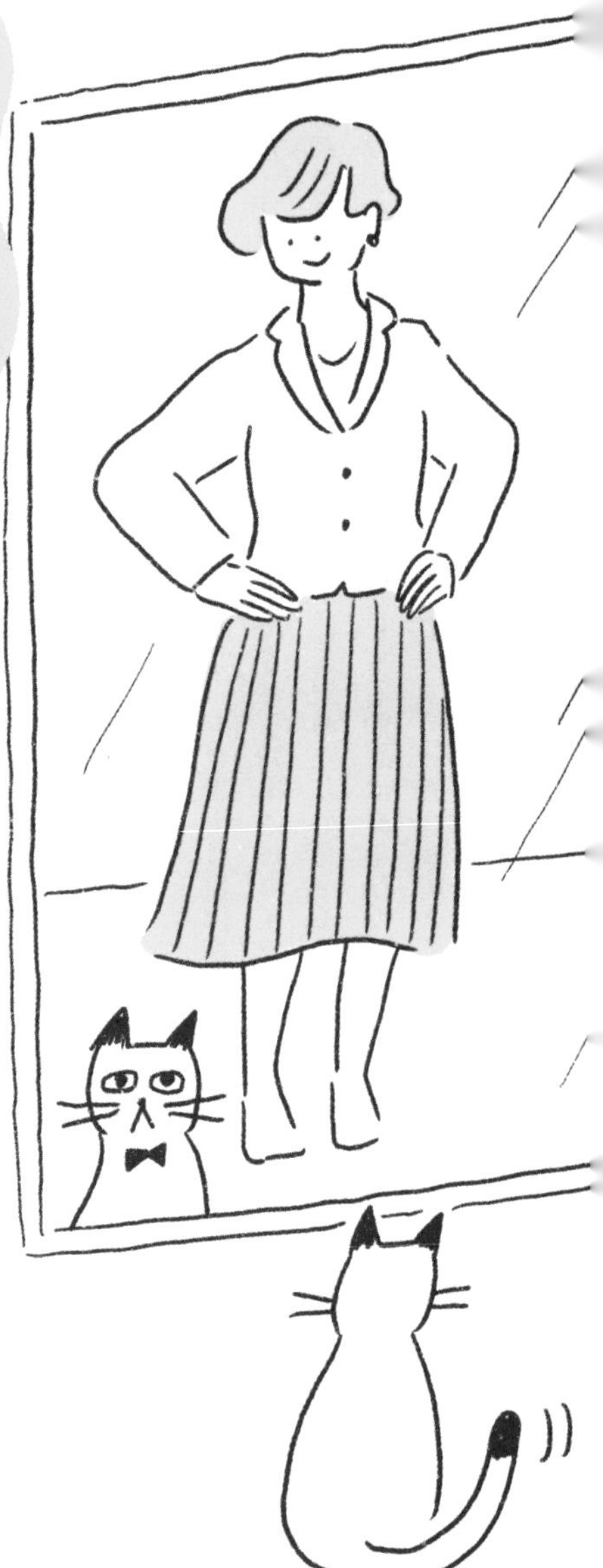

SPRING

4月12日

朝シャワーで心身のスイッチをONにする

朝、スリープモードから抜けきらない心身をシャキッと覚醒させるにはどうしたらいいのか。これに関して、いちばん手っ取り早い手段は**皮膚に「温冷刺激」を与える**ことです。

　すなわち、冷たい水でバシャバシャッと顔を洗ったり、熱めのお湯でシャワーを浴びたりするのです。とりわけ、朝シャワーを浴びると、**交感神経が一気に高まって、心身のスイッチがONになります**。脳と体をスムーズに活動モードに切り替えたい方は、ぜひ日課にするといいでしょう。

　ただし、シャワーは自律神経を目覚めさせる効果はピカイチですが、体を温めたり心身をくつろがせたりする効果はあまり期待できないのです。一方、夜の入浴は、自律神経を休息モードの副交感神経に切り替えてコンディションを整えるのに欠かせません。だから、朝シャワーを浴びた人も、夜は湯船に浸かってのんびり入浴してほしい。もし、「朝シャワー」か「夜の入浴」のどちらかを選ぶのであれば、夜ゆっくり湯船に浸かって心身のコンディションをリセットするほうを選ぶべきでしょう。

SPRING

4月13日

朝は運動をがんばるのにはあまり向いていない

みなさんの中には、早朝ジョギングをしたりウォーキングをしたりして体を動かしている人も多いと思います。しかし、じつは、朝の時間帯は運動をするのにはあまり向いていないのです。

朝は心身がまだ完全に覚醒しきっていないため、体が思い通りに動きません。そういうときに無理に体を動かそうとすると、ケガをしたり疲れをためやすくなったりするのです。だから、体育系の部活動でよくやっている「朝練」は、本当はあまりよくないんですね。

運動に向いている時間帯は夕方以降。朝に体を動かすのが習慣になっている人はわざわざ見直す必要はありませんが、朝はあまりがんばりすぎず、軽く汗をかく程度にとどめておくといいでしょう。

SPRING

4月14日

朝の通勤では、ウォームアップのつもりで積極的に歩く

朝はあまり運動をがんばるのには向いた時間帯ではありませんが、散歩や体操などの軽めの運動であれば、むしろ自律神経を安定させるのに役立ちます。

たとえば、朝起きた後にラジオ体操を行なったり近所を少し散歩したりすると、血流がアップして心身がスムーズに目覚めやすくなります。また、朝の通勤時間帯は脳や体の活動効率がぐんぐん引き上げられていく時間帯です。そのときによく歩くようにすると、**脳と体に酸素や栄養が行き渡って、**

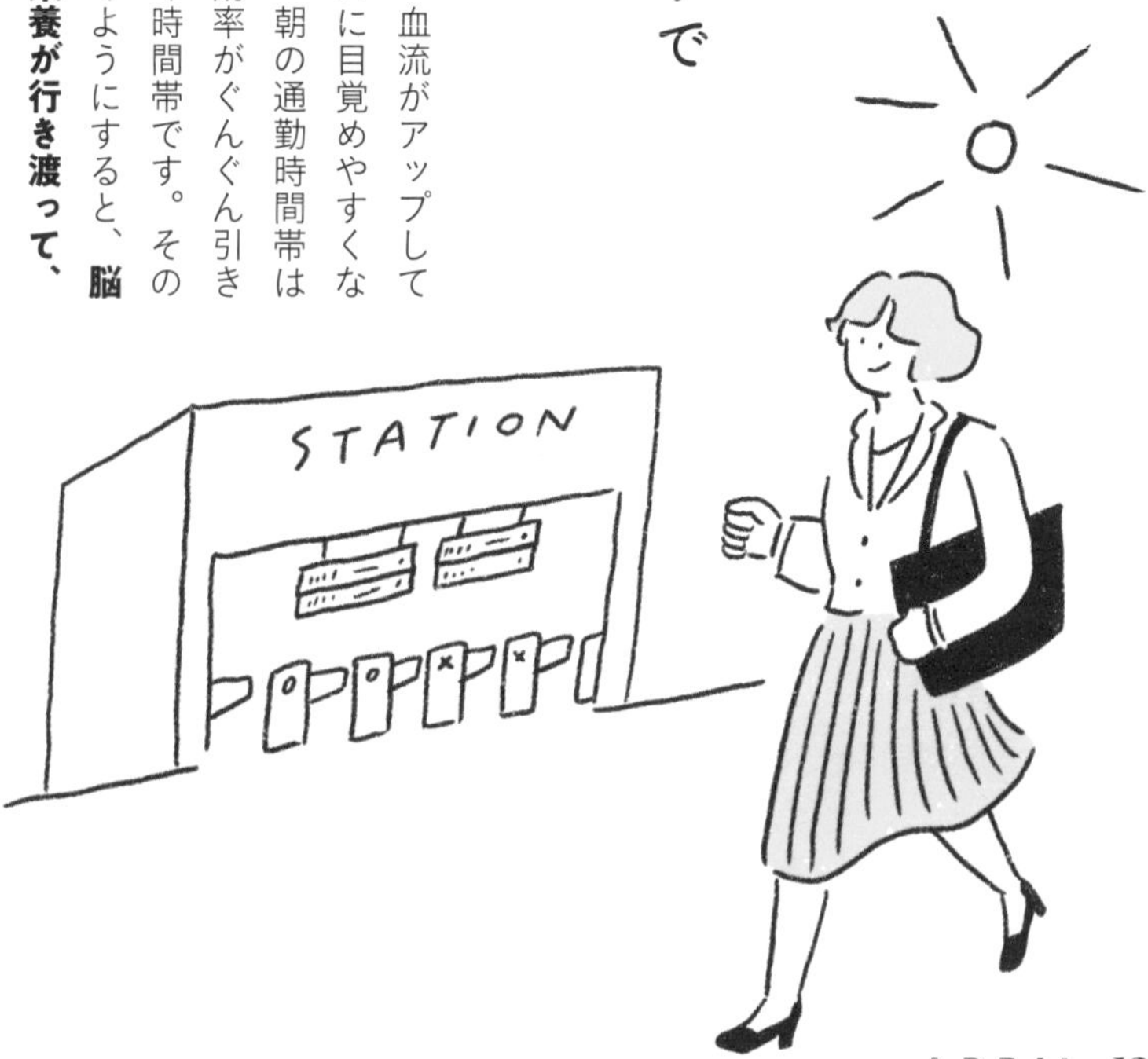

心身が本格的な活動モードに入るようになります。さらに、気分も「さあ、今日もがんばろう」という状態に上がってくるはずです。

ですから、朝の通勤は、1日の活動のウォーミングアップのつもりでよく歩くのがおすすめ。家から駅までの道を早足で歩いたり、駅構内もエスカレーターではなく階段を使ったりして、積極的に足を動かすようにしましょう。

SPRING

4月15日

満員電車は1本やり過ごす

満員電車ほど自律神経を乱すものはないかもしれません。見知らぬ他人と接触したり足を踏まれたり……きっと、電車に乗っている間じゅう、神経がピリピリ、イライラしっぱなしになるのではないでしょうか。

だから、時差通勤で空いている時間に利用するなど、満員電車をできるだけ避ける工夫をしてください。それと、目の前の電車は満員でも、1本やり過ごせば次の電車は意外に混んでいないこともあります。**1日を気分よく過ごすためにも、ぜひ「1本やり過ごす余裕」を持つ**ようにしましょう。

SPRING

4月16日

朝いちばんでメールチェックをしない

朝、会社に着いたら、まずパソコンを起動させてメールをチェックする——それがルーティーンになっている人も多いでしょう。

でも、**朝や午前中は脳がクールに冴えていて、集中力や思考力を存分に発揮できる時間帯**です。言わば、「脳のゴールデンタイム」。その貴重な時間をメールチェックなどの雑事に費やしてしまうのはもったいないと思いませんか？

それに、朝いちばんにメールを開いてしまうと、その連絡対応だけでけっこうな時間を取られてしまいます。また、メールの中にトラブル含みの懸案事項などがあると、そのために心乱されたり、対応処理に右往左往したりしてしまう場合もあります。

ですから、メールチェックは朝イチで行なうよりも、午後イチなどにまとめて行なうほうがいいのです。そして、**朝のゴールデンタイムは、「より頭を使う重要な仕事」を行なう**ように変えてみてはいかがでしょうか。

SPRING

4月17日

「頭を使う仕事」、「冷静な判断が必要な仕事」は午前中に片づける

朝の9時から11時くらいまでは「脳のゴールデンタイム」。この時間帯は、思考力、集中力、創造力、判断力などをつかさどっている脳の「前頭前野」という部分がフルに働いてくれます。だから、午前中のこの時間は「報告書をまとめる」「企画を考える」「原稿を書く」といった頭を使う仕事を行なうのがおすすめです。

また、**この時間帯は自律神経が交感神経優位に働いて脳がクールに保たれているため、目の前の問題に対して冷静で論理的な判断を下すことができます。**たとえば、クレーム処理などの感情的になりがちな仕事も、冷静に対応して片づけることができるでしょう。

とにかく、午前中の脳は何かと頼りになるのです。重要問題にどう返事をするかで迷ったり、もめ事にどう対処するか迷ったりした場合も、なるべく頭が冴えた午前中に決断を下すといいでしょう。

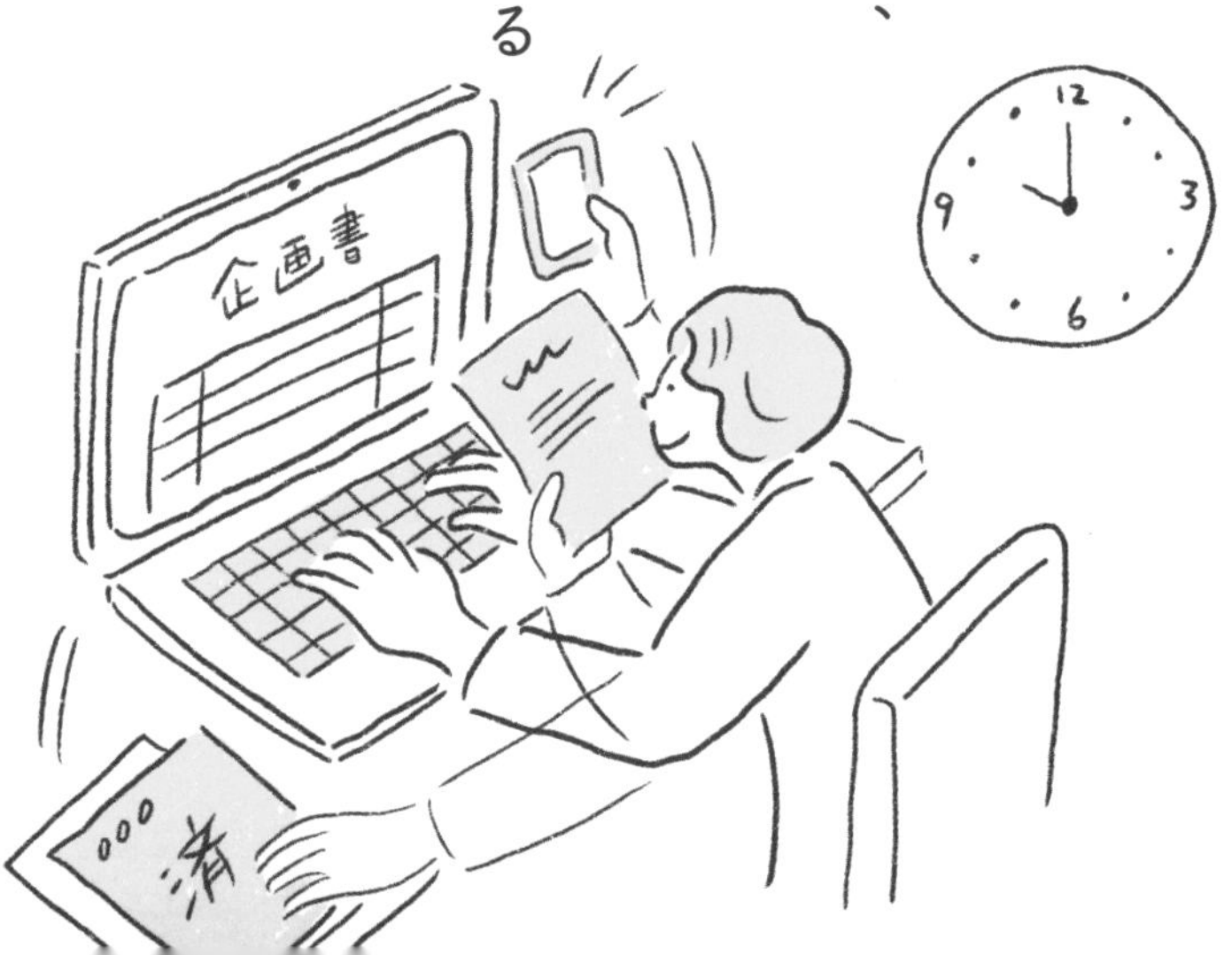

SPRING

4月18日

昼食後2時間はルーティンワークに徹する

「昼食後は眠くて仕事がはかどらない」――そういう人も多いことでしょう。

まあ、無理もありません。多くの動物は食事をしたらごろんと横になって休息するもの。食べたものを消化するために、昼食後、心身が「休憩モード」に入るのは仕方のないことなのです。

だから、「昼食後の2時間」は、生産的な仕事に集中するのをあきらめて、メールのチェックや返信などのルーティンワークに徹するようにしてはいかがでしょう。

「頭と体を少し休めながら雑事を処理する」と割り切ってしまうと、この時間帯を有効に生かすことができます。きっと2時間後にはすっかり眠気も取れて気力回復し、午後の仕事をバリバリとこなせることでしょう。

SPRING

4月19日

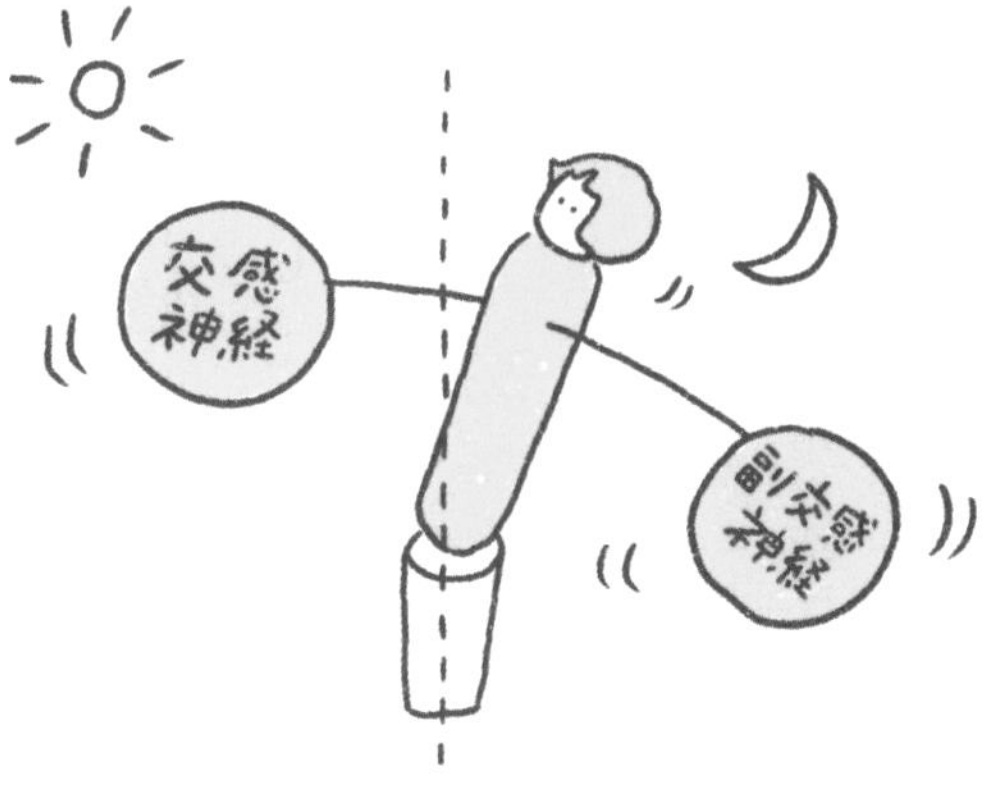

夕方や夜は「人と会う仕事」をする

自律神経は、午前中は活動モードの交感神経優位ですが、夕方以降は、リラックスモードの副交感神経が優位になります。すると、脳のモードもシフトして、気分や感情の受け止め方が微妙に変化するようになります。簡単に言うと、**午前中は「論理の脳」だったのが、夕方以降になると「情緒の脳」に変わってくる**のです。

つまり、午前中はクールで論理的で、筋の通った理屈を通さないと気が済まないような状態だったのが、夕方以降になると、情緒的・開放的でおだやかな状態に変わってくる。言わば、あまり細かいことにはこだわらず、「ま、いいか」と許せてしまうような状態へと変わってくるわけです。

そして、こうした夕方以降の時間帯は、「人と会う仕事」をするのに向いています。人脈を広げたり、親睦を深めたり、人に頼みごとをしたり……**脳が情緒的・開放的になっているから、人と人とのコミュニケーションがうまい方向に向かいやすい**のです。接待や宴会が夜に多いのも、心身が開放的モードになるからなんでしょうね。

SPRING

4月20日

プレゼンでは「話し始め」を意識してゆっくりにする

プレゼンで緊張しないためのコツは「呼吸」と「話す速さ」です。スタート前に大きく深呼吸し、プレゼン中もゆっくりとした呼吸を続け、なおかつ、つとめてゆっくりと話すよう心がける

SPRING

4月21日

緊張でガチガチになったら「壁の時計」を見る

多くの人の前で話をするときなどに緊張しそうになったら、**「まったく関係のないこと」に対して意識的にフォーカスを当てる**のがおすすめです。

たとえば、会場や会議室に入ったら、まず壁の時計を見て、その時計のかたちやメーカーなどを覚えるのはどうでしょう。そうやってフォーカスを（時計というまったく関係のないことへ）移すと、緊張のあまりひとつのことしか考えられなかった状態が解消され、心と体に冷静さを取り戻しやすくなるのです。ぜひみなさんも試してみてください。

のです。

とくに、「話し始め」は早口になりやすいので、意識して一語一語ゆっくりと話すようにしてください。その「**ゆっくりペース**」**が筋肉の硬さを取り、心と体から緊張を遠ざけてくれる**と心得ましょう。

SPRING
4月22日

緊張しそうなときは、自分で自分の状況を「実況中継」してみる

緊張から脱出するには、「緊張しそうな自分の状態」を客観的に捉えることが大事です。

それには、心の中で自分の状況を「実況中継」してみるのがおすすめ。たとえば、「次の発表は自分の番だ」というときに、〝さあ、いよいよ発表のときがやってまいりました……おおっと、かなり緊張しているのか、手が汗ばんできました……しかし、口角を上げて微笑みを浮かべています……これは周りに緊張を悟られないための作戦なのでしょうか〟——といった具合に自分で自分にツッコミを入れるような感じで生中継するのです。こういった**客観視を行なっていると、不思議と肩の力が抜けて、緊張が取れてくる**もの。みなさんもトライしてみてください。

SPRING 4月23日

「座っている時間」をできるだけ短くする

近年、「座っている時間が長い人ほど寿命が短くなる」といったレポートが、世界中あちこちの研究機関で報告されています。長時間の座りっぱなしが肥満、糖尿病、がん、心臓病などのリスクを高めることも分かっていて、WHO（世界保健機関）もさかんに警鐘を鳴らしているのです。

ですから、デスクワーク中心の仕事をしている人は、なるべく座りっぱなしを避けるようにしなくてはなりません。**30～40分に1回、席を立って、トイレに行ったり、その辺を歩いたり、軽くストレッチをしたりする**だけでもだいぶ違います。肩こりや腰痛を防ぐことにもつながるので、自分なりに工夫して「座っている時間」を短くしていくようにしてください。

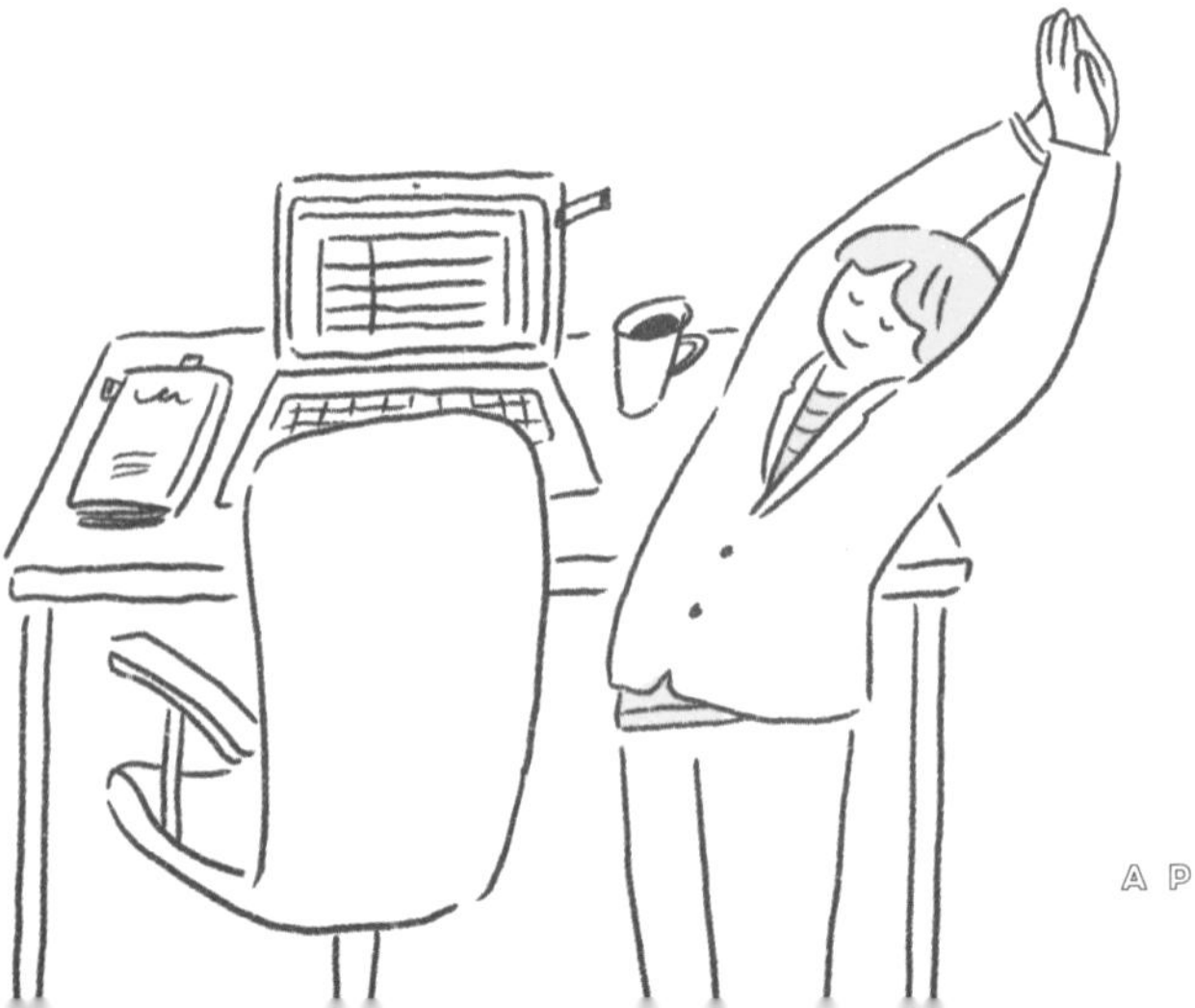

SPRING

4月24日

「座るより立つ」「立つより歩く」を心がける

仕事や家事などの日常生活において、立ったり歩いたりといった軽めの動作で消費されるエネルギー量をニート（NEAT）と呼びます。簡単に説明するなら、1日中座りっぱなしでテレビを観ているような人はニートの値が低く、何か思いつくたびにすぐに席を立って、ちゃかちゃか体を動かして家事や仕事をこなすような人はニートの値が高いのです。

なお、このニートの値が高い人は肥満が少なく、糖尿病や心臓病のリスクが低くなることも分かっています。つまり、筋トレやジョギングなどのまとまった運動をしなくても、日常生活の活動度を上げてニートを増やしていけば、それだけでかなりの健康効果が期待できるわけです。

また、**日中のニートを増やすことは、自律神経にメリハリをつけて心身コンディションを良好にキープすることにもつながります。**

とにかく、座ってばかりいないで、小まめに立ち、小まめに動き回ることが大切。「座るよりも立つ」「立つよりも歩く」をスローガンにして、昼間の活動度を意識して上げていくようにしましょう。

SPRING

4月25日

「仕事終わりの机の片づけ」をルーティーンにする

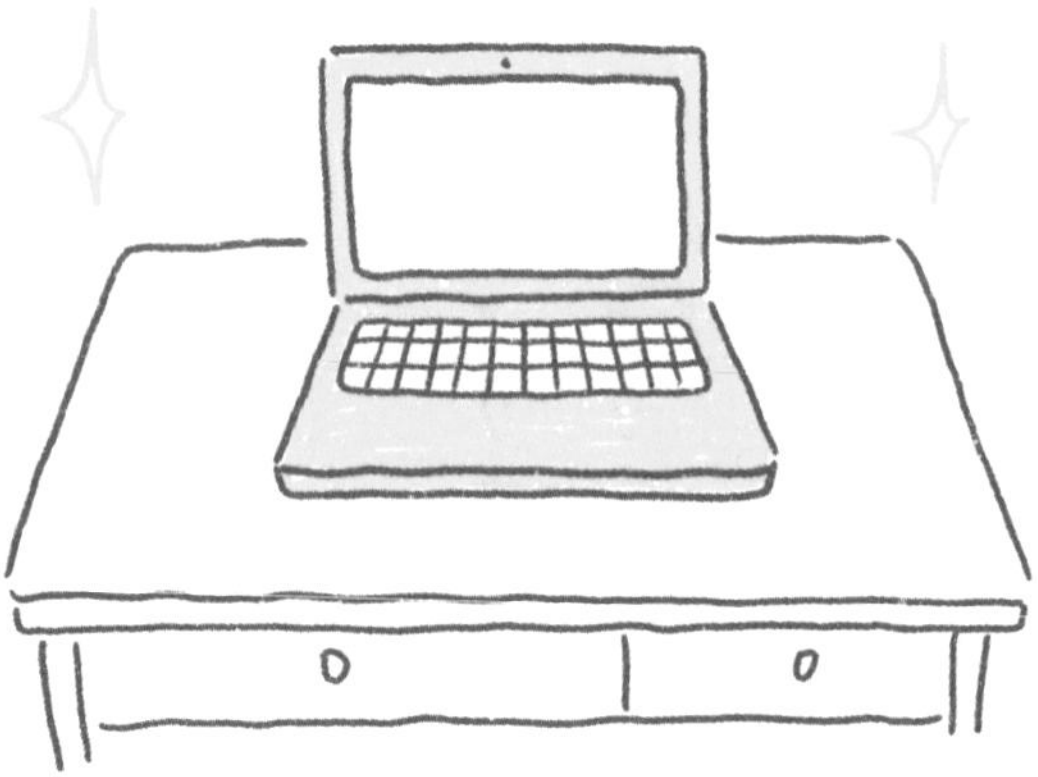

1日の仕事が終わったら、オフィスを出る前に自分の机をきれいに片づけるようにしてください。

　自律神経はほんのちょっとしたことで乱れます。もし、明日の朝、出社した時に机の上が雑然と散らかっていたら、それだけで神経がかき乱されて1日をイライラしながら過ごすことになってしまいかねません。そんな乱れた状態で仕事をしていたら、つまらないミスをしがちにもなるでしょう。

　だから、**明朝も自律神経が整った状態で気持ちよく仕事をスタートできるよう、「仕事終わりの片づけ」をルーティーンにすべき。**

　些細なことではありますが、自律神経を1日1日好調に維持していくには、こういう小さなことを意識づけて継続していくことが非常に大切なのです。

SPRING

4月26日

週に1日、睡眠不足を補う「眠りの日」をつくる

現代人の睡眠不足は深刻。みなさんの中にも慢性睡眠不足の方が少なくないでしょう。

日々の睡眠不足は借金のように積み重なっていきます。これを「**睡眠負債**」と呼ぶのですが、あまりに負債がたまると、自律神経のバランスが乱れ、心身のリズムが崩れて、不調や病気などのさまざまなトラブルを招くようになっていってしまいます。

ですから、1日1日の「負債」は決して甘く見ずに、小まめに返済していかなくてはなりません。

おすすめの返済方法は、週に1日、平日に「眠りの日」をつくってまとめて睡眠不足を解消させる作戦。つまり、その日だけは早めに仕事を切り上げ、家に帰って心ゆくまでぐっすり眠るのです。

週単位で睡眠の不足を解消させていれば、負債が大きくふくらむこともありませんし、自律神経のバランスや心身のリズムを崩さずに済みます。ぜひみなさん、実行に移してみてください。

SPRING

4月27日

怒り、不満、落ち込み……乱れそうになったら、階段を上り下りしてみる

誰にでも感情が乱れることはあります。上司にこっぴどく叱られて落ち込むこともあるでしょうし、上司から責任を押しつけられて怒りや不満が爆発しそうになることもあるでしょう。

そういう時、感情にフタをして抑え込もうとしたり、気分転換で感情をごまかそうとしたりするのは、あまり得策ではありません。メンタルの乱れをメンタルで何とかしようとするのには、どうしても限界があるのです。

では、どうすればいいのか。正解は「**体からのアプローチでコンディションを整える**」です。たとえば、怒りそうになった時に階段を1～2階分上ったり下りたりしてみてください。すると、血流がよくなり、気持ちがほぐれて、高ぶっていた感情が自然に鎮《しず》まっていきます。しかも、リズミカルな上り下りが副交感神経を刺激するため、自律神経も整ってくるのです。

なお、この**階段の上り下りは、迷いや悩みを吹っ切ったり、考えをまとめたりするのにもおすすめ。**

ぜひ、みなさんも乱れたコンディションを整えたい時は、階段へ直行してみてください。

SPRING

4月28日

ミスや失敗は、必ずその場でメモする

人の記憶はけっこういいかげんなもの。〝これは覚えておかなきゃ〟と思ったことも、数秒後には忘れているケースが少なくありません。そこでぜひ心がけてほしいのが「ミスや失敗をした時に、その場でメモをする習慣」です。

　このミスや失敗は、仕事のことだけに限りません。たとえば、「朝、駆け込み乗車をしてしまった」とか「電車内でお年寄りに席を譲らなかった」とか「飲み会で調子に乗ってしゃべりすぎた」とか、〝ちょっと反省しよう〟という程度の些細なことも含みます。

　とにかく、こういった（すぐに忘れてしまいそうな）**ミスや失敗を書き留めておくと、後で振り返った時に強くインプットされ、考え方や行動を変えていくのにたいへん役立つ**のです。そして、そうやって反省を生かして考えや行動を変えられた人は、日々の些細なミスや失敗を少なくして、よりコンディションを万全に整えていけるようになるわけです。

SPRING

4月29日

4月下旬の休日、アサガオやヒマワリの種をまいてみる

4月も終わりに近づいてきたら、休日、庭やベランダのプランターにアサガオやヒマワリの種をまいてみてはいかがでしょう。

双葉が出て、茎が伸び、だんだん葉が茂ってつぼみができ……**植物が1日1日確実に生長していく姿は、わたしたちに楽しみや癒しをもたらしてくれます。**日々その生長を見ていると、〝夏に花を咲かせるために自分もがんばろう〟という気になってくるものです。

また、ゴーヤ、トマト、ナス、キュウリなど、夏野菜の苗を植えるのもおすすめ。収穫を楽しみに、大切に育てましょう。

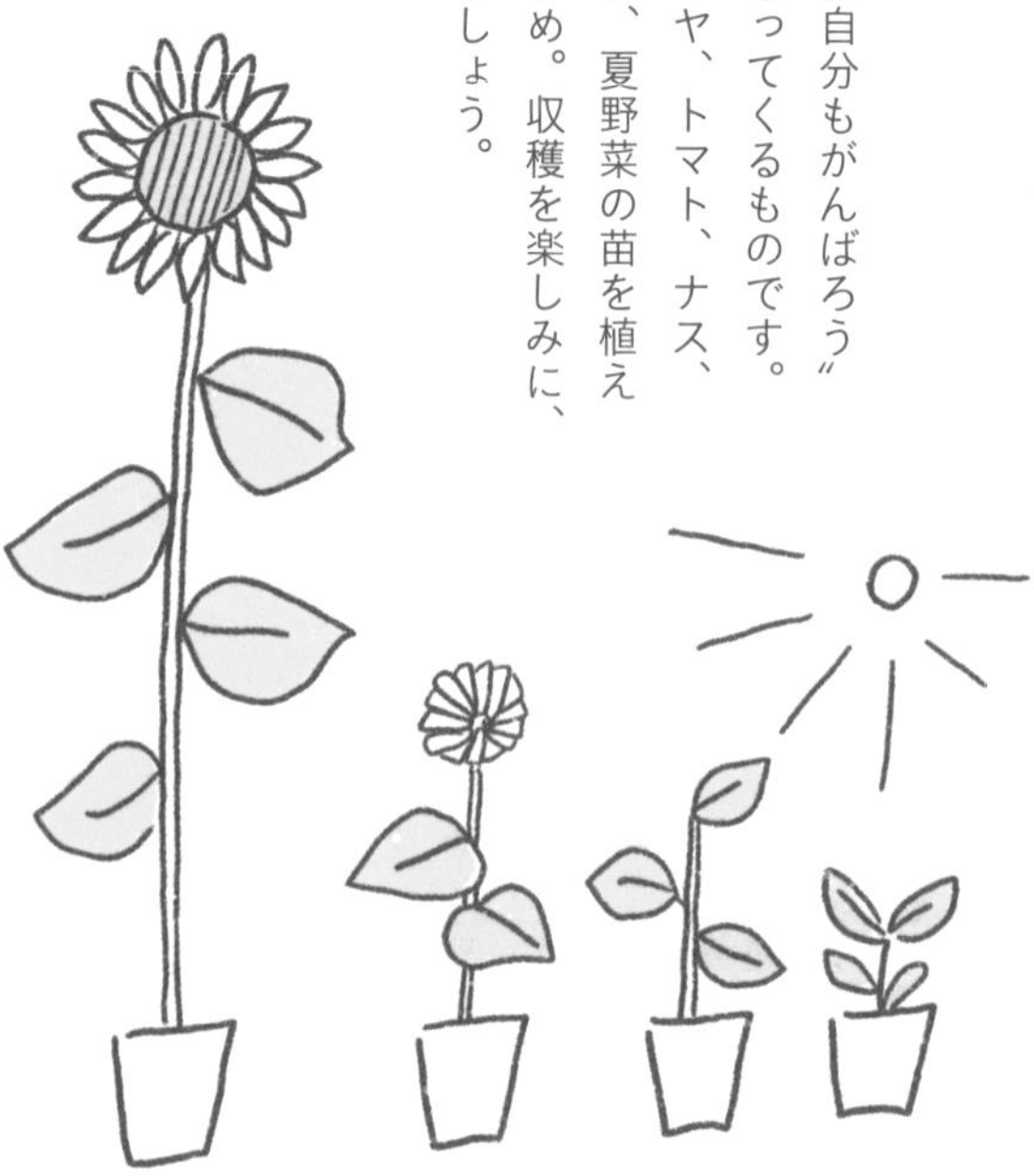

SPRING 4月30日

1日30分、「自分が好きなことをする時間」をつくる

誰にでも〝自分はこれをやっているときがいちばんイキイキしている〟という時間があるものです。たとえば、「ペットとたわむれている時間」とか、「好きな音楽をかけてハーブティーを飲んでいる時間」とか、「趣味のフラワーアレンジメントをしている時間」とか……。毎日の生活をリズミカルに送って自律神経を安定させていくには、そういった「自分が好きなことをする時間」を設けていくことも非常に大切です。

できれば、少なくとも1日30分はそういう時間をつくりたいもの。そして、〝自分を整えるために、わざわざこの時間を設けているんだ〟〝この時間が自分の心と体をリセットしてくれるんだ〟という意識を持って時を過ごすようにしていくといいでしょう。

こうした時間を意識して持つようにすると、**日々「自分らしい自分」「本来の自分」に立ち返ることができ、心身のコンディションをより安定させていける**のです。

5月

MAY

慌ただしく3月、4月が過ぎ、ゴールデンウィークも終わって、さあ「いつもの日常」に戻ろうという頃に、なんとなく心が塞いで「会社に行きたくない」という気持ちが大きくなってくる――それが「五月病」です。

みなさんの中には〝自分は五月病なんて関係ないよ〟という人も多いかもしれません。ただ、この時期には、3月、4月にがんばって無理をしてきた疲れがどっと現われてくることが少なくありません。ですから、仮に五月病に心当たりがないとしても、5月になったなら、心身の疲労をチェックし、自律神経を整え直しておくことをおすすめします。

外に目を転じれば、5月は新緑がまぶしく輝く季節。緑の多い場所をゆっくり歩いて心身の疲れを癒すのもいいでしょう。とにかく、この時期は「春にたまった疲れ」をほぐしてリセットしておくことが大切。そうやってすっきりさせておけば、よりすこやかなコンディションで夏を迎えられるはずです。

「五月病」に
心当たりがなくても、
「春にたまった心身の疲れ」を
リセットしておく

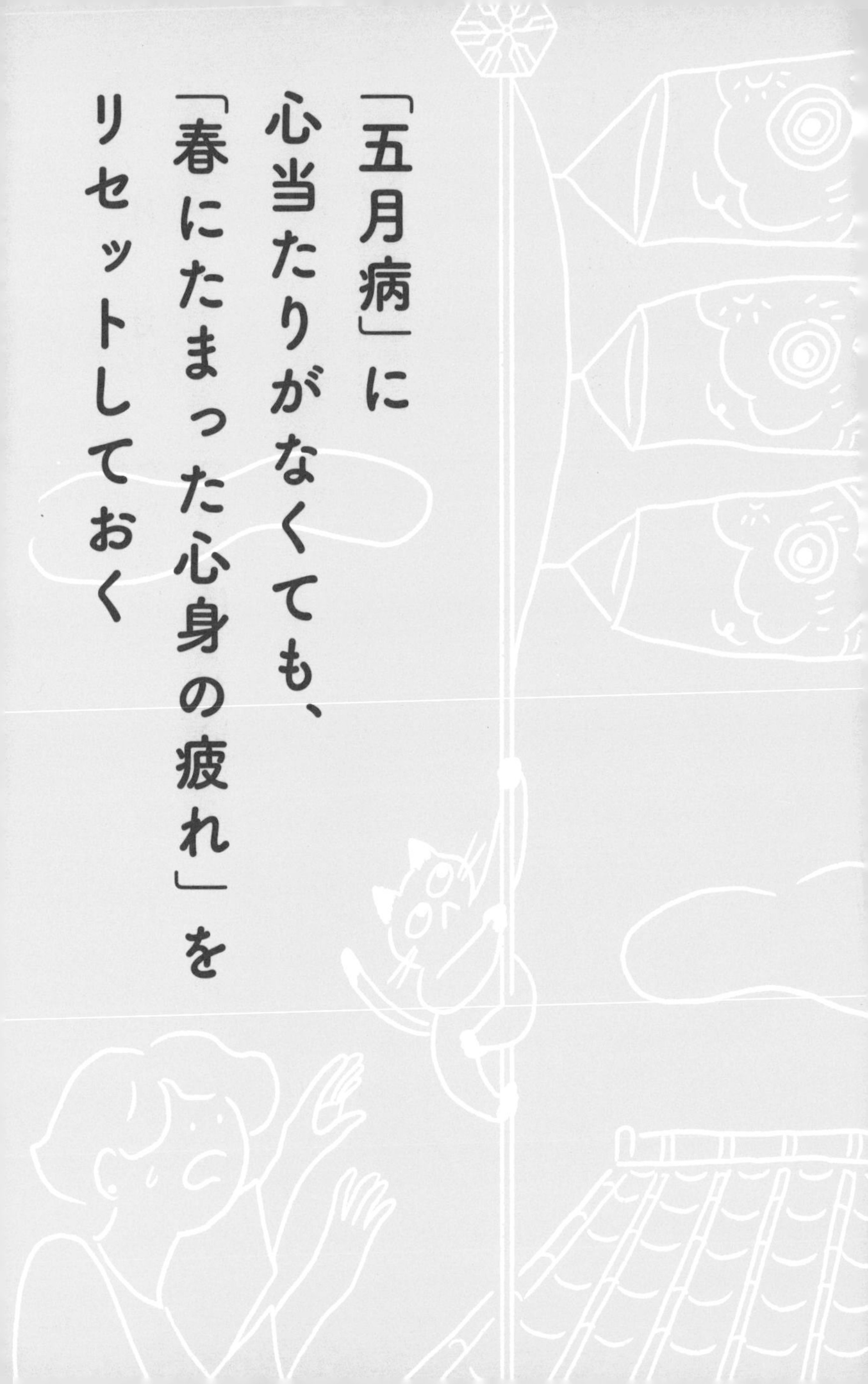

SPRING

5月1日

ため息はついたほうがいい

ため息をつくときは、ゆっくり長く息を吐きますよね。

じつは、これはとても体にいいこと。深く呼吸をすることによって、滞っていた血流がよくなって、脳や体に酸素がたっぷり供給されることになります。また、これにより**緊張でこわばっていた筋肉がゆるみ、リラックスモードの副交感神経が刺激されるようになる**のです。

つまり、ため息は心身をリフレッシュさせる「またとないチャンス」のようなもの。「ため息をつくと幸せが逃げる」なんて、非科学的な迷信です。疲れたときや心配事があるときは、ぜひ「ふう〜っ」と大きくため息をついて、心と体をリフレッシュさせるようにしてください。

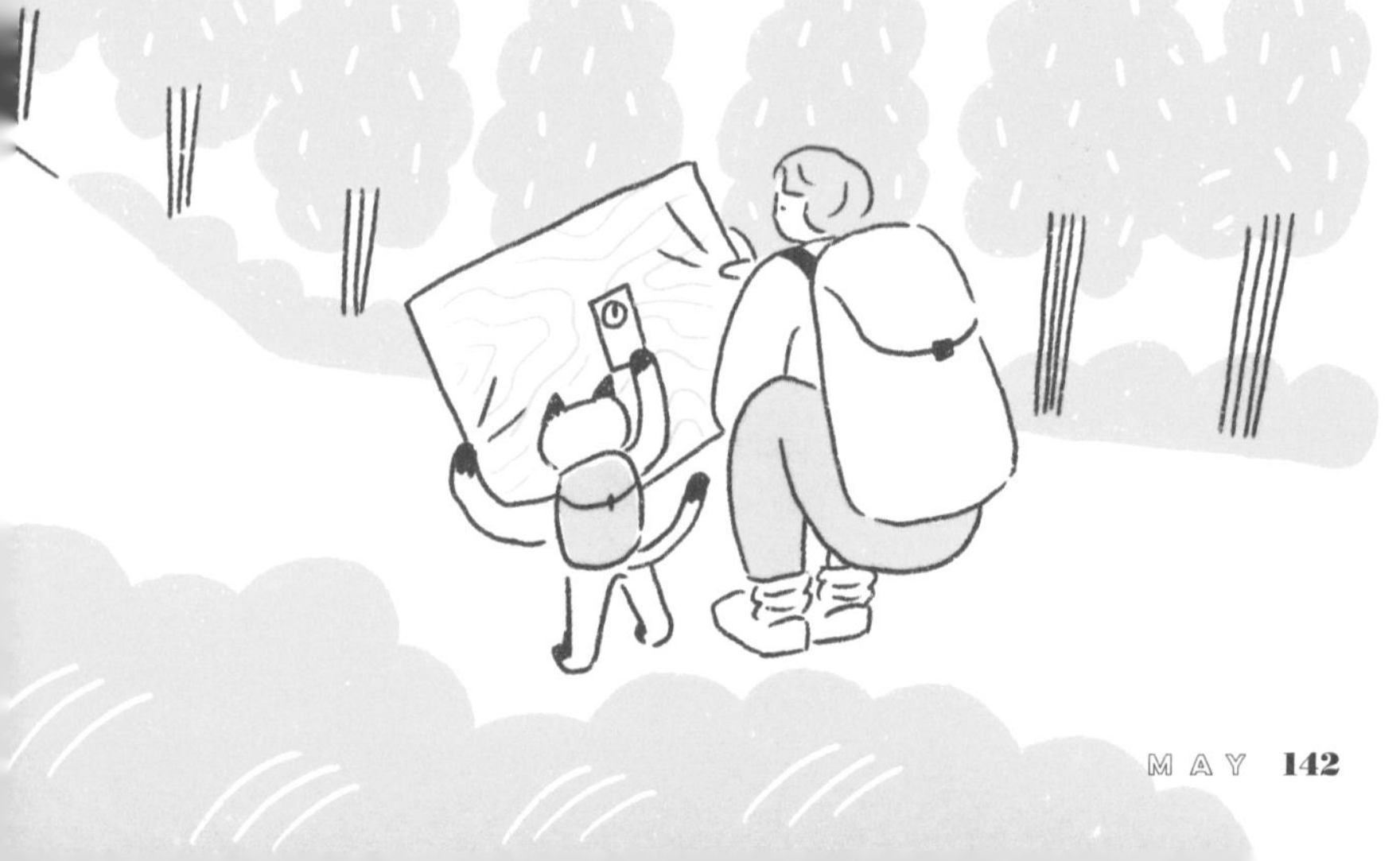

SPRING

5月2日

ゴールデンウィークは「自分の軌道修正」に時間をかける

3月の項目（p.82）でも述べましたが、長期の休暇は自分を軌道修正するまたとないチャンス。とくに、ゴールデンウィークは、1月からスタートした1年の中間地点でもあり、自分が歩いてきた道を振り返って軌道修正するのに格好の時期となります。

ですから、修正の必要を感じている人は、この際、しっかり時間をかけて「このままでいいのかどうか」を点検してみてください。

点検したうえで、どんな行動をとるかは人それぞれでOK。リフレッシュが必要なら旅行をするのでもいいし、気分転換が必要なら散歩をするのでもいい。仕事などで行き詰まりを感じているなら新しい目標を探してみるのもいいでしょう。

とにかく、この休みの機会を生かして**「いまの自分」と「自分が進んでいるコース」をもう一度見直してみる**のです。せっかくのゴールデンウィークなのですから、ぜひこの期間を実りあるものにして、今後につなげていきましょう。

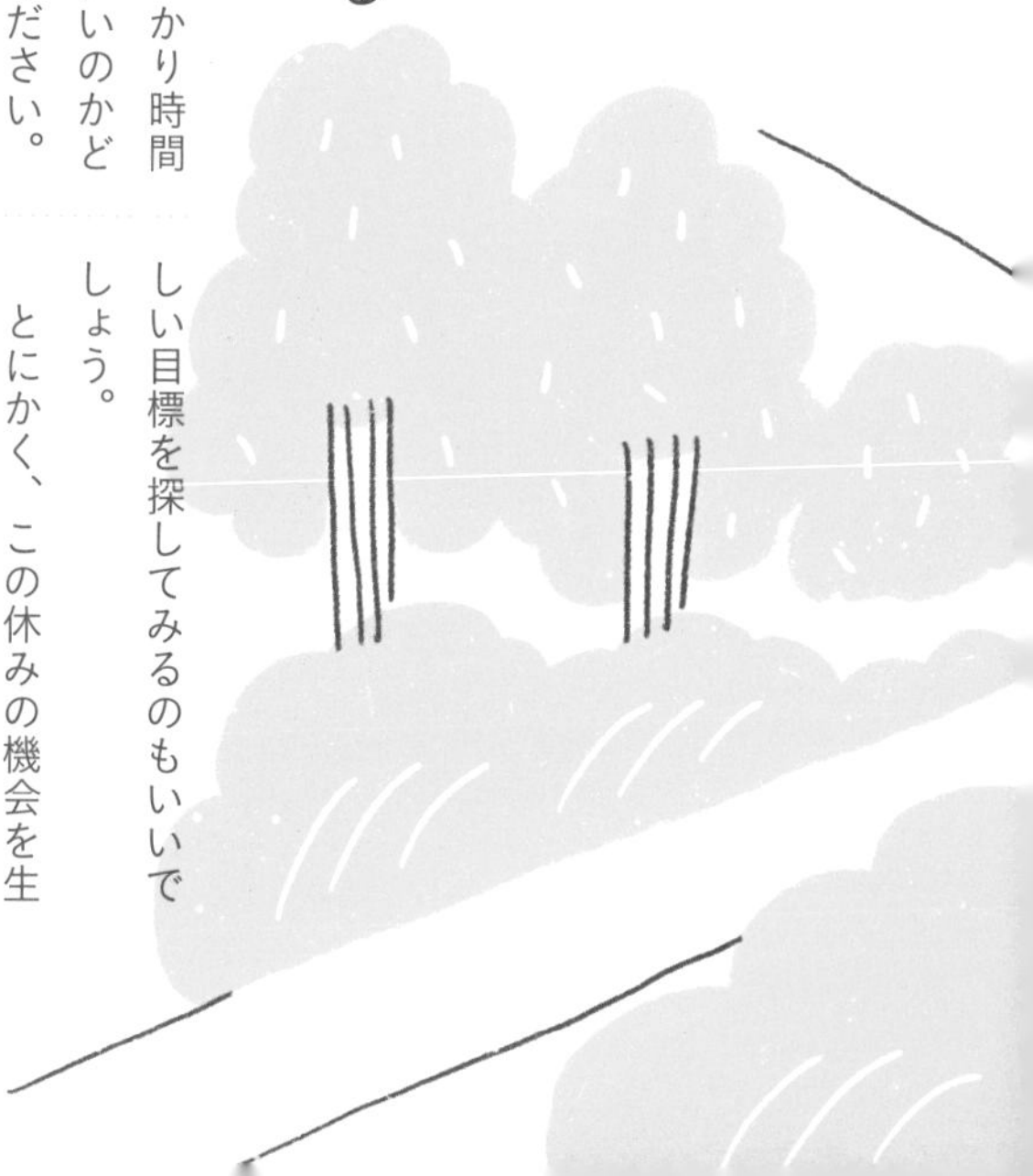

SPRING

5月3日

連休中、一度は緑の多い場所でゆっくり風に吹かれる

風薫る新緑の5月は気持ちのいいものです。ゴールデンウィーク中、どんな過ごし方をしているにしても、ぜひ一度はこの気持ちのいい**「薫《くん》風《ぷう》」にゆっくり吹かれてみてください。**

SPRING

5月4日

移動中、スマホよりも新緑に目を向ける余裕を持つ

連休中は、電車、バス、車などで長時間移動をする人も多いと思います。でも、もしかしてみなさん、その移動時間をスマホばかり見て過ごしてはいませんか？

それではあまりにもったいない。ぜひ、5月の新緑あふれる風景に目を向けてください。**心に余裕がある人は、「車窓を眺める楽しみ」を知っているもの。**きっと、その景色はみなさんの心身を少なからずなぐさめてくれることでしょう。

旅行中なら緑の中を風を感じながら歩くのもよし、キャンプに行っているなら、ごろんと横になってそよ風に吹かれつつ昼寝をするのもよし。また、連休は遠出しないという人も、近所の公園のベンチなどで風に当たりながらボーッとしてみてはどうでしょう。きっと、5月の風はみなさんに新鮮な何かをもたらしてくれるはずです。

「今年のゴールデンウィークもそろそろおしまい」という頃合いになったら、ぜひ来年の5月の連休をどう過ごすかを思い描いてみてください。

「来年のゴールデンウィーク」を頭に思い描いてシミュレーションしてみる

SPRING
5月5日

5月の連休は軌道修正に向いた時期ですが、来年のいまごろ、軌道修正された自分がどういうコースにのってどのように過ごしているかをイメージしましょう。そして、「来年の理想の過ごし方」をなるべく具体的にシミュレーションするのです。当然、そのイメージは、今後自分が目指すべき「目標」にもなります。

なお、その**シミュレーションを毎年連休最終日の恒例にするのもおすすめ**。毎年新たな目標があれば、ゴールデンウィークを迎えるのがより楽しみになるはずです。

SPRING

5月6日

疲れには「よい疲れ」と「悪い疲れ」がある

連休明けのこの時期は、疲れが残った状態で出社している人も多いでしょう。

もっとも、疲れには「よい疲れ」と「悪い疲れ」があります。たとえば、「久々にジムで汗をかいてあちこち筋肉痛だ」「休み中、子どもと全力で遊んでクタクタになった」などのケースは「よい疲れ」です。こうした肉体的疲労には、どこか清々しさがあり、ちゃんと体を休めればじきに回復します。

一方、「仕事でストレスを抱えていて、寝ても疲れが取れない」「やってもやっても仕事が終わらず、出口が見えない」「常に時間に追われているようで心が休まらない」といったケースは「悪い疲れ」です。こうした「悪い疲れ」の場合、自律神経が疲弊していて、精神的に追い込まれてしまっているパターンが目立ちます。

ですから、大切なのは、まず**自分の疲れが「よい疲れ」なのか「悪い疲れ」なのかを見極めること。**

そのうえで、「悪い疲れ」だと感じたなら、決して放置せず、仕事や生活への取り組み方を見直して自律神経バランスを整えていくようにすべきなのです。

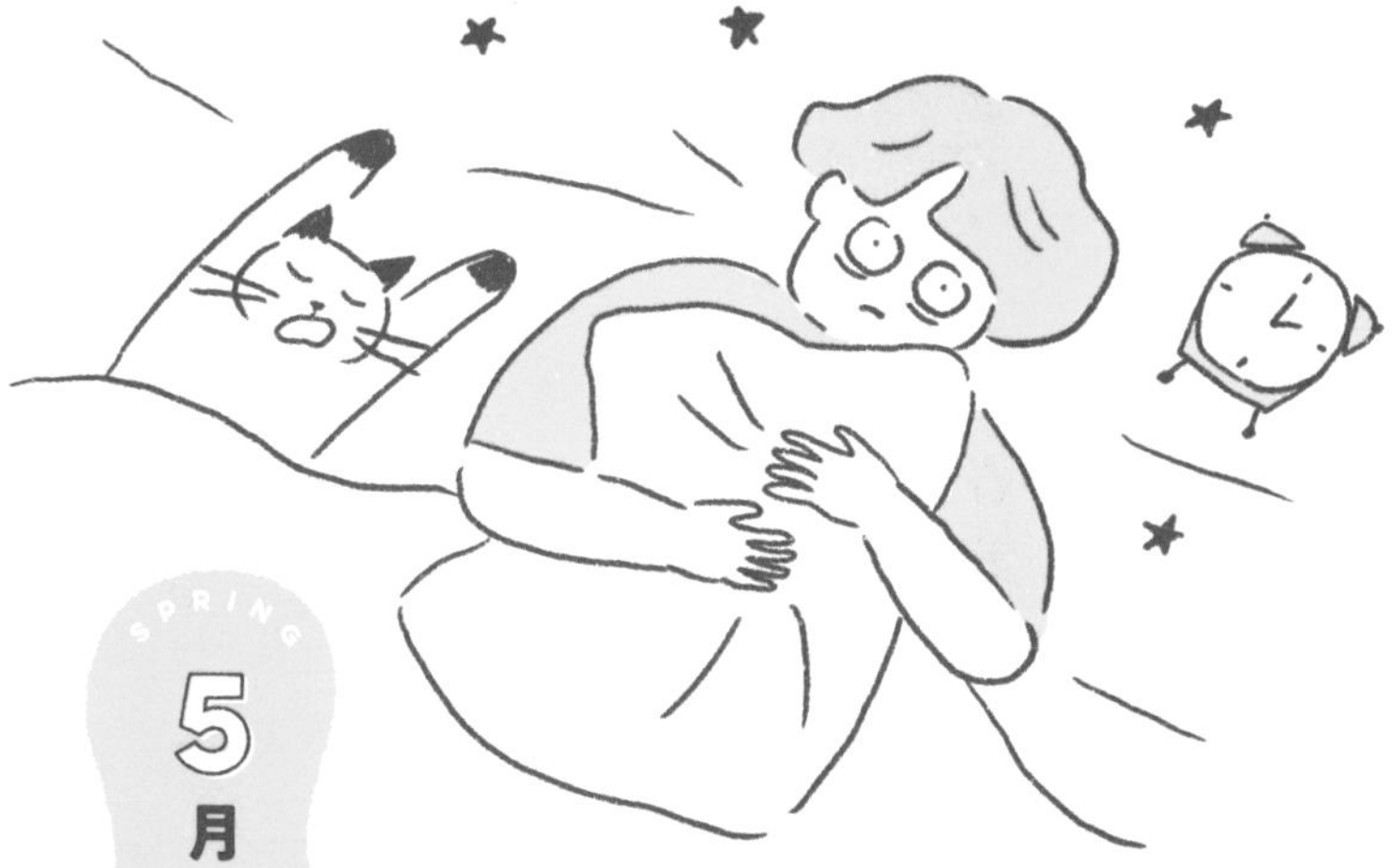

SPRING

5月7日

「疲れているのに眠れない」は危険信号だと心得る

自分の疲れが「悪い疲れ」かどうかを自分で判断するのは難しいと思う人も多いかもしれません。

しかし、じつは簡単に見極められるポイントがあるのです。そのポイントとは、「疲れているはずなのに眠れない」という症状に心当たりがあるかどうか。

もし、この症状が思い当たるならば、「悪い疲れ」であるのは100%確定です。**ストレスがかさみ、自律神経が疲弊して、その疲れが睡眠にまで影響してしまっている**のです。

ですから、みなさんも気をつけてください。とにかく、「疲れているのに眠れない」という症状をスルーしてしまうのは禁物。この症状は、自分の心身が発するSOS信号だと思ったほうがいいのです。

SPRING

5月8日

やる気が出ないときは、とにかく手を動かしてみる

誰にでもやる気が湧かず、目の前の仕事に集中できないときはあります。やらなくてはならない仕事の山を前にして、ため息ばかりついている人もいらっしゃるかもしれません。

　そんなとき、おすすめの解決策は「とにかく始めてみること」。嫌々ながらでも、手を動かして作業に着手してみれば、進めるうちにだんだん気持ちがノッてきて、いつの間にか作業に集中していくようになるはずです。

　この現象は「**作業興奮**」と呼ばれています。もともと、脳は手作業とともに発達した器官。最初はやる気が出なくても、**手を動かして作業をしているうちにスイッチがONになり、だんだん脳が興奮して目の前の仕事に入り込んでいく**ものなのです。

　だから、気乗りがしない仕事や勉強でも、とりあえず手を動かしてスタートしてみることが大事。何事も手を動かしてみなければ始まらないのです。

SPRING

5月9日

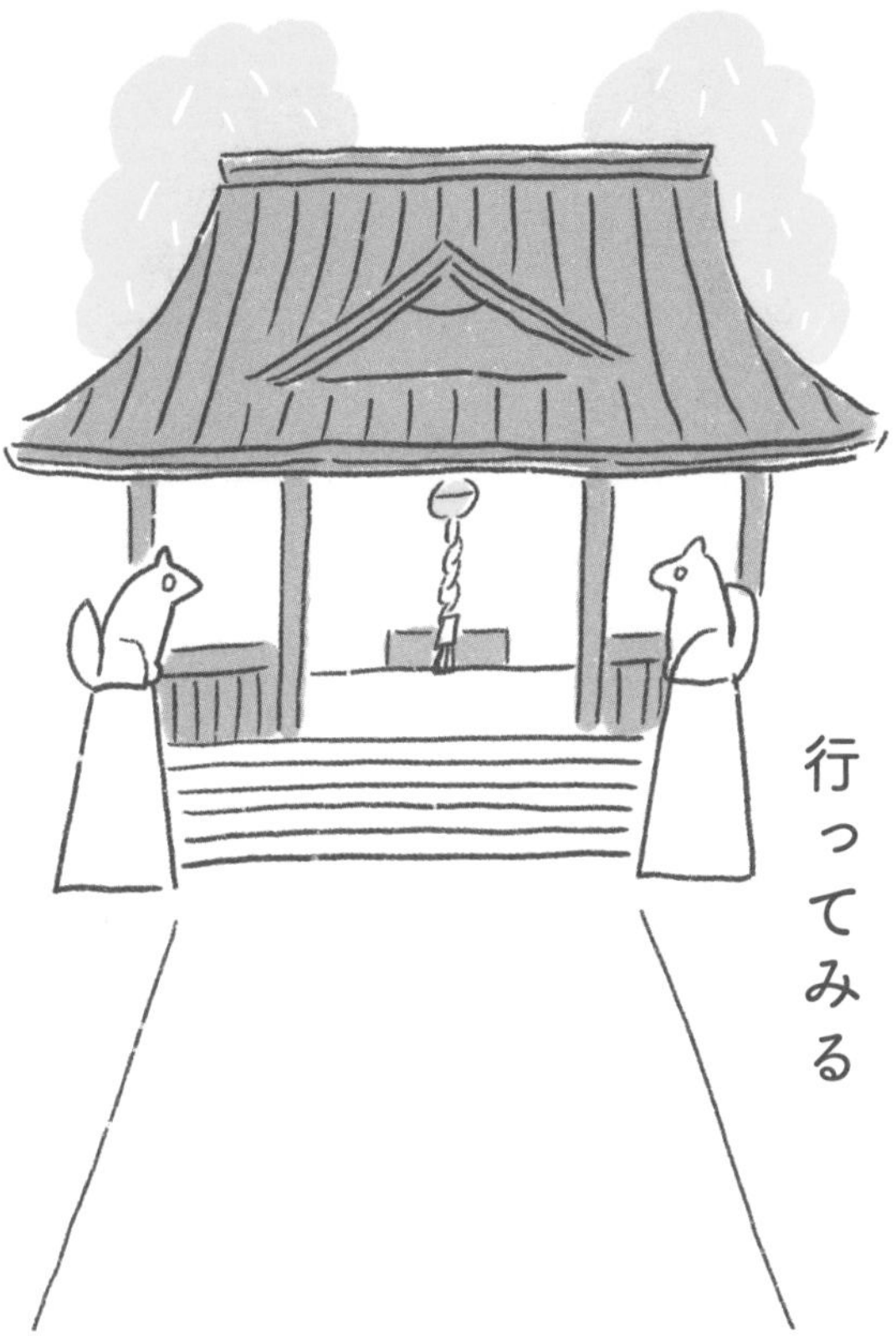

集中力が湧かないときは、近所の神社に行ってみる

「つい周りのいろんなことに気を取られてしまい、なかなか目の前の仕事に集中できない」――そういう日もあるでしょう。

そんなときは、気分転換も兼ねて、近所の神社に行くのがおすすめ。緑の木々が多い神社に行くと、シンと静まり返った静謐《せいひつ》さに身を置くことになります。すると、**自然に精神が研ぎ澄まされ、ひとつのことに集中するエネルギーが湧いてくる**ものなのです。

みなさんも、「散漫モード」を「集中モード」に変えたいときは、ご近所の神社の力を借りるようにしてみてはいかがでしょうか。

SPRING

5月10日

「五月病」は、「他人への期待外れ」で起こる病だと心得る

「五月病」と言えば、ゴールデンウィーク明け頃から増えてくる心身の不調のこと。職場に馴染めず、気分が滅入りがちになり、抑うつ、無力感、不安感、不眠、疲労感、食欲不振などの症状を訴えるようになります。

それにしても、何が原因なのか。諸説ありますが、いちばんの原因は「**期待のしすぎ**」でしょう。4月から期待をふくらませて新しい生活をスタートしたものの、現実はそうそう理想通りには運びません。仕事でも人間関係でも厳しい現実が立ち塞がり、5月過ぎくらいになると、会社や他人に抱いていた期待が、ことごとく期待外れだと分かってきて、精神的に打ちのめされてしまう……。つまり、そうした**理想と現実のギャップが原因で自律神経のバランスが崩れ、心身にさまざまな症状が出るようになる**わけです。

だから、そもそも期待をしないほうがいいのです。たとえば、「自分はこんなにがんばっているんだから、きっとみんな評価してくれるだろう」なんていう期待をしてはダメ。会社も他人も、しょせんこちらの期待やもくろみ通りに動いてはくれません。

それに、悩みや失望というものは、周りや他人に期待しすぎるか

ら生じるもの。しかも、「こうなってほしい」というこちらの期待が大きければ大きいほど、裏切られたときの悩みや失望も大きくなります。だったらみなさん、初めから期待なんかしないほうがいいと思いませんか？

　とにかく、仕事も人間関係も、「期待しすぎる」のは、心身のコンディションを乱すもと。何事もそうだと思いますが、**あまり期待しすぎず、〝まあ、こんなもんだろう〟という程度に思っておくくらいがちょうどいい**のです。とくに、この先新しい環境でスタートを切るような場合は、「期待のふくらませすぎ」に十分気をつけるべきでしょう。

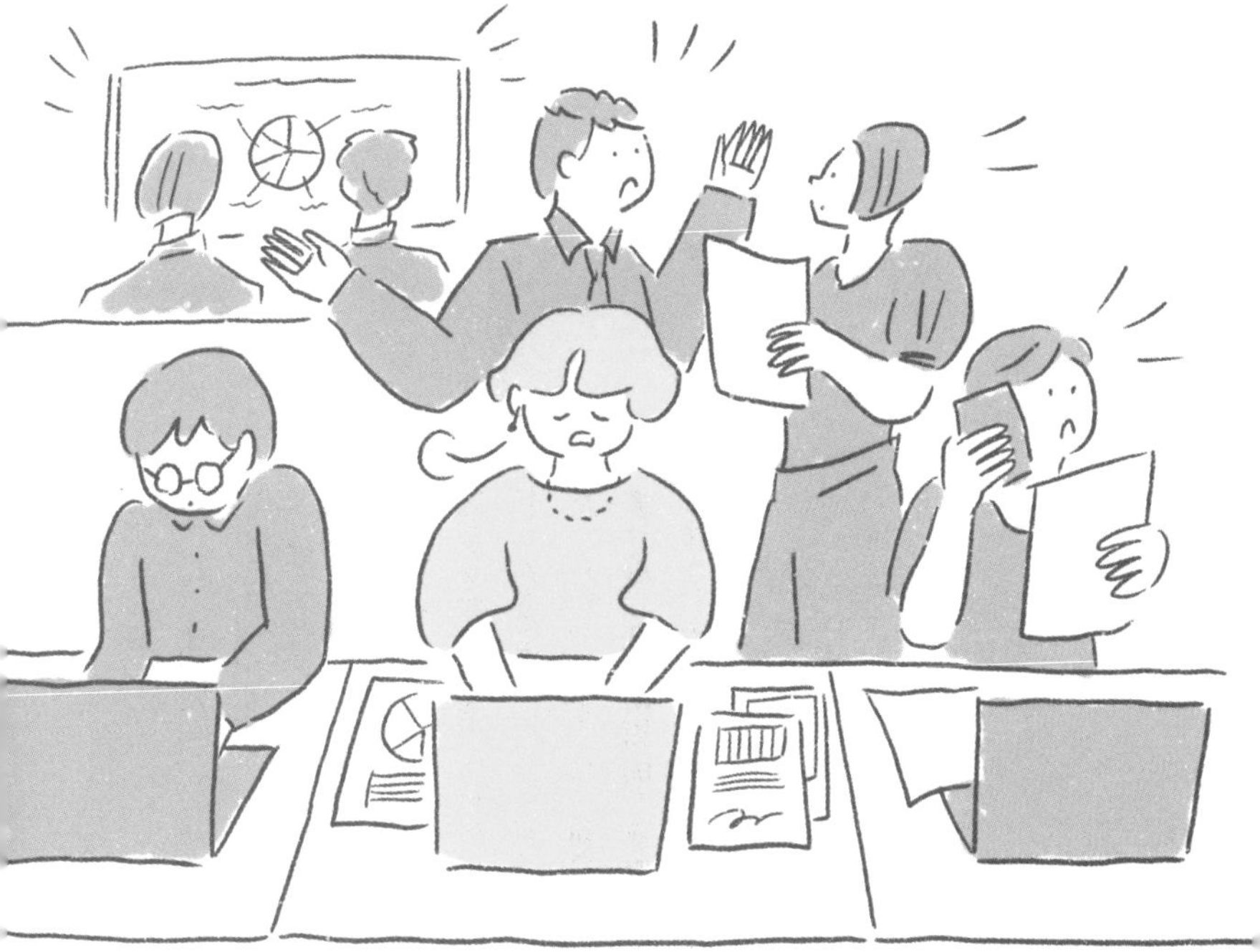

SPRING

5月11日

「五月病」っぽくなったら、「乱れ」の原因を書き出してみる

心は塞ぐし体調も悪い……ひょっとして、五月病!?――そんな状態になってしまったら、どうすればいいのでしょう。

そんなとき、**まず行なうべきは「原因の究明」**です。いったいどうしてそこまで自分の心身が乱れてしまったのか、原因を明らかにしてください。

また、原因究明のためには、思い当たる理由をノートなどにどんどん書き出してみることをおすすめします。たとえば、「配属先が自分の希望と違った」「上司と到底反りが合いそうにない」「プレゼンがうまくいかず自信を失った」といったように、**思いつくかぎりの「乱れの原因」を挙げて書き起こしていく**のです。

先にも述べたように、「書く」という行為は、自分の状況を鏡のように映し出します。自分の心身を混乱させている原因がつかめれば、今後どうすればいいかの問題解決の糸口も見えやすくなってくることでしょう。

SPRING

5月12日

頭から悩みが離れないときは、とにかく体を動かす

人間という生き物は、動いているときは悩まず、止まると悩み出すようにできています。

だって、歩いたり作業をしたりスポーツをしたりしているときは、あまり悩めませんよね。別に悩み自体が無くなっているわけではありませんが、体を動かしている最中は、それらが頭から切り離されています。一方、体の動きを止めてしまうと、すぐに（切り離されていた）悩みが戻ってきて頭の中を占拠するようになります。

だから、悩みや不安が頭から離れないときは、意識的に体を動かすのがおすすめ。ジムで汗を流すとか、あてもなく歩くとか、凝った料理をつくるとか、映画館や美術館に行ってみるとか……とにかく**体を動かして、悩みが頭から切り離されている時間をできるだけ長くしていく**のです。

悩みを紛らわすコツとして、ぜひ覚えておくといいでしょう。

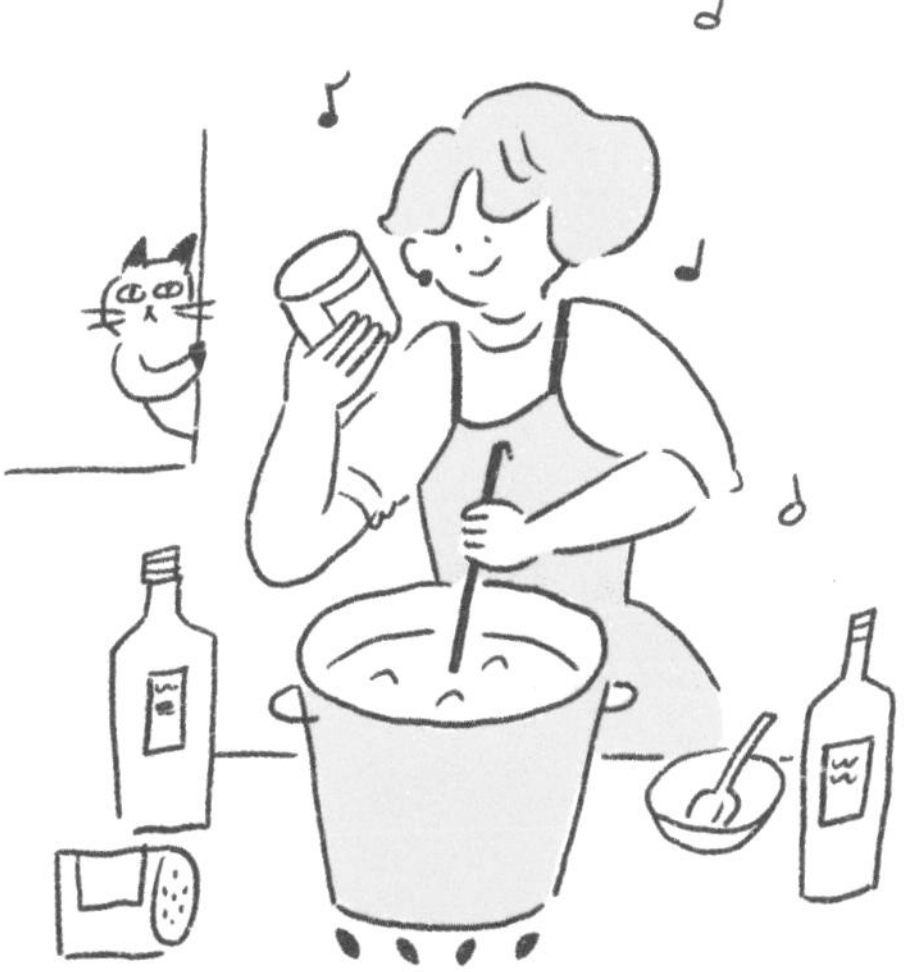

SPRING

5月13日

「自分にコントロールできないこと」では悩まない

明日は絶対晴れてほしいと思っても、お天気はどうにもなりません。また、日本の政治に不満があっても、自分ひとりの力でどうにかなるものではありません。

何が言いたいのかというと、こういう**「自分でコントロールできないこと」で悩むのは時間の無駄**だということ。頭を悩ませるなら、その問題が「自分にコントロールできること」なのか、それとも「自分にコントロールできないこと」なのかをきっちり分け、コントロールできることだけに焦点を当てていくべきです。

しかし、世の中には「自分がコントロールできない問題」で悩んでいる人が非常に多い。その**「コントロールできないもの」の代表が「他人の言動」**です。他人が何を言おうともその口を塞ぐことはできないし、他人の行動もこちらではコントロールできません。

だから、他人があれこれ言ったことややったこと（自分がコントロールできないこと）で悩んでも仕方ないのです。きっと、そういうふうに割り切ってしまえば、気持ちもグッとラクになるし、余計なことで悩みを抱えずに済むのではないでしょうか。

SPRING

5月14日

悩み事は「大」「中」「小」に分け、「頭の中の引き出し」に管理する

じつは、悩み方がヘタな人には特徴があります。それは、大きな悩みも小さな悩みも全部いっしょくたにして、どれから手をつけていいか分からないような状態で抱えてしまっている点。要するに、「悩みの整理や仕分け」ができていないんですね。

つまり、**悩むのにも整理整頓が大事**なのです。悩み方がうまい人は、悩み事を重大さ別に「大」「中」「小」に仕分けして頭の中の引き出しに収納しています。

たとえば、「転職すべきか」といった悩み事は「大」に入れておいてじっくり考える。「部長とうまくいかない」といった悩み事は「中」に入れて、時間があるときに考える。「スマホの機種変更」といった悩みは「小」に入れ、長引かせず早めに処理する。そんな具合に、**悩みを引き出しごとに管理して、優先順位の高いものから解決していく**のです。

これを行なえば、頭の中の大小の悩みが整理整頓されてスッキリするはず。ぜひ実践してみてください。

SPRING

5月15日

「なんとかなるさ」「ケ・セラセラ」を口ぐせにする

壁やストレスに行く手を塞がれたとき、あまり深刻に悩みすぎない姿勢も大切です。とりわけ、いつも物事をまじめに捉えて悩みを深めてしまいがちな人は、必要以上に悩みすぎないための工夫をするといいかもしれません。

SPRING

5月16日

「緑の香り」には疲れを解消する効果がある

新緑が光にきらめく季節は、ぜひ深い呼吸をして緑の香りを胸いっぱいに吸い込んでください。

じつは、木や草の放つ青々とした香りには、脳の疲れを解消する成分が含まれています。**「青葉アルコール」「青葉アルデヒド」といった香り成分が脳の奥底を刺激して疲れを癒してくれる**のです。

悩み事や心配事がある人は、意識して緑の多い場所に行って、その香りに浸ってみてはいかがでしょうか。

たとえば、何かのトラブルが起きたとき、「なんとかなるさ」「ケ・セラセラ（なるようになる）」「レット・イット・ビー（なるがままに）」といった**ワードをつぶやけば、それだけで〝別に悩むようなことじゃないか〟という気分になってくる**もの。悩みを抱えがちな人は、ぜひ口ぐせにしてみてください。

SPRING
5月17日

イライラしたときには手首をタッピングする

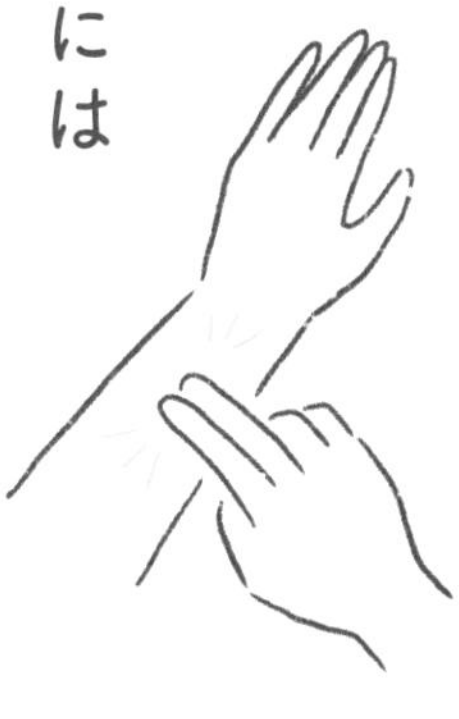

仕事中などにイライラしたり緊張したりしたときは、自分の手首（甲側）を軽やかにタッピングしてみてください。

タッピングとは、手指で皮膚をトントンとリズミカルに叩くメソッド。**規則的な刺激を送ることでリラックスモードの副交感神経が高まり、イライラや緊張をスムーズに落ち着かせることができます。**

コツは「皮膚に触れるか触れないか」というくらいの軽い力で叩くこと。「これをやれば気持ちを落ち着かせられる」というハウツーを持っていると、どんなときも安心。ぜひ習慣づけてみてください。

SPRING

5月18日

SNSは自律神経を乱すツールだと心得る

他人は他人、自分は自分。他人はしょせん自分の思い通りにはなりません。ですから、心身のコンディションを乱さないためには、自分の中にブレない軸を持ち、他人の意見に左右されないようにしなくてはなりません。

しかし、最近はツイッター、フェイスブック、インスタグラムなどのSNSが一般化し、SNS上の他人の情報に振り回される人が増えています。きっと、他人がアップした情報を見て、他人と自分とを比べてしまい、劣等感や焦燥感を抱いてしまうのでしょう。

SNS上の他人を気にして心乱されるのは、知らず知らず心身にストレスをかけ、自律神経バランスを崩す大きな原因となります。

医学的に見れば、SNSは「自律神経を乱すツール」と言っても過言ではないのです。

もちろん、SNSを利用すること自体を否定するつもりはありません。ただ、人は人、自分は自分。「他人の動向」が気になるあまり、自身の自律神経バランスを乱してしまうようなら、一度冷静になってSNSと距離を置くことも考えたほうがいいかもしれません。

SPRING

5月19日

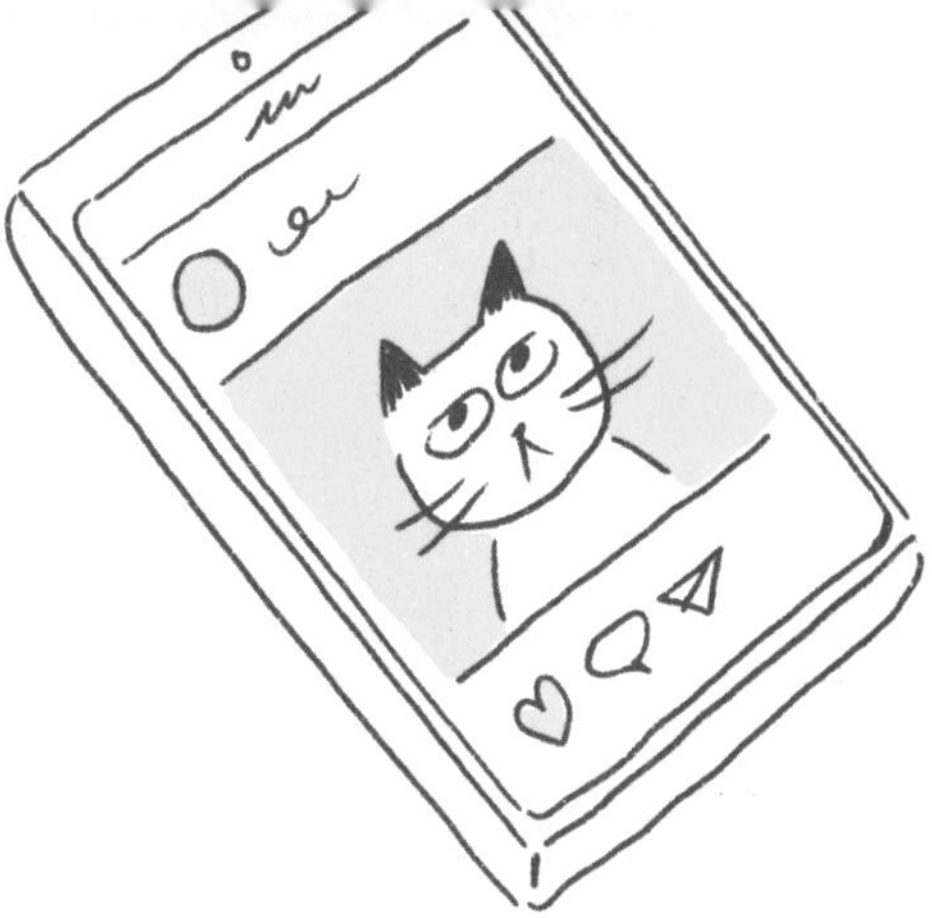

「いいね！」は期待しない

「SNSで『いいね！』が欲しいのに、誰も見てくれないし、評価してもくれない……」「こんなにがんばってアップしたのに、まったく見向きもされないなんて、おかしいし間違ってる」――最近、こんなストレスを抱える人が増えているようです。

言わば、「**『いいね！』欲求不満**」。

他人からほめられたい、評価されたいという承認欲求がたいへん強いのにもかかわらず、その欲求が満たされず、大きなフラストレーションを抱えてしまうわけです。

しかし、先にも述べたように、他人の言動はコントロールできません。**他人や周囲から高評価を得ようと期待しすぎてしまうと、まったく思い通りに行かず、失望する結果が目に見えています。**

だから、心身のコンディションを保つためにも、「いいね！」の数など期待しないほうがいい。「しょせん他人の評価など、アテにならないもの」と思って、気にしない姿勢をつらぬくほうがいいのです。

SPRING

5月20日

「デジタル・デトックス」にチャレンジしてみる

みなさんは、スマホの着信音の空耳が聞こえることはありませんか？　1分でも時間が空いたら、スマホを取り出すのがクセになってはいませんか？

だとしたら、かなりスマホに依存している証拠。スマホの過剰な情報に翻弄されすぎないためにも、一度「デジタル・デトックス」を考えたほうがいいかもしれません。

これは、意識的にスマホ、タブレットなどのデジタル機器を遠ざけて情報の呪縛から解き放たれよ

SPRING

5月21日

食事中、トイレ、寝室でのスマホはやめる

日常、スマホを肌身離さず持っている人も多いと思いますが、せめて「食事中」「トイレ」「寝室」ではスマホを見るのをやめてみてはどうでしょう。

なかでも、**寝室は持ち込み禁止にすべき**。寝ながらのスマホは、睡眠への悪影響が大きく、てきめんに自律神経を乱してしまうのです。スマホのアラームを目覚まし代わりにしている人は、ぜひ「目覚まし時計」を買ってください。

うという試み。たとえば、**週末1日だけスマホ断ちをしてみるとか、通勤電車内ではスマホを見ないようにするとか、自分のできる範囲で「デトックス」をするのです。**

最初は抵抗があるかもしれませんが、やってみれば「1日中離れていても意外に大丈夫だった」「やってみたら、追われる感覚がなくなった」といった〝発見〟があるはず。日々スマホに依存気味の人は、前向きな気持ちでチャレンジしてはどうでしょう。

SPRING

5月22日

スマホを使う時間が長い人は、首の後ろの筋肉をほぐす

長時間スマホを使っている人は、だいたい首の後ろがこっています。これは、うつむきっぱなしでスマホを操作しているせい。人間の頭はかなり重いので、それを支える首の後ろ側の筋肉が緊張してこり固まってしまうわけです。

思い当たる人は、**スマホ使用時のうつむき姿勢に注意するとともに、首の後ろをよくほぐすよう心がけるといい**でしょう。首を軽く回したり左右に曲げたりするストレッチを習慣にするだけでもだいぶ違います。ただ、首の筋肉は薄いので、強い力でもんだりマッサージしたりするのは避けましょう。

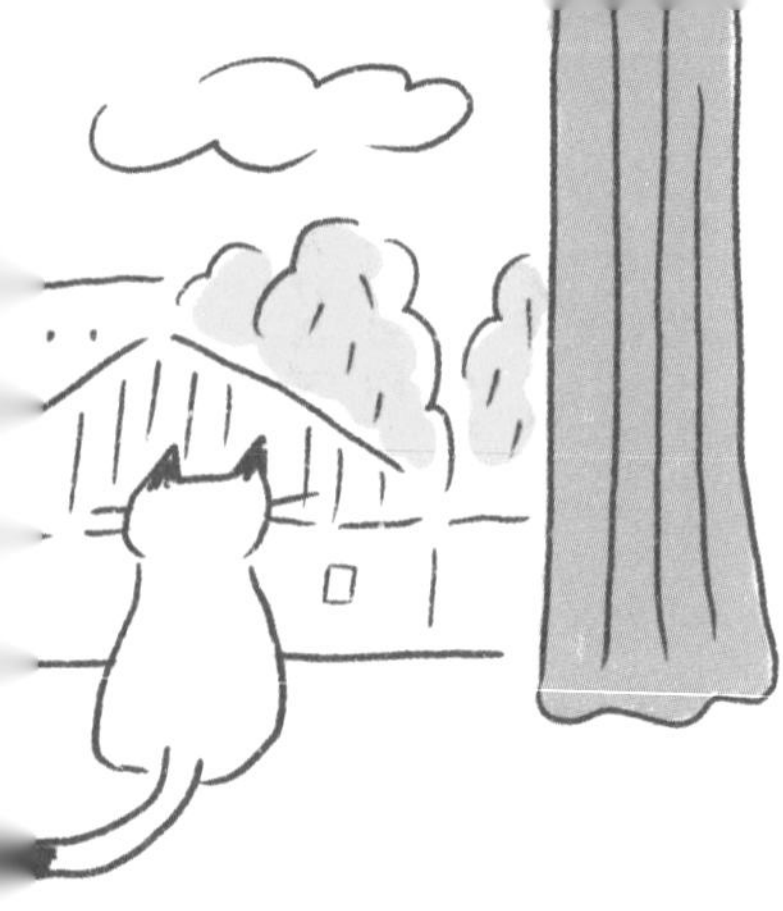

SPRING

5月23日

「すき間時間」は、スマホに占領されずにぼんやりしてみる

ホームで電車を待つ時間、会議開始前の時間……みなさんはそんな日常の「すき間時間」をスマホに占領されていませんか？

でも、そういう時間、スマホに手を伸ばさずに、ぼんやりすることも大切なのです。じつは、脳には、何もせずぼんやりしているときに活性化する「**デフォルトモード・ネットワーク**」というシステムがあります。これは、パソコンで言えば、「スタンバイモード」。意識的な作業を離れてボーッとしていると、自動的に脳がスタンバイ状態に移行するのです。

もっとも、このとき脳はただ休んでいるのではなく、ぼんやりしながら多くの働きをしています。たとえば、いまの自分の状況を把握したり、これから先のことをシミュレーションしたり、過去の記憶を整理してひらめきを生まれやすくしたり……。じつは、**脳の力をより引き出すには、この「ぼんやりタイム」が欠かせないのです。**

ですから、これからは少しの時間が空いたなら、（スマホを取り出さず）脳を休めるつもりでぼんやりとしてみてはいかがでしょうか。

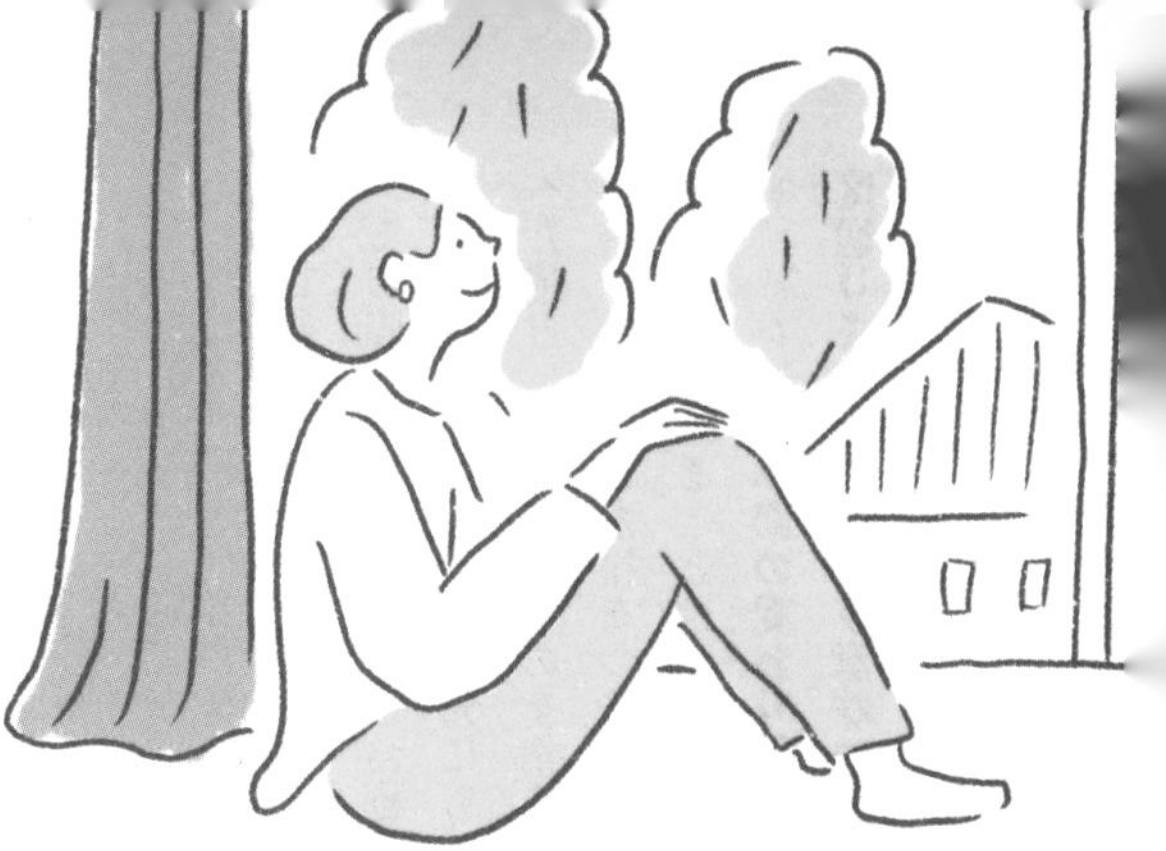

SPRING

5月24日

1日に15分間、「何もせずにボーッとする時間」をつくってみる

前の項目で述べたように、脳を健全に維持していくには、「ボーッとする時間」が欠かせません。「ぼんやりタイム」は、脳がより力を発揮するための〝充電時間〟であって、日々多少はなくてはならないものなのです。

ただ、現代で忙しい毎日を送る方々は、「何もせずにぼんやりすること」が大の苦手です。たぶん、1分もしないうちにスマホをチェックしたくなる人も多いのではないでしょうか。

だから、1日10〜15分程度、意識的に「何もせずにボーッとする時間」をつくってみてはどうでしょう。**他人の邪魔が入らない静かな場所に座り、スマホの電源をオフにして、10〜15分、ぼんやりと脳の〝充電〟につとめるのです。**

別に瞑想ではないので、頭に次々に浮かんでは消えていく想念に身を預けていれば0K。これを習慣にすれば、気持ちにゆとりができ、よりよいコンディションで脳を使っていけるようになるはずです。

SPRING

5月25日

衣替えの時期に思い切って服を捨てる

5月も下旬になると、ぐっと気温が上がって汗ばむ日が多くなってきます。そろそろ、冬物をしまい、夏物を出す衣替えの時期です。

この際、着なかった服は全部処分してしまいましょう。先にも述べた通り、不必要なものを捨てる行為は、心身に余裕をつくり、自律神経を整えることにつながります。とくに、**季節の変わり目は、区切りをつけるという意味でも思い切った整理が必要**なのです。

SPRING

5月26日

古い靴は捨てて必要な靴をきれいに磨く

衣替えでクローゼットを整理するなら、一緒に靴箱も整理しましょう。もう履かない靴や古い靴は思い切って捨ててください。

そして、必要な靴はピカピカに磨き上げるのです。「**靴を磨く**」**という行為は、やっているうちに**

だんだん没頭してきて「無心になることのできる単純作業」です。

たぶん、日々デスクワークでパソコンをにらんでいるような人は、こうした単純作業をする機会が少ないはず。頭を空っぽにして靴磨き作業に没頭すれば、きっと頭がすっきりして、疲れをリフレッシュすることにつながるでしょう。

SPRING 5月27日

自分の部屋に緑を置く

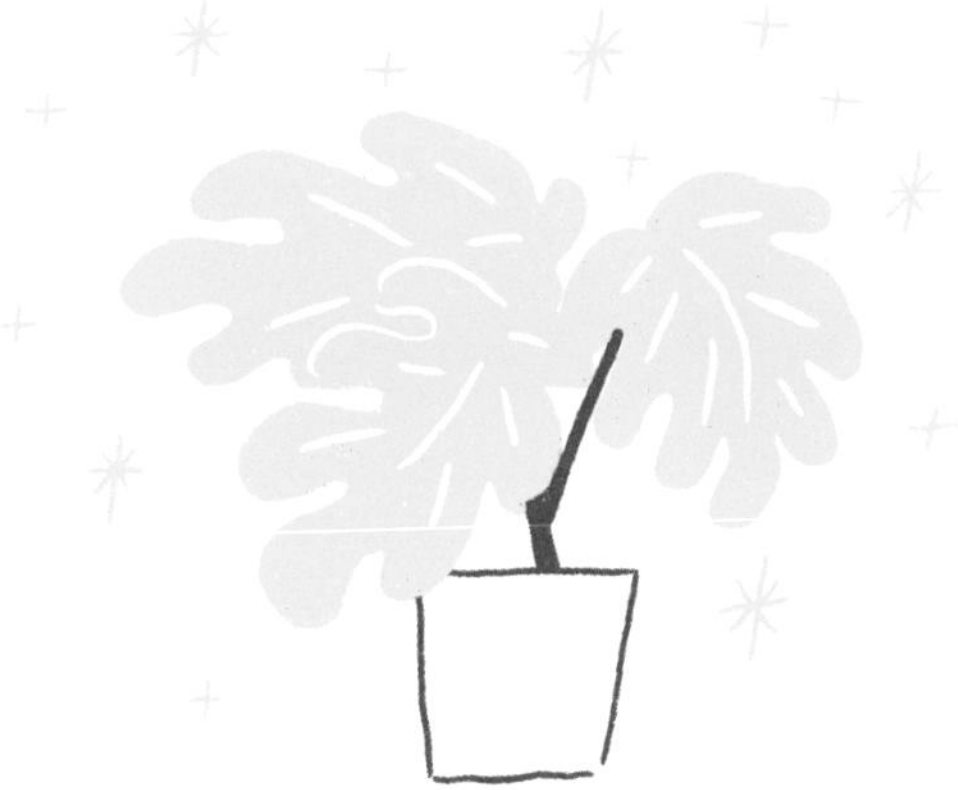

緑は自然に心を癒してくれる色です。日々ストレスや悩みが多い人は、ぜひ、自分の部屋の陽当たりがいい場所に、観葉植物や草花の鉢植えを置いてみてはいかがでしょう。

出かける前や帰ってきたときに、その「緑」がふと目に入るだけでも、なんとなく心身の緊張がほぐれてほっとすることでしょう。部屋に置かれた緑は、ある意味、**日々癒しのエネルギーを供給してくれる「屋内パワースポット」**のようなもの。そのパワーを枯らすことのないよう大切に育ててください。

SPRING

5月28日

つくり笑いでもいいから笑顔を浮かべる

笑顔には多くの健康効果があります。笑うとセロトニンの分泌が促され、ストレスホルモンが減って気持ちが明るくなります。また、**口角をしっかり上げて笑うと、表情筋の動きが脳の視床下部を刺激して、リラックスモー**

SPRING

5月29日

ネガティブな感情は「ゆっくり深呼吸」で洗い流す

誰にでもネガティブな感情が芽生えることはあります。ただ、その感情は引きずらないに越したことはありません。

いつまでも引きずっていると、交感神経がピリピリとした状態が続き、自律神経が乱れ、腸内環境も悪化するようになります。だから、ネガティブな感情は、できるだけその場で処理してしまうほうがいい。たとえば、**「1対2の呼吸（3秒かけて鼻から息を吸い、6秒かけて口から息を吐く）」でゆっくり深呼吸をして、息を吐く際にネガティブな感情も吐き出してしまう**のはどうでしょう。

心にこびりついた汚れを洗い流すような感覚で吐ききってしまえば、わりと後腐れなくすっきりすることができるはずです。

ドの副交感神経の働きが活発になります。

しかも、こうした効果は「つくり笑い」でも得られるのです。だから、気持ちが沈んだときや嫌なことがあったときは、つくり笑いでもいいから笑顔を浮かべてみてはどうでしょう。それだけでも、乱れそうな心身を整えるのに多少は役立つはずです。

SPRING

5月30日

怒りの感情が爆発しそうなときは、とにかく黙る

怒りの感情は自律神経を大きく乱します。怒りで誰かを怒鳴ってしまおうものなら、その火は3～4時間は収まりません。そして、その間ずっと交感神経は極度に興奮しっぱなしになるのです。

ですから、怒りは爆発する前になんとかすべき。おすすめなのは、怒りそうだなと思った瞬間、「黙るクセ」をつけておくことです。

「怒りそうだな→じゃ、黙っておこう」という客観的な感情処理ができれば、その時点で怒りの半分は収まっているもの。これをマスターすれば、怒りで自律神経を乱すような機会はグッと減ることでしょう。

人間関係が耐えられないときは、「いつまで耐えるか」の期限を決める

職場や隣近所の人間関係は、どんなに嫌な人がいてもそう簡単にはサヨナラすることができません。みなさんの中にもストレスを抱えながら日々を送っている方が少なくないでしょう。

しかし、自律神経は嫌なことを我慢し続けていたり、強いストレスに耐え続けていたりすると、みるみる悪化します。長期間にわたってそういう状況が続けば、心を病んだり体を壊したりすることにもつながりかねません。

では、どうすればいいのか。こうした場合は、まずその人間関係に「いつまで耐えるか」の期限を決めることをおすすめします。**1か月とか半年とかの期限を決めておけば、短気を起こすことを防げますし、期限が来たらどうするかのシミュレーションもできます。**また、期限までに状況が変化することもあるわけで、その変化に対応しやすくもなるでしょう。

そして、**期限の日が来ても耐えられなかったら、仕事を変える、意見書を書く、引っ越すなどの具体策を実行すればいい。**おそらくそれが、いちばん後悔しないで済む選択なのではないでしょうか。

SUMMER

1年間をバテずに乗り切る

夏の自律神経予報

ワンポイント・アドバイス

長居は禁物！

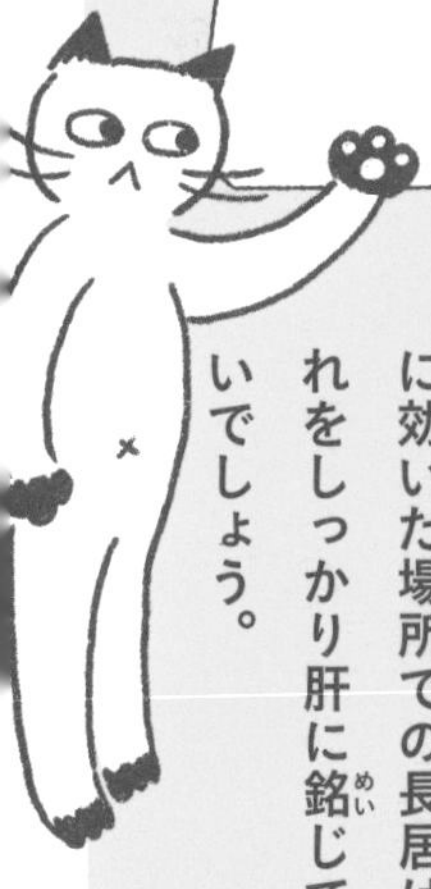

夏、自律神経にもっとも影響を与えるのは、やはり「室内外の寒暖差」でしょう。とくに、寒いくらいにクーラーの効いた室内に長い時間居続けると、自律神経は確実に疲弊してしまいます。

別に短時間ならさして問題はないのです。でも、何時間も寒い室内にこもり続けると自律神経にかなりのダメージが残ります。

ですから、夏は冷房がガンガンに効いた場所での長居は禁物。それをしっかり肝に銘《めい》じておくといいでしょう。

夏バテは自律神経の〝過労死〟。バテないよう「準備」をしておく

自律神経にとって、夏ほど忙しい季節はないでしょう。自律神経のメインの仕事は、外界の変化に合わせて心身の状態を調節することですが、夏はその変化がめちゃくちゃ大きいのです。

だって、考えてみてください。6月は雨ばかりの高温多湿、気温が上がる7月、8月は「屋外は酷暑、屋内は寒すぎ」という寒暖差。自律神経はこうした湿度や気温の変化にいちいち対応して働かなくてはならないのです。きっと、毎日ハードワーク続きで目が回るような忙しさなのではないでしょうか。

そんな過酷な「労働」が続けば、いつか疲れてバテてしまうのも当然。だから、夏バテは、自律神経の〝過労死〟のようなものと言ってもいいかもしれません。

▼戦略的に夏を乗り越えていく

しかし、じつは自律神経を過労でバテさせないために「できること」はたくさん

あるのです。たとえば、6月中に「暑熱順化《しょねつじゅんか》」をしておくとか、腸を整えて食欲をキープしておくとか、寒暖差ダメージを最小限にするコツを身につけておくとか……。こうした「準備」をしておけば、バテることなく夏をまっとうできるはずです。

つまり、夏の自律神経コンディショニングは、こういった「準備」をどれだけできるかにかかっているのです。ぜひ、計画的に準備を整えて夏を乗り越えていくようにするといいでしょう。

夏の注意点 自律神経を整える生活

1. 6月のうちに「暑熱順化」をして、体を夏に慣らしておく
2. 「暑い屋外」「寒い室内」に長い時間居続けない
3. あまりに気温が高い日は、無理に活動しようとしない
4. 夏休みは開放的な空気の中で発散することも大切
5. 「夏の疲れ」は、夏のうちにケアして解消させておく

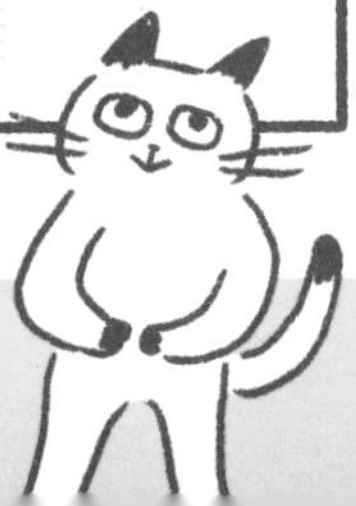

6月

JUNE

梅雨時は無理をしない。
ただ、夏バテせずに
乗り切れるかは6月の
過ごし方がカギとなる

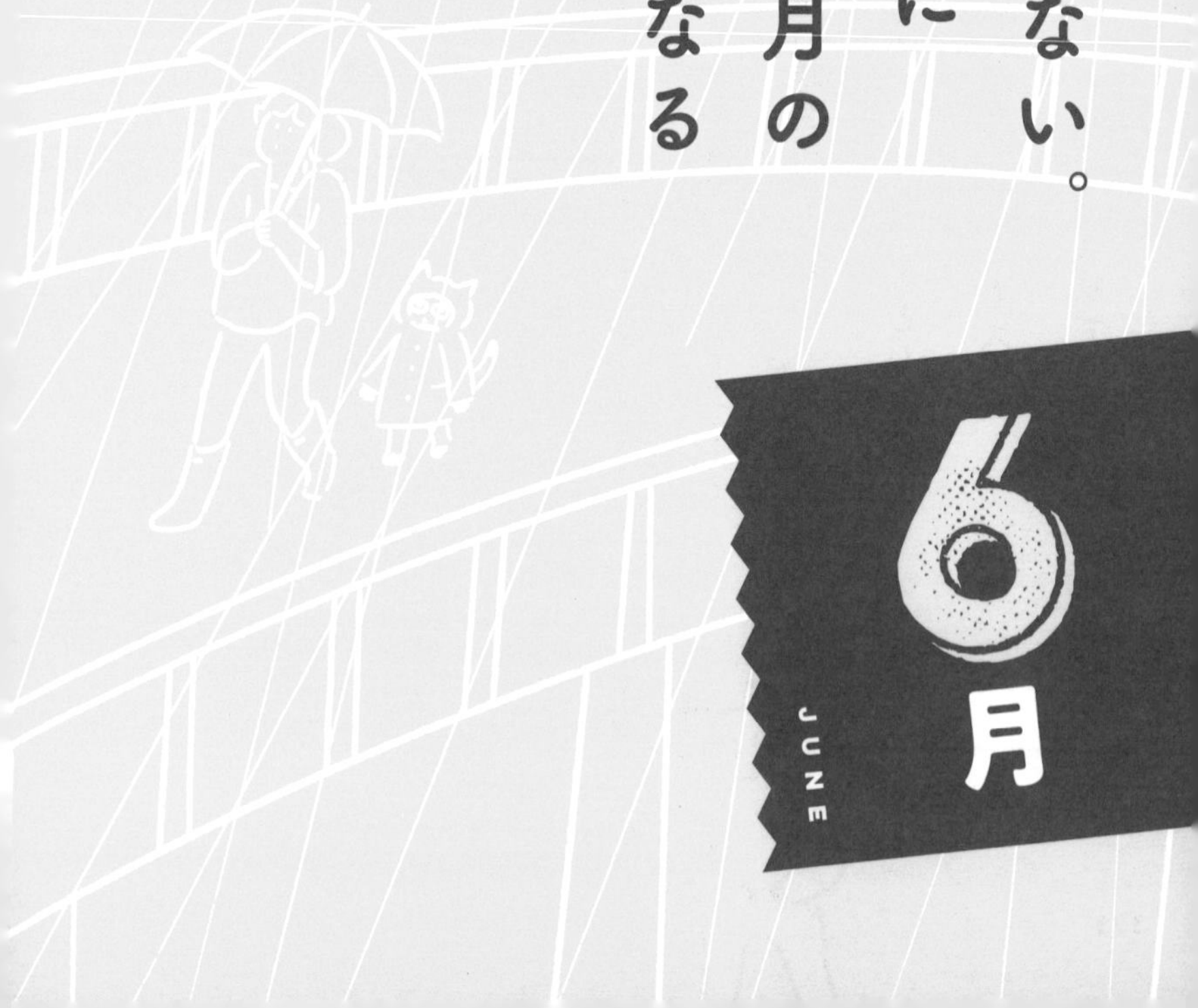

6月は梅雨のシーズン。じめじめとしたうっとうしい天気が続く「うす暗いイメージ」を持っている人も多いでしょう。こうした時期は、気分も塞ぎがちになります。きっと、朝、雨模様の空を見たとたん、〝会社に行きたくない〟〝外に出たくない〟といった考えが浮かぶ人も多いのではないでしょうか。

ですから、6月はそういうマイナスの気分に無理に逆らわず、〝今月はあまりがんばらないようにしよう〟と決めてしまってもいいと思います。つまり、仕事はほどほどにしておいて、体を休めたり、部屋を片づけたり、体のコンディションを整え直したりすることに時間を割くのです。

ただ、心身を「夏モード」にシフトするという点では、6月は非常に重要な時期。ぜひ、「暑熱順化《しょねつじゅんか》」を行ない、汗をかける体をつくっておくといいでしょう。6月中にしっかり「準備」をしておけば、本格的に夏が来てもバテません。夏バテせずに乗り切れるかどうかは6月の過ごし方がカギとなるのです。

SUMMER

6月1日

6月に入ったら、夏休みをどう過ごすかを決める

6月初旬、だいぶ蒸し暑くなってきたものの、「夏休み」というと、まだかなり先のことに感じるかもしれません。しかし、この時期になったら、約2か月後の夏休みをどう過ごすかの予定をだいたい決めておくべきでしょう。

　ゴールデンウィークの項目でも述べましたが、1週間近く休める長期休暇は、自分を軌道修正するのに最適の時間です。思いっきり遊ぶのでもいいし、旅行に行くのでもいい。転職の準備をするのでもいいのですが、とにかく、いまの自分をよりよい軌道に乗せるためにいちばん必要なことは何かを考えて、それをスケジュールに組み込んでいくのです。

　それに、夏休みは1年の中でもけっこう大きなイベント。**何をするかを決めておけば、6月、7月の時間を使ってそのイベントをより充実したものにしていくことも可能でしょう。**だから、夏休みの予定は、6月に入ったらすぐにでも決めてしまうほうがいいのです。

SUMMER

6月2日

「夏バテするかしないか」は、6月の過ごし方がカギと心得る

夏の盛りは多くの人がバテやすい時期です。きっと、毎年のように体調を崩している人も少なくないでしょう。

しかし、6月から少しずつ暑さに慣れて体の調子を整えていけば、夏バテはほぼ確実に防ぐことができるのです。つまり、6月中にやるべきことをやってしっかり準備をしておけば、7月、8月になって本格的な夏が到来したときに、暑さにも負けず、食欲も落ちず、体調を崩すこともなく、気力体力ともに充実した日々を送れるようになるわけです。

すなわち、**夏バテをするかしないかは「準備の差」**であり、6月の過ごし方がカギを握っているのです。ぜひみなさん、このことを肝に銘《めい》じておきましょう。

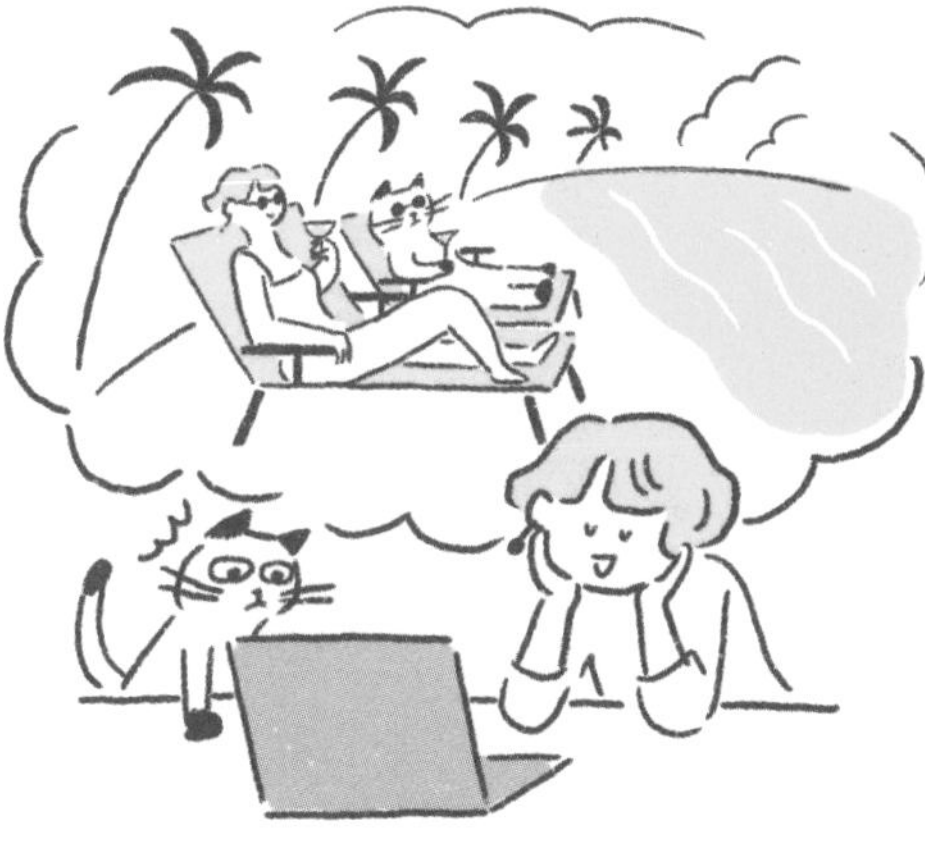

6月になったら2週間の「暑熱順化」をスタートする

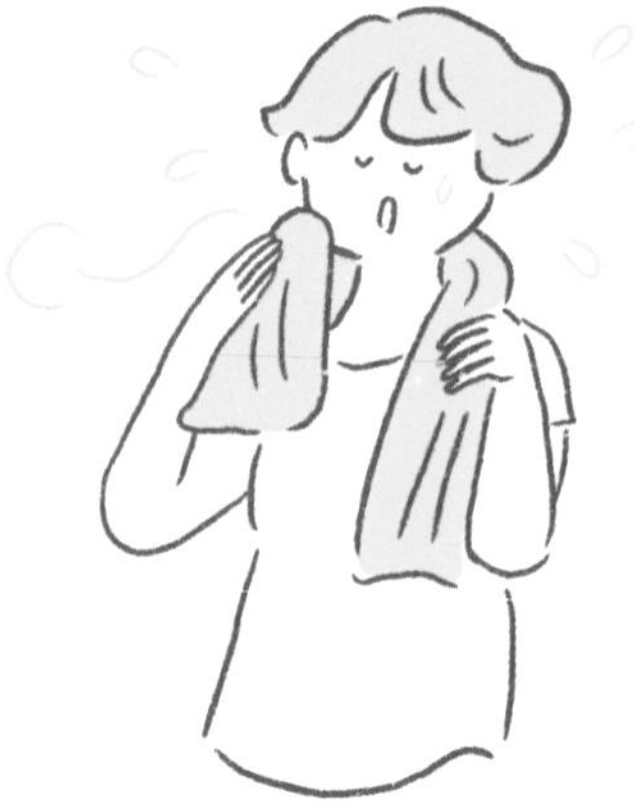

SUMMER
6月3日

夏バテを防ぐために、6月中にぜひやっておいてほしい作業があります。それが「**暑《しょ》熱《ねつ》順《じゅん》化《か》**」。要するに夏の暑さに耐えられるように、しっかり汗をかいて体を慣らしておくわけです。

　暑熱順化は、体を動かして汗をかくことが中心となります。どんな運動をするかは人それぞれで構いませんが、やはり、ウォーキング、ジョギング、簡単な筋トレなど、日々気軽に行なえる運動を選ぶほうがいいでしょう。

　そして、この暑熱順化を少なくとも2週間、計画的に行なうことをおすすめします。たとえば、この期間中は、通勤帰りに一駅前で降りて家まで歩くとか、多めのスクワットを日課にするとか、土日には1時間たっぷりウォーキングするとか、とにかく、この期間に**集中的にたくさんの汗を流せるように計画を立てる**のです。

　なお、この時期は雨も多くなるので、何日か雨が続いてもなるべく運動が途切れないように計画するのもポイント。ぜひ自分のライフスタイルに合わせて無理のない計画を立て、「汗かき週間」をスタートさせるようにしてください。

SUMMER

6月4日

1日30分の運動で汗をかき、「体のラジエーター機能」を高める

人間は、暑さで体温が上がったとき、発汗によって熱を空気中に逃がすことで体温をコントロールしています。例えるなら車のラジエーター機能のようなものなので、熱を放散して体内に熱がこもらないようにしているわけです。ただ、発汗がうまくできないと、体内に熱がこもって体温が上昇してしまい、熱中症や夏バテに陥りやすくなります。ですから、6月のうちに暑熱順化で「ちゃんと汗をかける体」にしておくことは非常に大事なのです。

なお、発汗による体温コントロールを担っている元締めは自律神経です。だから、**暑熱順化で汗をかける体をつくり上げるのは「夏に向けて自律神経を鍛える作業**」だと言い換えてもいいでしょう。この「自律神経強化ウィーク」の期間中は、できれば1日30分は汗を流しておきたいもの。ぜひみなさんも、しっかり汗をかいて自律神経を強化し、体を「夏モード」に切り替えてしまうようにしてください。

SUMMER

6月5日

汗には「いい汗」と「悪い汗」がある

みなさんは、汗にも「いい汗」と「悪い汗」があるのをご存じでしょうか。

「いい汗」は運動時などにワーッと一斉に流れ出る気持ちのいい汗です。一方、「悪い汗」はじっとしているときにじわじわと染み出てきてタラーッと背中を伝っていくような不快な汗です。

「悪い汗」をかいているときは、血流などの体の水分がうっ滞していて汗腺の機能も滞りがちなのですが、**「いい汗」をかいているときは、血行がよく、水分が滞りなくスムーズに流れている**ため、汗腺が開いて汗が勢いよく一気にふき出すのです。

暑熱順化では、このうちの「いい汗」をかく必要があります。つまり、この時期にかく汗は「勢い」が大事だということ。暑さに負けずに夏を乗り切るには、本格的に夏が到来する前に、「いい汗」をたくさんかいておいて、「勢いよく汗をかける体」を取り戻しておくことが重要となるわけです。

SUMMER

6月6日

サウナで一気に大量の汗をかくのもおすすめ

最近はサウナが静かなブームのようです。サウナには、全身の血行をよくしたり、新陳代謝を促進したり、ストレスを解消したりする効果があります。たしかに、利用した後にはとてもさっぱりとした心地になりますよね。

　それに、サウナは暑熱順化を進めるのにもたいへん有効なのです。サウナに入ると一気に大量の汗をかくことになります。これにより、**汗腺の機能が引き上げられ、「夏向けの汗をかける体」が整うことになる**わけです。ですから、忙しくて運動で汗をかく時間がない人はサウナを利用して、一気に暑熱順化を進めてみてはいかがでしょう。ただし、血圧が高い人や持病をお持ちの人は無理をしないようくれぐれもご注意ください。

SUMMER

6月7日

ウォーキングがてら、遠めの神社にアジサイを見に行く

暑熱順化のための運動は、自分なりのテーマを決めて行なうのがおすすめです。

　たとえば、アジサイが有名な神社があったら、多少遠くても歩いて行ってみる、もしそれでアジサイに興味が湧いたら、次は隣町のアジサイ公園まで歩いてみる、そして、「どうせなら近隣のアジサイがきれいな場所は全部ウォーキングで制覇してやろう」という計画を立ち上げるとか……。

　こういうふうに**ちょっとした目的やテーマがあると、楽しみながら暑熱順化を行なうことができる**わけです。ぜひみなさんもトライしてみてください。

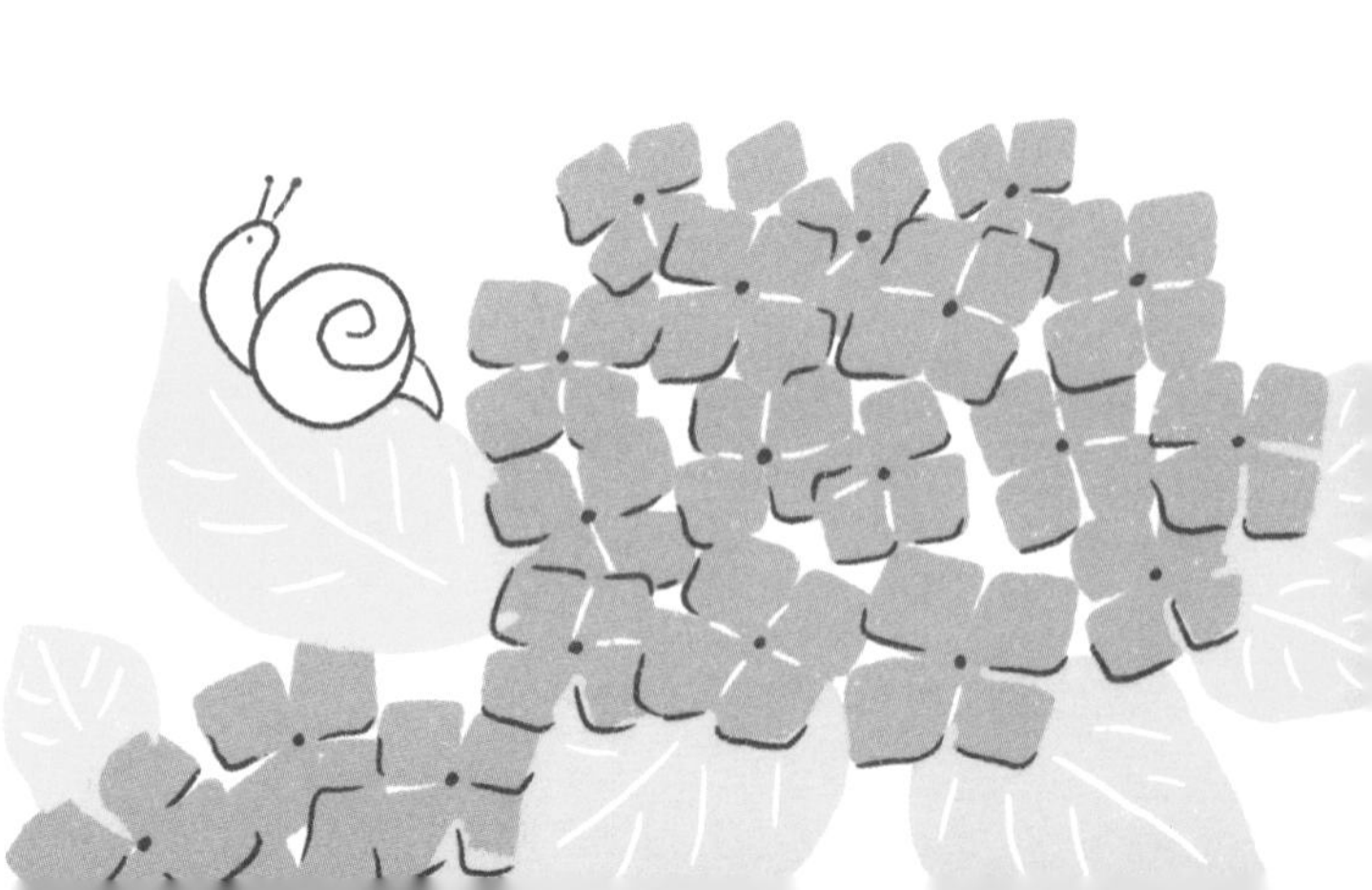

SUMMER

6月8日

梅雨時は、だらだらして動かないのがいちばんいけない

雨ばかり続いてじめじめ、じとじと……梅雨時は不快でうっとうしいシーズンです。ただ、この不快さやうっとうしさは、どんな過ごし方をするかによってだいぶ変わってきます。

それと言うのも、体を動かさずにだらだらとしていると、よけいに「不快さ」や「うっとうしさ」にフォーカスを当ててしまいがちになり、気が塞いでしまうのです。

だから、梅雨時はこういう**マイナス面にフォーカスを当てないためにも、なるべく動いて気を紛らわせたほうがいい**。体を動かすと言っても、別に運動だけではなく、片づけをしたり、映画を観に行ったり、散歩をしたりするのでも構いません。

とにかく、天気が悪いのを理由にして、何もせずにだらだらと無意味な時間を過ごしてしまうのがいちばんいけない。梅雨時だからこそ、意識的に体を動かして1日1日を有意義に過ごすよう心がけてみてください。

SUMMER

6月9日

梅雨のシーズンは食事で気分を明るくする

梅雨時はすっきりしない空模様が続き、お天気と同様に気分もどんより曇りがち。自律神経も副交感神経が上がらず、バランスが崩れがちになります。

そういうとき、**わりとスムーズに副交感神経を引き上げてくれるのがおいしい食事**です。たとえば、

SUMMER

6月10日

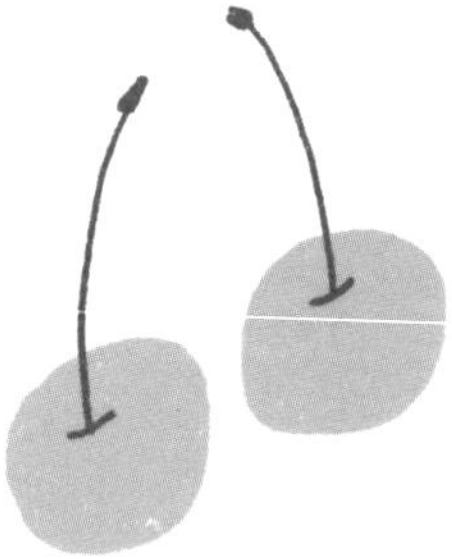

水は小まめに1日1・5～2ℓ。梅雨時からは多めに飲む

水分摂取は、1日に1・5～2ℓの水を小まめに飲むのが基本です。

ただ、この基本は、春、秋、冬の場合。汗をたくさんかく夏場は、これよりも多めの水分摂取を心がけてください。

脱水や熱中症を防ぐには多めの水分摂取が欠かせません。そのため、**梅雨時から9月初めくらいまでは、「多めの摂取期間」**と位置づけて、たっぷりの水を飲むようにするといいでしょう。

フルーツならサクランボ、スモモ、ビワなどが旬。それに、スーパーに並びたてのスイカを食べて気分を盛り上げるのもいいでしょう。

　また、カツオ、アユ、ホタルイカ、枝豆など、初夏の旬の味は盛りだくさん。ぜひ、食卓に並べて気分を明るくしてはどうでしょうか。

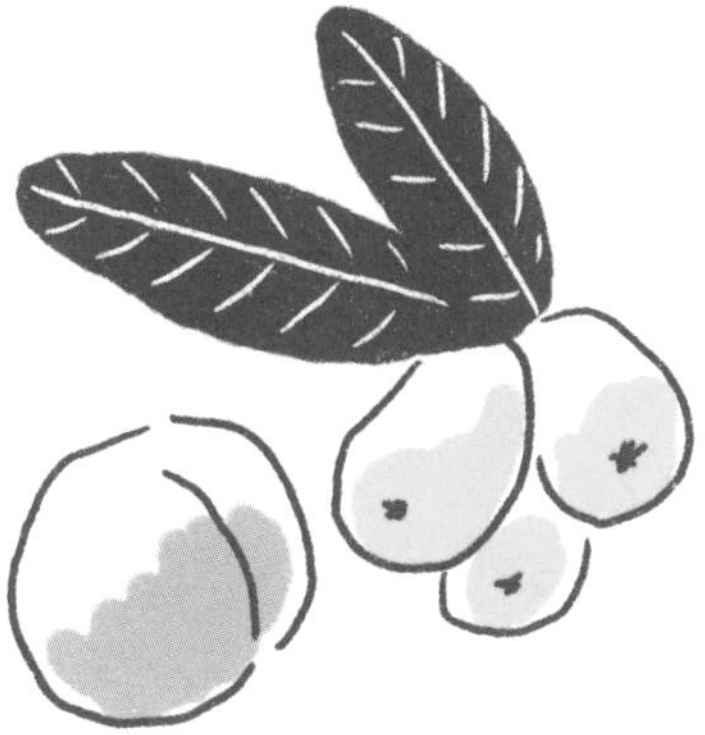

SUMMER

6月11日

「むくみ」は水分の不足が原因で起こる

「水をたくさん飲むと、体がむくむのが心配……」――そんな人はいらっしゃいませんか？

　でも、これは大きな誤解。じつは、体のむくみは、水分の摂りすぎではなく、水分の不足が原因で発生するのです。

　熱中症もそうですが、人間の体は脱水状態が続くとどんどん悪いほうへシフトします。なかでも細胞では、余分な水がうまく排出されず、細胞内にたまってふくらんでしまうようになります。すなわち、これがむくみの原因。**普段むくみがちな人は、一度水分の摂り方を見直してみる**といいでしょう。

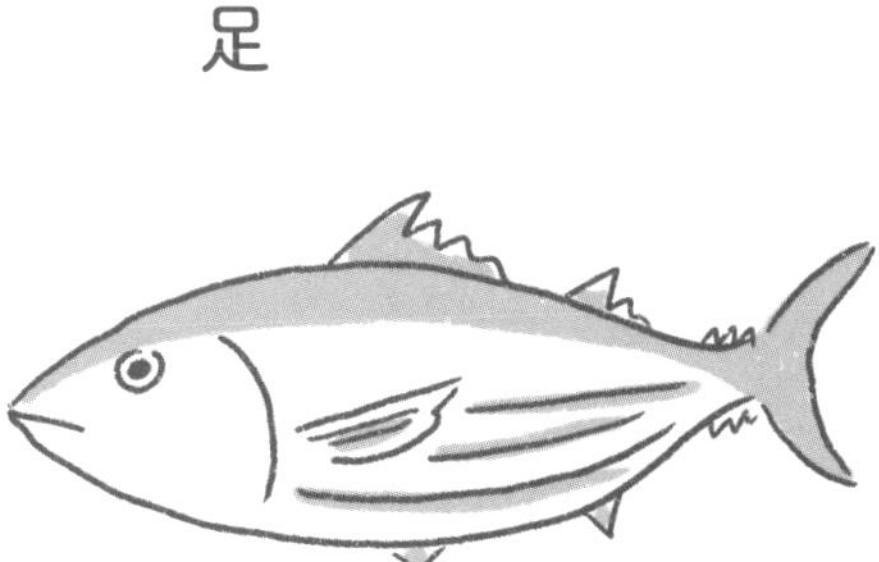

SUMMER
6月12日

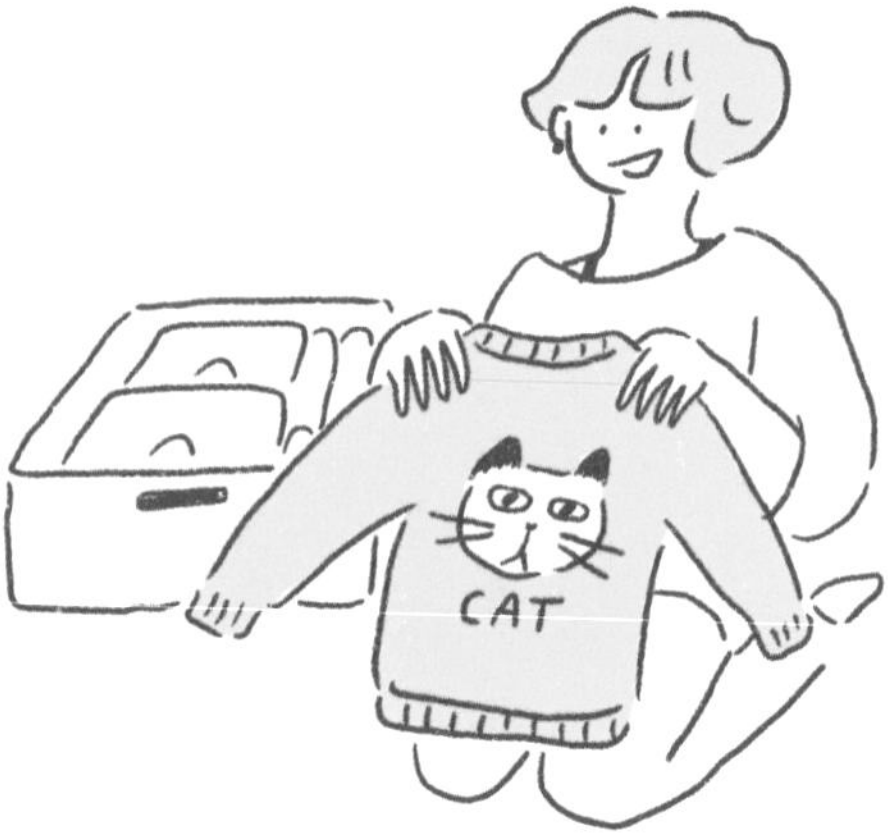

1日中雨が降り続く日は、片づけに徹する

休日なのに窓の外は雨……体はだるいし、気持ちも沈みがちだし、どこかへ出かけようという気にもならない――。

そんなときは、ぜひ部屋の片づけを行なってください。片づけをするには、梅雨時ほど適した時期はないかもしれません。

なぜなら、天候が不安定で湿度が高い梅雨時は、自律神経バランスが乱れ、体の調子も心の調子も不安定になりがち。そういう**何かと乱れがちな時期こそ、部屋の片づけや整理整頓をして心身を整えるのがうってつけ**なのです。

先にも述べたように、散らかっているものを片づけたり要らないものを捨てたりすると自律神経が整います。きれいに整理整頓をすれば、湿りがちな気持ちもすっきりしますし、だるかった体も軽くなるはずです。

だから、雨の日の片づけはおすすめ。6月の梅雨シーズンは心身のメンテナンスを兼ねて片づけに徹するのもいいかもしれません。

SUMMER

6月13日

雨の日は、明るい色の服を着る

朝

起きて窓から空を見上げ、雨が降っていたりどんより曇っていたりすると、〝ああ、今日は会社に行きたくないなあ……〟と思いますよね。

そんなときは、ぜひ明るい色の服やネクタイを選んでください。じつは、色はわたしたちの自律神経を無意識のうちに左右しています。**明るい色は交感神経を刺激してやる気を高め、一方、暗い色は副交感神経を刺激して気持ちを落ち着かせる**のです。

だから、梅雨時や天気が悪い日は、やる気をアップするためにも明るい色を選ぶほうがいい。梅雨が明けるまで、意識して明るい色の服やネクタイを続ければ、この暗いシーズンを前向きな気持ちで過ごせるのではないでしょうか。

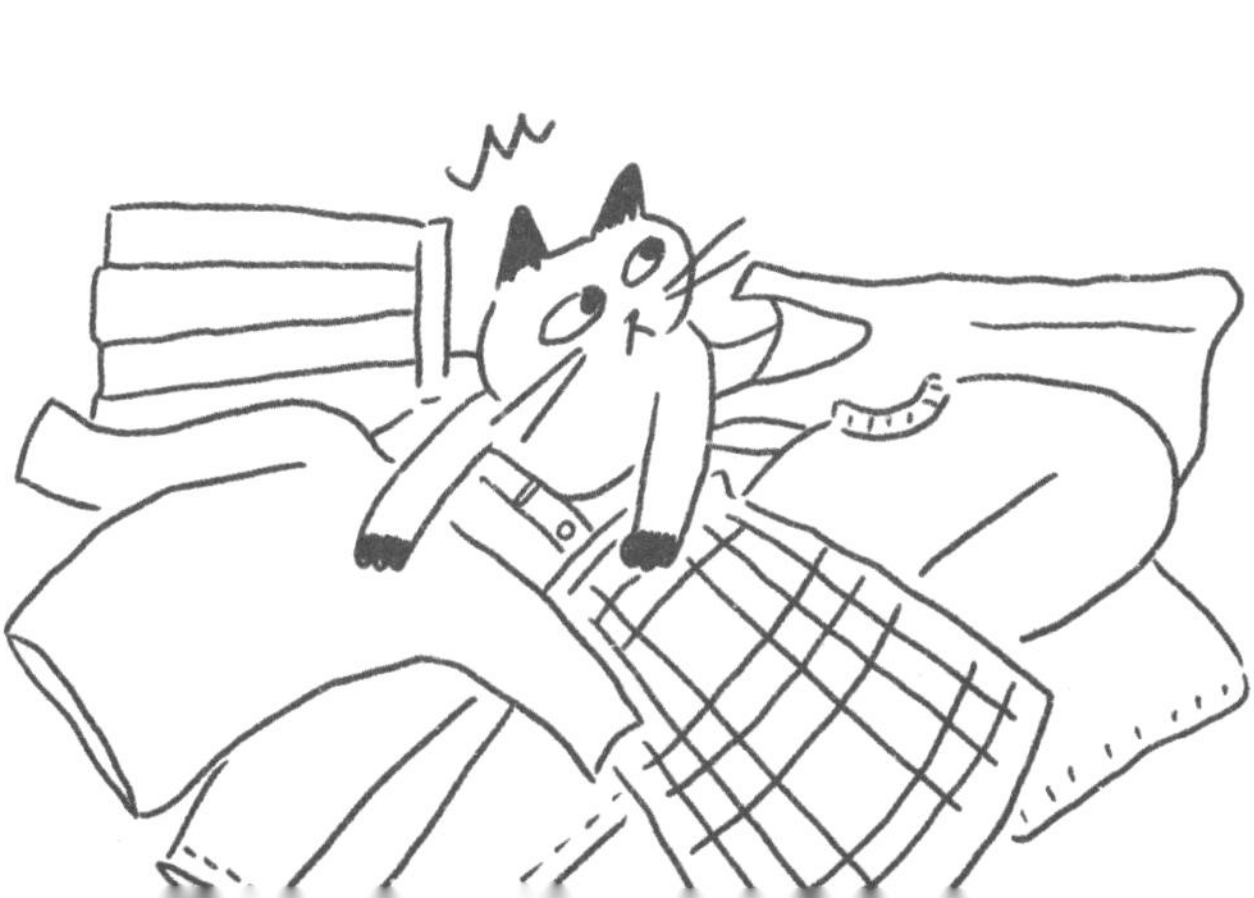

SUMMER

6月14日

雨の日は、いつもより20分早く家を出る

雨の日は、いろいろな不測の事態に巻き込まれる可能性が高くなります。道が混んだり電車が遅れたりするかもしれませんし、濡れた床に足を滑らせるかもしれません。雨で予定が狂い、スケジュールを組み直さなくてはならなくなる仕事も多いでしょう。

だから、雨模様の日はいつもより20分早く家を出ることをおすすめします。20分の余裕を見ておけば、たとえアクシデントに見舞われても乱れず焦らず対応することができるはずです。

とにかく、天候のように「自分ではコントロールできないもの」に心身を乱されないようにするには、早め早めに行動して準備を整えておくのがいちばんいいのです。

できれば、**天気図に先回りするくらいの感覚で心づもりの準備をしておきたいもの。**これは天候に左右されずに日々自律神経をキープする基本と言っていいでしょう。

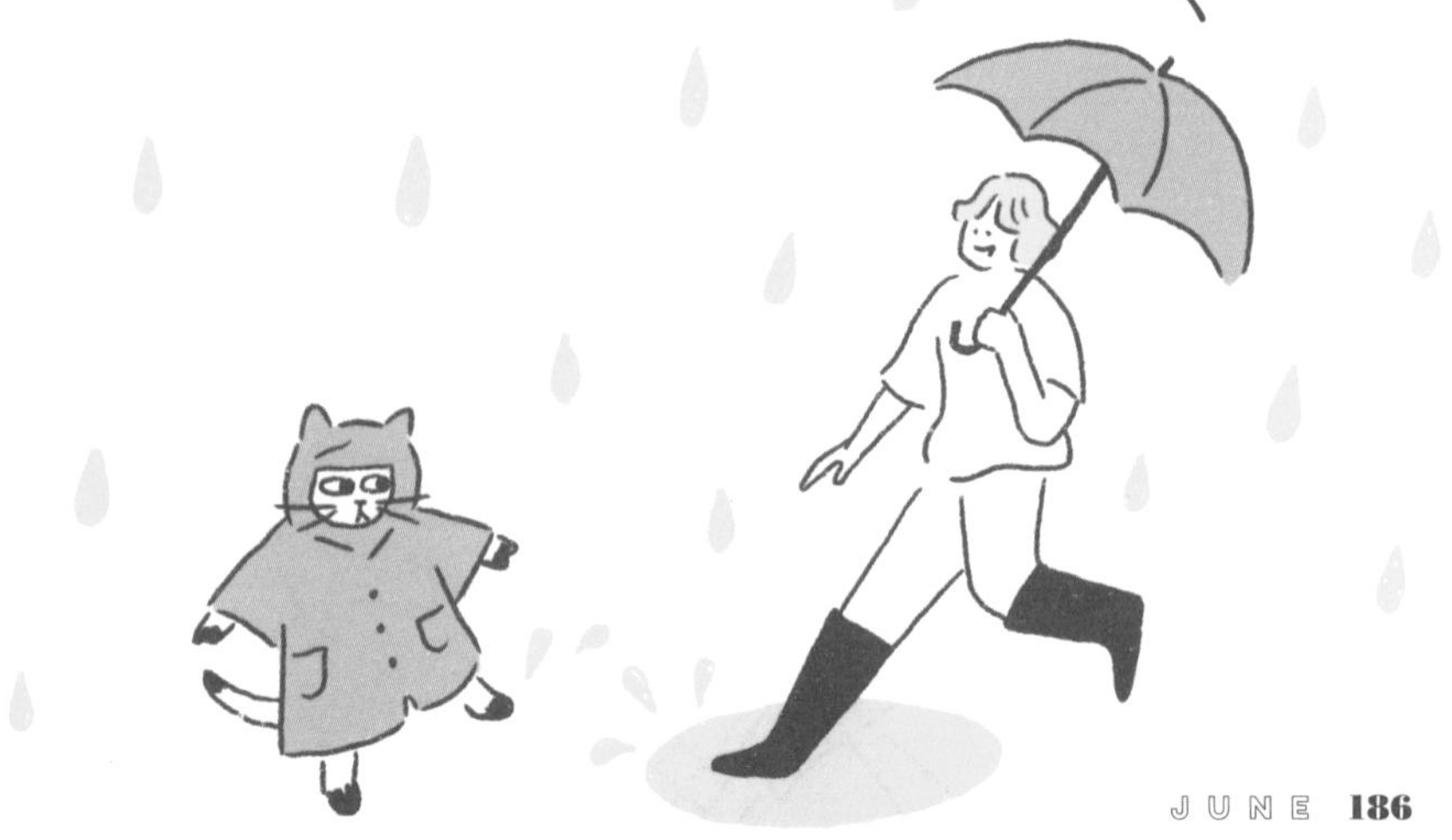

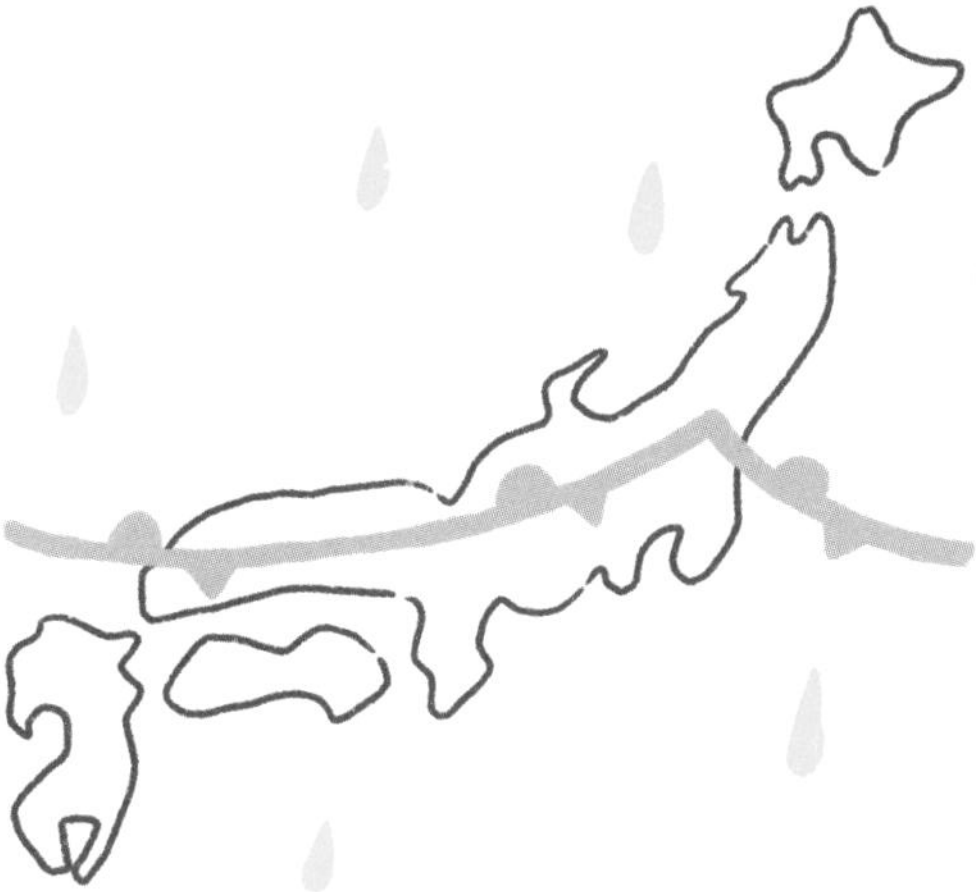

SUMMER

6月15日

雨を眺める気持ちの余裕を持つ

雨降りは、人の心を暗くしたり人の気持ちを焦らせたりします。〝また今日も雨か〟〝急いで荷物を届けないといけないのに降ってきちゃったか〟〝ああ、雨の中を営業に出るのは嫌だなあ〟——。たいていの人は雨で自分が影響を受けるのを嫌がるもの。とくに、気持ちに余裕がないときは、嫌悪傾向がいっそう高まります。

　でも、たまには「雨を眺める余裕」を持ってください。心を鎮《しず》めて外を眺めてみれば、雨の情景は詩情たっぷり。水たまりにポツポツとできる波紋、打たれるたびに揺れる街路樹の葉っぱ……きっと、いままで見えていなかった景色が目に映るはずです。それに、バスや電車の窓ガラスをつたうように流れる水滴の行方をぼんやりと眺めるのも趣がありますよね。

　雨の季節は、そんな**〝小さな情景〟に目を向ける余裕を持つ**ことも大切なのではないでしょうか。

SUMMER

6月16日

暑熱順化のための運動は、「夏前のダイエット」に最適

薄着になるこの頃は、体のあちこちについた脂肪が気になり始める時期。〝ヤバ……ダイエットしなきゃ〟と焦っている人も多いのではないでしょうか。

もっとも、6月に入り、しっかり体を動かして暑熱順化に取り組んできた人には、そんな焦りはないかもしれません。なぜなら、**暑熱順化で2週間ほどたくさん汗をかいていれば、自然にやせてくる**ようになるからです。

そもそも、汗がふき出すくらいに体を動かすということは、イコールそれだけたくさんの熱を体内に生み出してたくさんのエネルギーを消費しているということ。当然、体内に余分な脂肪が蓄積していれば、それらも消費されていくことになります。

だから、暑熱順化の運動は、夏前のダイエットにうってつけなのです。もちろん、大量に食べていてはやせませんが、〝暑熱順化期間は腹八分目にしよう〟と心がけていれば、体脂肪は徐々に減っていきます。ぜひ、体を夏モードに切り替えるとともに余分な体脂肪を落とし、すっきりしたボディで夏本番を迎えるようにしましょう。

SUMMER

6月17日

夏前の梅雨の時期は、とくに「腹八分目」を意識する

蒸し暑い日が続く梅雨シーズンは、自律神経のパワーが全体に落ちて、胃腸の働きもだいぶ鈍くなっています。そのため、ちょっと食べすぎたり飲みすぎたりしただけでもてきめんに体調を崩してしまいやすいのです。

ですから、このデリケートな時期は、なるべく「腹八分目の食事」を心がけることをおすすめします。別にダイエットを目指していなくとも、**食べる量を控えめにして腸の負担を少なくしておくくらいがちょうどいい**のです。

梅雨の不安定な時期を腸の調子を落とさず乗り切ることができれば、夏本番を迎えたときに食欲を落としてバテてしまうのを避けられるはず。夏バテを防ぐ心がけとして、ぜひ覚えておきましょう。

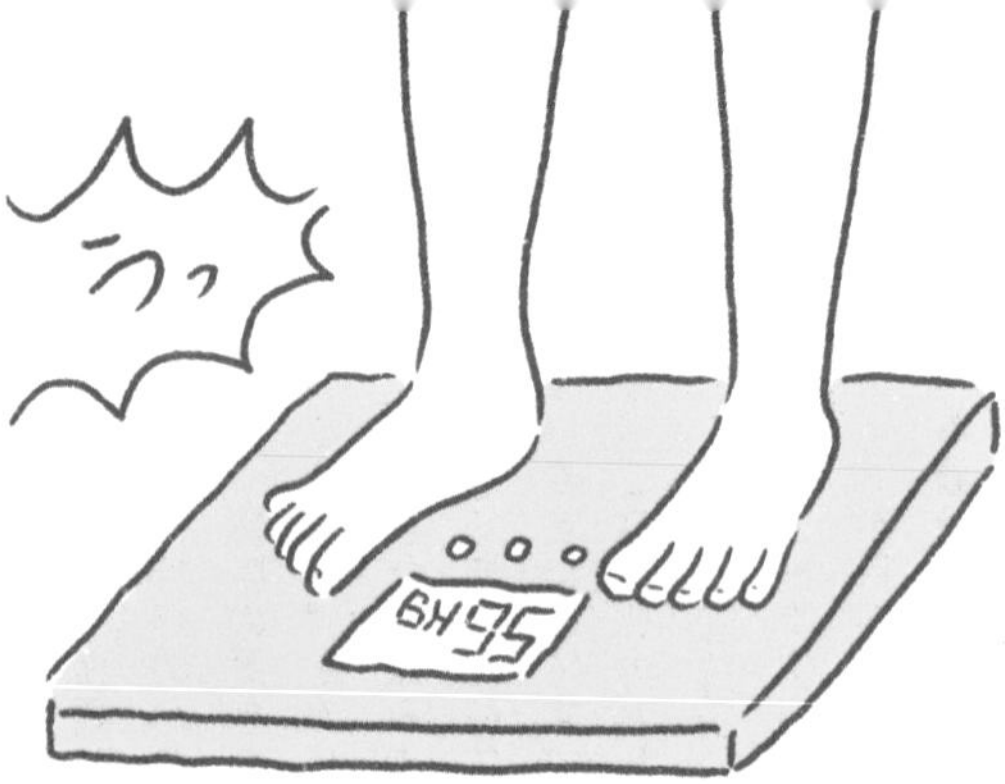

SUMMER 6月18日

ダイエットをしたいなら、1日を逆算して帳尻を合わせる

ダイエットは、基本的に「足し算」です。エネルギー消費量が変わらない場合、1日3食の量を合計して、摂取量が多ければ太るし、少なければやせる。1日どれだけ食べたかのトータル摂取量で考えることが大事なのです。

ただ、この1日3食のトータルは、自分で調節することができます。たとえば、「今晩、友だちに焼き肉に誘われている」「今日は接待でコース料理を食べる」といった場合、夜にたくさん食べるという見通しが立つわけですよね。そういうときは、ランチを軽めにし、胃袋にスペースを空けておいて夕食に備えればいい。そのように「**1日を逆算して食べる**」という発想が大切なわけです。

なお、ここで**大事なのは、翌日に持ち越さず、必ずその日のうちに帳尻を合わせておく姿勢**。ダイエットには、こうした1日1日の食事量の帳尻合わせができているかどうかが、けっこう大きく影響しているものなのです。

SUMMER

6月19日

食べる量は、「朝4：昼2：夜4」が理想

食事で気をつけるべきは、朝、昼、夜の量の比率です。つまり、1日3回規則正しく食事を摂るのは当然として、3回の食事量をどう配分するかが大事だということ。**理想の配分は「朝4：昼2：夜4」**。もしこれが難しい場合は、「朝3：昼3：夜4」でもいいでしょう。

まず、朝はしっかりと食べてください。朝食を摂ることで腸が動き出し、血流も促されて副交感神経の働きがスムーズになります。朝食抜きは絶対にNGと心得ましょう。また、昼食はなるべく軽めに。夕食は自分の好きなものをゆっくり楽しみながら食べてください。先にも述べたように、夕食は就寝3時間前には食べ終えているのがベストです。

とにかく、**「4：2：4」もしくは「3：3：4」の配分は、自律神経や腸を効率よく動かしていくうえでの基本**だと思ってください。もちろん、ダイエットをする場合も、この「基本」を守ったうえで行なうことが必要となります。

SUMMER

6月20日

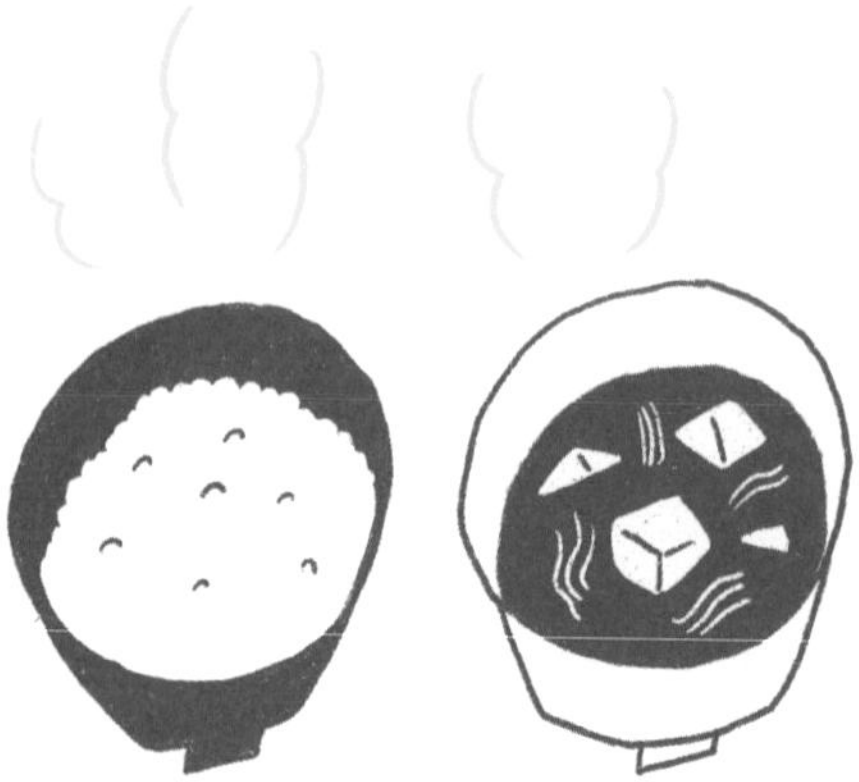

朝は炭水化物をしっかり食べる

ごはんやパンなどの炭水化物はわたしたちの食事に欠かせません。ただ、朝、昼、夜の3食とも炭水化物をたっぷり摂っていると、どうしても糖質過多になってしまいがちです。

　だから、炭水化物をしっかり摂るのは、3回の食事のうちの1回にするのがおすすめ。**いちばんいいのは、朝にごはんやパンをしっかり摂って、昼と夜は炭水化物を控えめにするパターン。**朝は1日の活動のためのエネルギーが必要なので、炭水化物を多めに食べておくほうがいいのです。

　また、昼にカレーや丼ものをがっつり食べてしまったような場合は、夜のごはんを少量にするなどして、適宜炭水化物の配分バランスを調整していくといいでしょう。

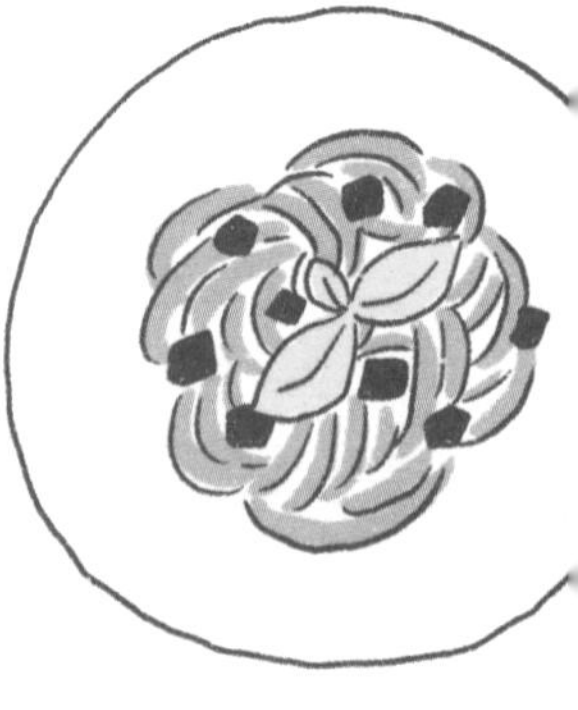

SUMMER

6月21日

炭水化物の摂りすぎは、体を疲れさせると心得る

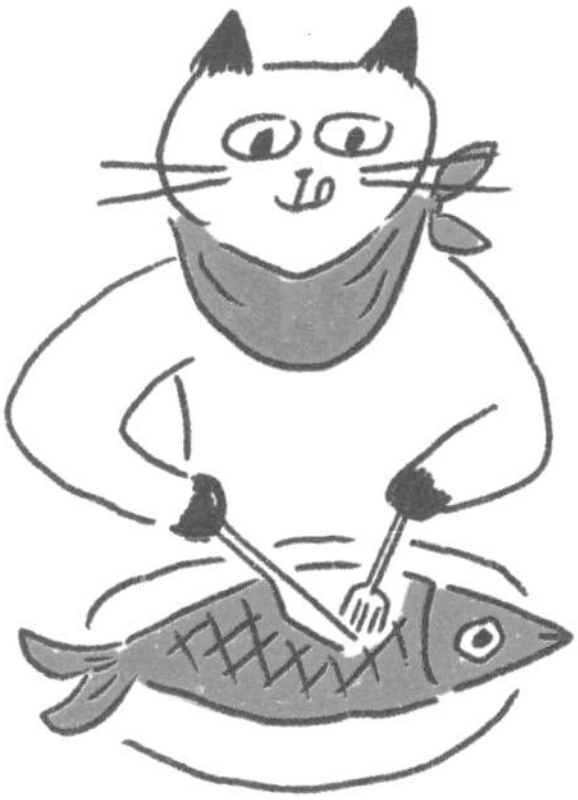

炭水化物をおなかいっぱい食べてしまうと、いったいどんなことが起こるでしょう。

太りやすくなる――きっと、そう答える人がほとんどだと思います。もちろんそれも正解なのですが、答えはひとつだけではありません。じつは、炭水化物をたくさん食べてしまうと、食後に眠くなったり体に疲れやだるさを感じたりするのです。

炭水化物を摂りすぎると、交感神経が一気に上昇するようになります。さらに、少し経つと、その反動で副交感神経の働きが急上昇するようになります。こうした**自律神経の急転換によって、体にだるさや疲れを感じたり眠気を感じたりする**わけです。

ですから、自律神経のためにも炭水化物のドカ食いは、なるべく慎んだほうが無難。また、重要な仕事や会合がある前の食事は、疲れや眠気を避けるためにも、炭水化物の量を控えめにしたほうがいいでしょう。

動物性たんぱく質が自律神経を支えている

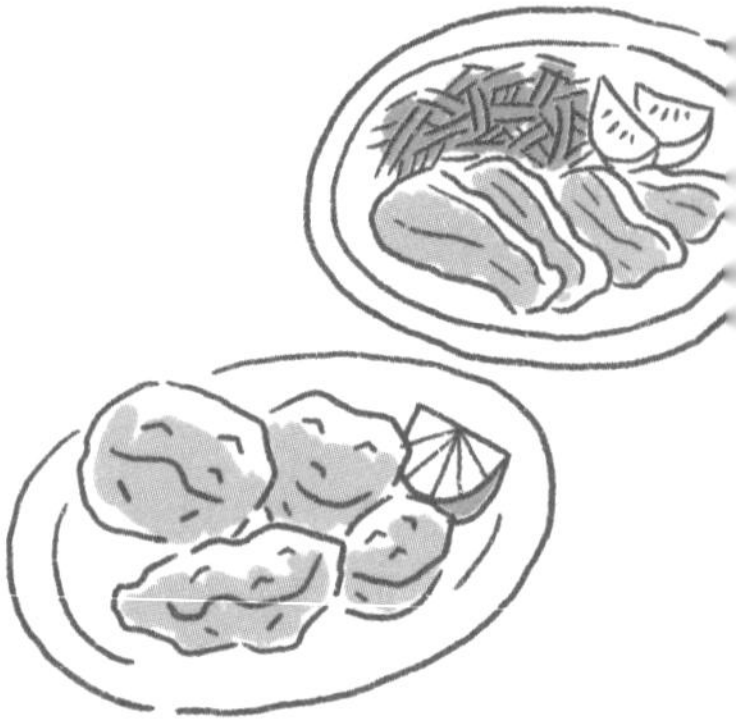

SUMMER
6月22日

みなさん、自律神経の原料が何からできているかをご存じですか？

　答えはたんぱく質です。たんぱく質には大豆製品などの植物性のものと、肉、魚、卵、乳製品などの動物性のものとがありますが、とりわけ動物性たんぱく質が原料として用いられています。だから、**自律神経をスムーズに働かせていくには、普段から肉や魚などの動物性たんぱく質を摂取するのが不可欠**なのです。

　肉や魚はわたしたちに元気やパワーをもたらしてくれます。長生きでパワフルなお年寄りには肉を好んで食べる人が多いといわれていますし、みなさんの中にも「元気をつけたいときは肉を食べる」という人が多いのではないでしょうか。そうした傾向も、良質な動物性たんぱく質が自律神経の働きを高めているためと考えられるのです。ぜひ、毎日の食卓に動物性たんぱく質を欠かさないようにしていきましょう。

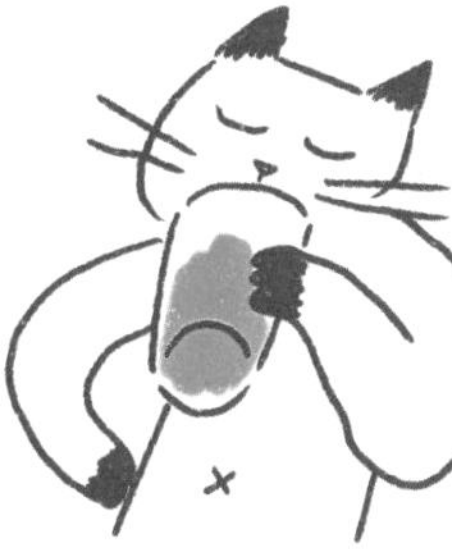

SUMMER 6月23日

食前に1杯の水を飲んで野菜から食べ始める

ごはんは毎日食べるもの。だから、食べる際によい習慣をルーティーンとして身につけておくと、1日1日続けるうちに積み重なって大きな力になっていきます。

たとえば、**「食べる前にコップ1杯の水を飲む」**ことを習慣づけると、副交感神経が刺激されて胃腸の動きがよくなりますし、水で胃がふくらんで食べすぎを抑えることにつながります。

また、食べる順番も**「野菜料理やサラダから食べる」**ことを習慣づけておくと、食物繊維が糖や脂肪を吸着して血糖値の急上昇が抑えられるようになり、肥満の予防へとつながります。

つまり、こうした「チリツモ」の効果が日々の健康やダイエットに好影響をもたらすことになっていくわけです。ぜひ習慣づけましょう。

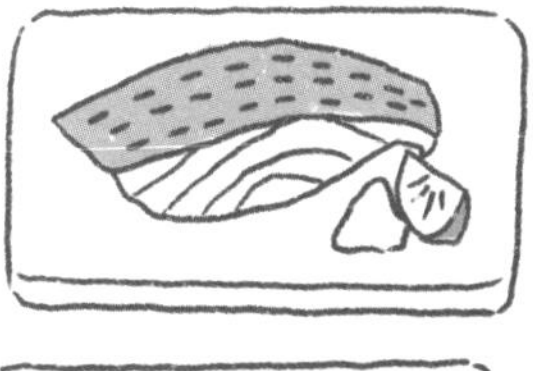

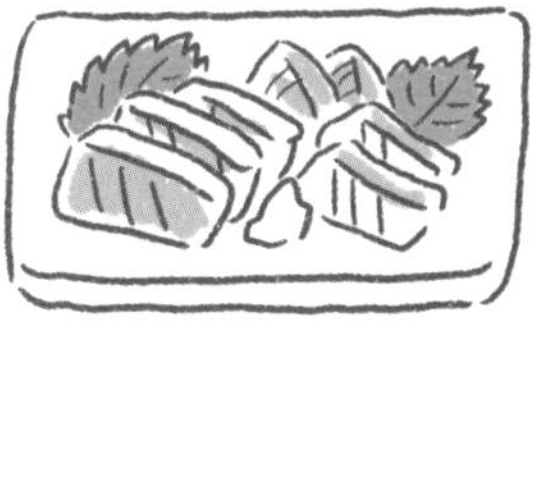

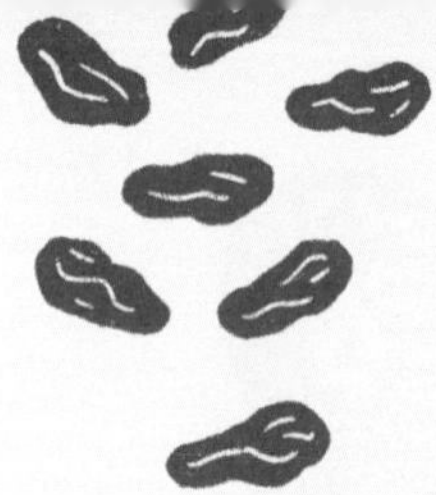

SUMMER 6月24日

間食をしても太らないコツを心得ておく

間食は別に悪くありません。「間食＝太る」という先入観を持っている人も多いですが、コツさえ心得ていれば太りません。では、間食を摂るコツとはどういうものか。それは、**朝、昼、夜の食事の量を腹5分目から7分目に抑えること**です。これさえクリアしていれば、1日のトータル摂取量は増えないので、間食を摂っても問題ないわけです。

むしろ、このスタイルで間食を摂ると副交感神経が高まって気持ちが落ち着くため、ダイエットにプラスに働く場合もあります。ぜひ覚えておくといいでしょう。

SUMMER 6月25日

間食にはドライフルーツやナッツ類がおすすめ

間食にはどんなものを摂るのがいいのでしょう。

いちばんのおすすめは**ドライフルーツ**です。甘味が凝縮されていて少量で満足感を得ることができますし、ビタミンやミネラルも豊富。それに、腸がよろこぶ食物繊維もたっぷり含まれています。

また、**アーモンドやクルミなどのナッツ類**も、ビタミン、ミネラル、食物繊維が豊富で、間食で摂るのに適しています。ただ、どちらの場合も食べすぎてしまえば当然太る原因になりますので、小腹を落ち着かせる程度の少量に留めておきましょう。

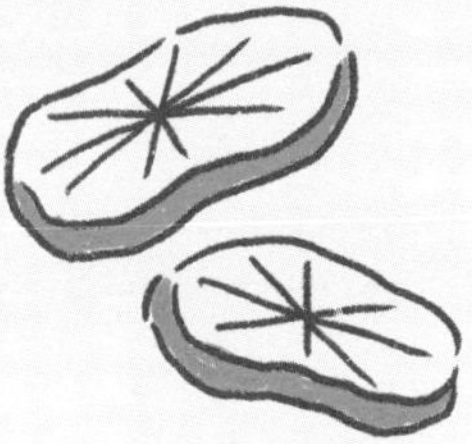

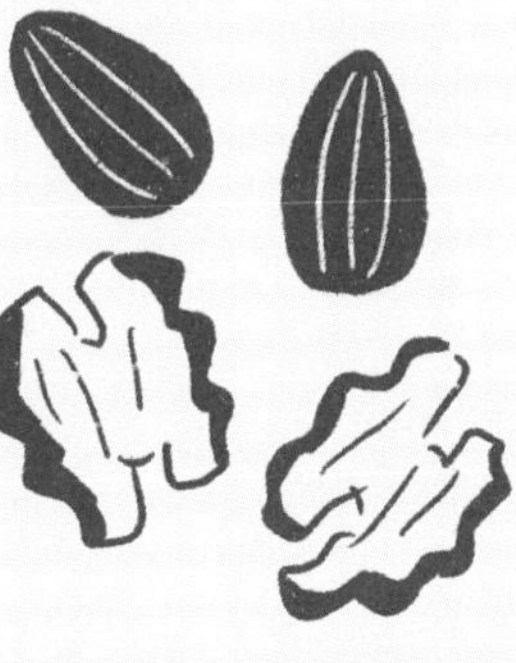

SUMMER 6月26日

よく噛んで「遅食い」をするだけで、カロリーが大幅に違ってくる

ゆっくりよく噛んで食べると、カロリー消費量がアップして太りにくくなることが東京工業大学の実験で明らかになっています。被験者10名を「早食いグループ」と「遅食いグループ」に分けて食後90分のエネルギー消費量を調べたところ、早食いが7キロカロリー、遅食いが180キロカロリーという大きな差が出たのです。

つまり、**ダイエットを目指すなら、一口一口よく噛んで遅食いをするのが手っ取り早い近道**だということ。できれば、一口ごとに箸を置き、30回は噛んで食べるようにするといいでしょう。

SUMMER
6月27日

「食べてすぐ寝ると太る」は本当のこと

夕

食後3時間は「腸のゴールデンタイム」と呼ばれています。その理由は、この食後の時間帯に副交感神経が優位になり、腸の動きがよくなって消化・吸収の働きが活発になるから。だから、夕食が済んだら3時間ほど時間を空け、腸に消化・吸収の仕事を十分にさせておいてから就寝するほうがいいのです。

　これが夕食後すぐに寝てしまうと、交感神経が優位になったまま、腸の動きが鈍い状態で睡眠に入ることになります。そういう状態では、消化・吸収の作業がうまく進みません。しかも、**食べてから寝るまでの時間が短いと、血糖値が十分に下がっていないため、栄養がスムーズに細胞に届かず、脂肪として蓄積してしまう**ようになります。それで、食べてすぐ寝るのを習慣にしていると、てきめんに太ってしまうわけですね。

　ですから、太るのが嫌なら、早めの時間に夕食を摂り、きちんと「腸のゴールデンタイム」をとってから寝るようにすべき。とくにこれからダイエットを目指そうという人は、何よりも先に身につけるべき大事な習慣だと思います。

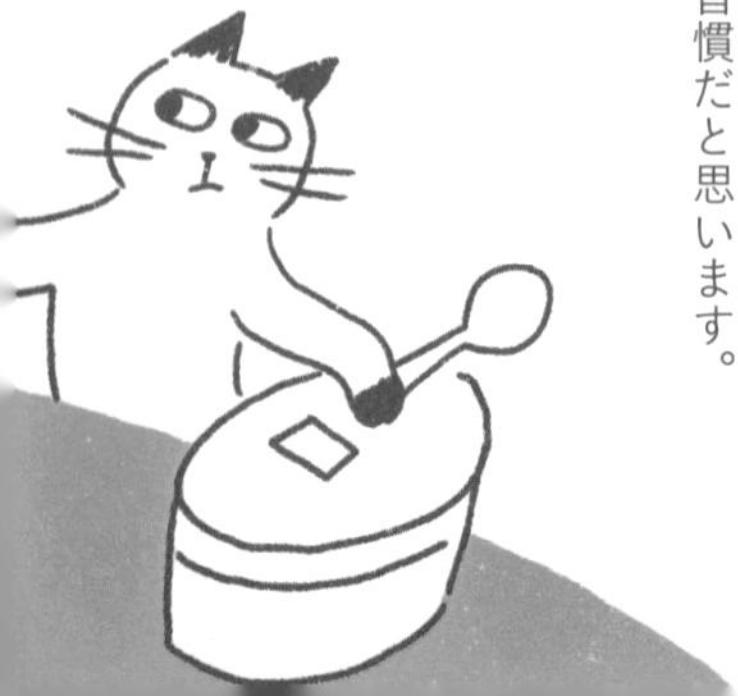

SUMMER 6月28日

「まずい食事」は、自律神経に悪影響をもたらす

まずい食事や嫌いな食べ物は、無理して食べないほうがいいでしょう。

なぜなら、「まずい」「食べたくない」という思いに逆らって無理に食べるとストレスが生じるから。

そうした**食事のうえでのストレスは、血流を悪くし、腸内環境を悪化させて、自律神経を乱すことにもつながる**のです。

逆に言えば、好きなものをおいしく楽しんで食べるのが食事のいちばんの基本。そして、日々その基本を守っていくことが自律神経を健やかにキープすることへとつながっていくのです。

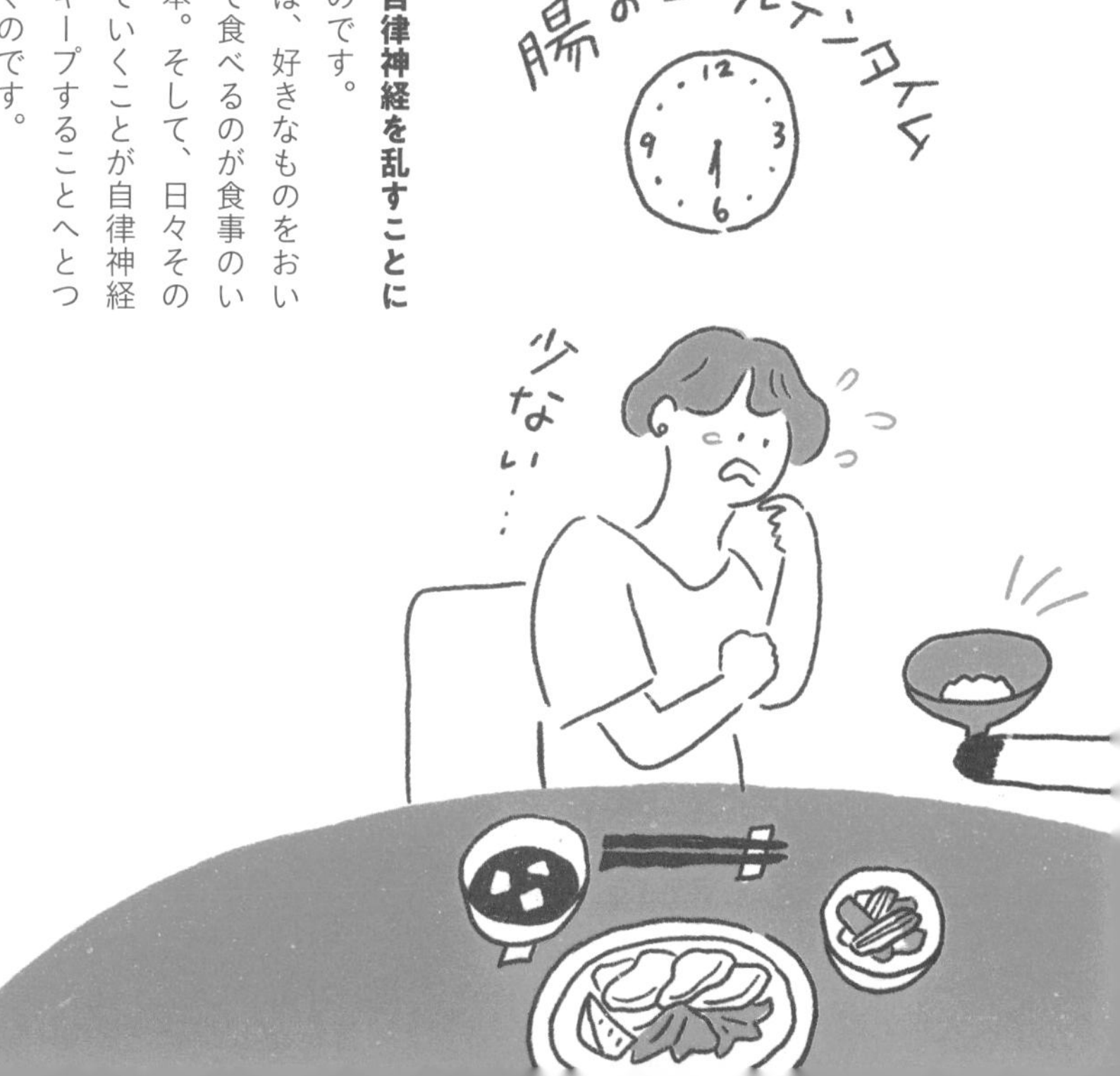

SUMMER

6月29日

「ストレス太り」は、自律神経バランスの乱れが原因

「太る原因」というと、「食べすぎ」「運動不足」といったワードが浮かぶ人が多いでしょう。でも、じつは自律神経の乱れが原因になっている場合も多いのです。

なかでも「ストレス太り」と呼ばれるケースの大多数は、自律神経が原因。普段からストレスや悩みを抱えていると、交感神経ばかりが上がって副交感神経が上がらず、自律神経全体のレベルが低下してきてしまいます。すると、その**バランスの乱れが「血流悪化」「腸内環境悪化」「代謝低下」につながり、食べたものが脂肪になりやすい「太りやすい状況」を招いてしまう**のです。実際、太った人の自律神経を計測すると、ほとんどの人のバランスが崩れ、レベルが低下していることが分かります。

そういう人は、食事量を減らしてもそう簡単にはやせません。すなわち、「ストレス＝自律神経の乱れ」という根本の原因をちゃんと解決しない限り、ストレス太りからはなかなか逃れられないのです。

SUMMER 6月30日

「あれはダメ」「これもダメ」と制約の多いダイエットはやらない

何事もそうですが「自分をルールで縛りすぎないこと」が大事です。ダイエットの場合も「あれはダメ」「これもダメ」といった厳しい制約が多いと、たいてい失敗してしまうものですよね。

もちろん、自律神経を整えていくには、ある程度ルールを決めて自分を律する姿勢が必要です。ただ、そのルールは「あまりがんばらなくてもできること」「毎日続けられること」であるべき。あまりに厳しいルールを自分に課してしまうと、できなかったりサボったりしたときに自分を責めてしまいがちになるのです。

とくにダイエットの場合、食事面や運動面で無理なルールを設けてしまい、結果、ろくに守れないまま挫折して自分を責めてしまう人が目立ちます。

だから、**自分に課す制約は、あまりがんばらずとも続けていけるくらいのほうがいい**。ダイエットの場合も、無理なくゆる〜く続けていけるようなもののほうがいいのです。

7月
JULY

7月は自律神経を守り抜く闘いの勝負どころ。「酷暑」「寒暖差」という〝敵〟に打ち克つ

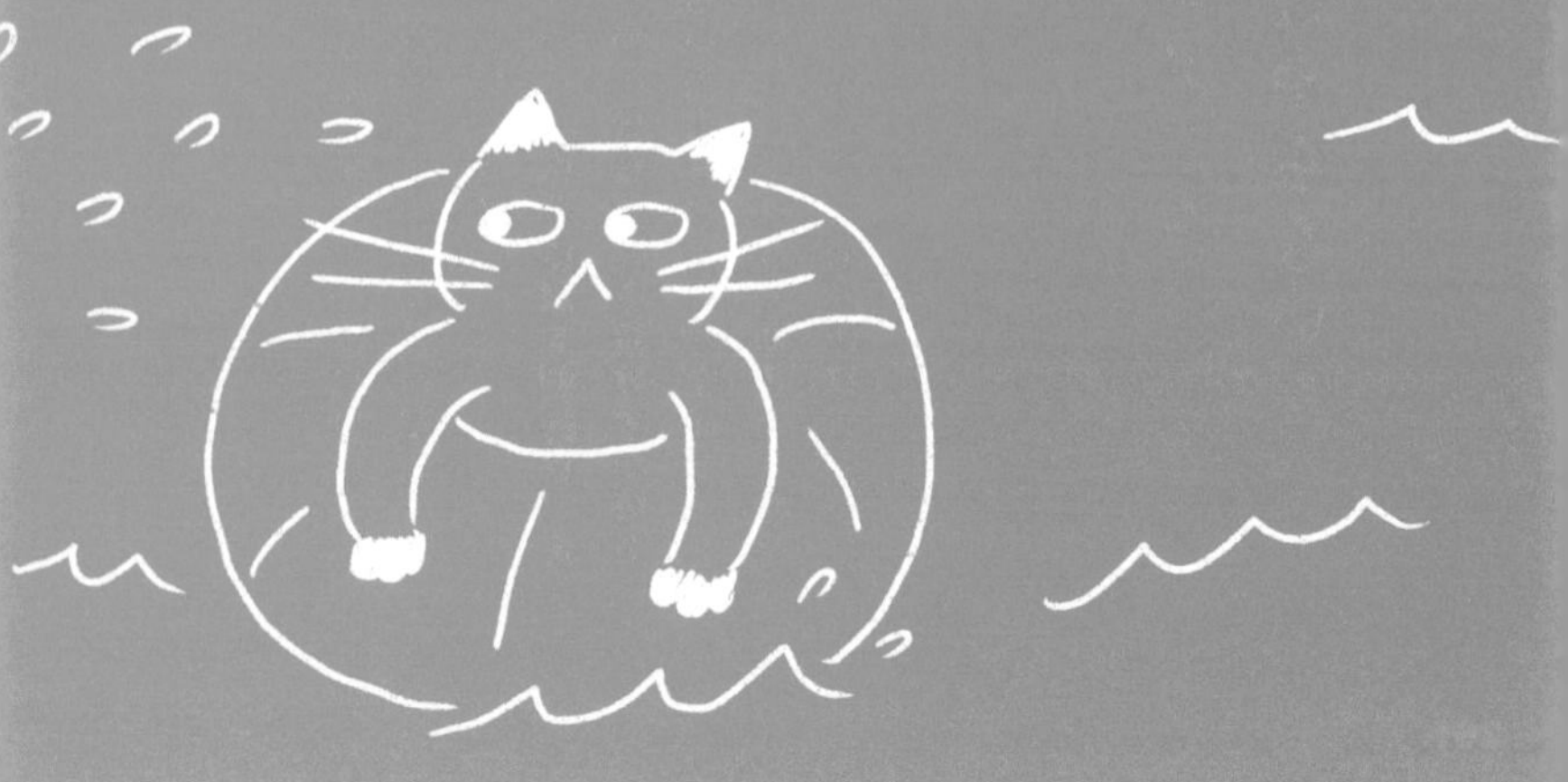

梅雨が明け、セミが鳴き出す頃になると、本格的に夏がやってきます。日々の気温が30度を超えるようになり、昼間はもちろん、夜もエアコンを使わずにはいられなくなってきます。

7月のこの時期は、夏の自律神経コンディショニングの「いちばんの勝負どころ」です。もしこれが「自律神経を守り抜く闘い」だとすれば、この時期が勝負の分かれ目。つまり、「酷暑」や「寒暖差」などの〝敵の攻撃〟に耐えて、自律神経を守れるかどうかでバテるかバテないかの命運が決まるのです。

なお、この闘いに勝つためには、「エアコンが効きすぎた場に長居しない」「小まめな水分補給」「夜寝苦しくてもエアコンをつけっぱなしにしない」といった〝戦法〟をかしこく用いていくことが重要です。また、闘いを乗り切るには、「食事」「睡眠」「入浴」といった日々のベースを振り返り、整え直しておくことも大切でしょう。ぜひみなさん、こうした点に気をつけて、「7月の闘い」に勝利するようにしてください。

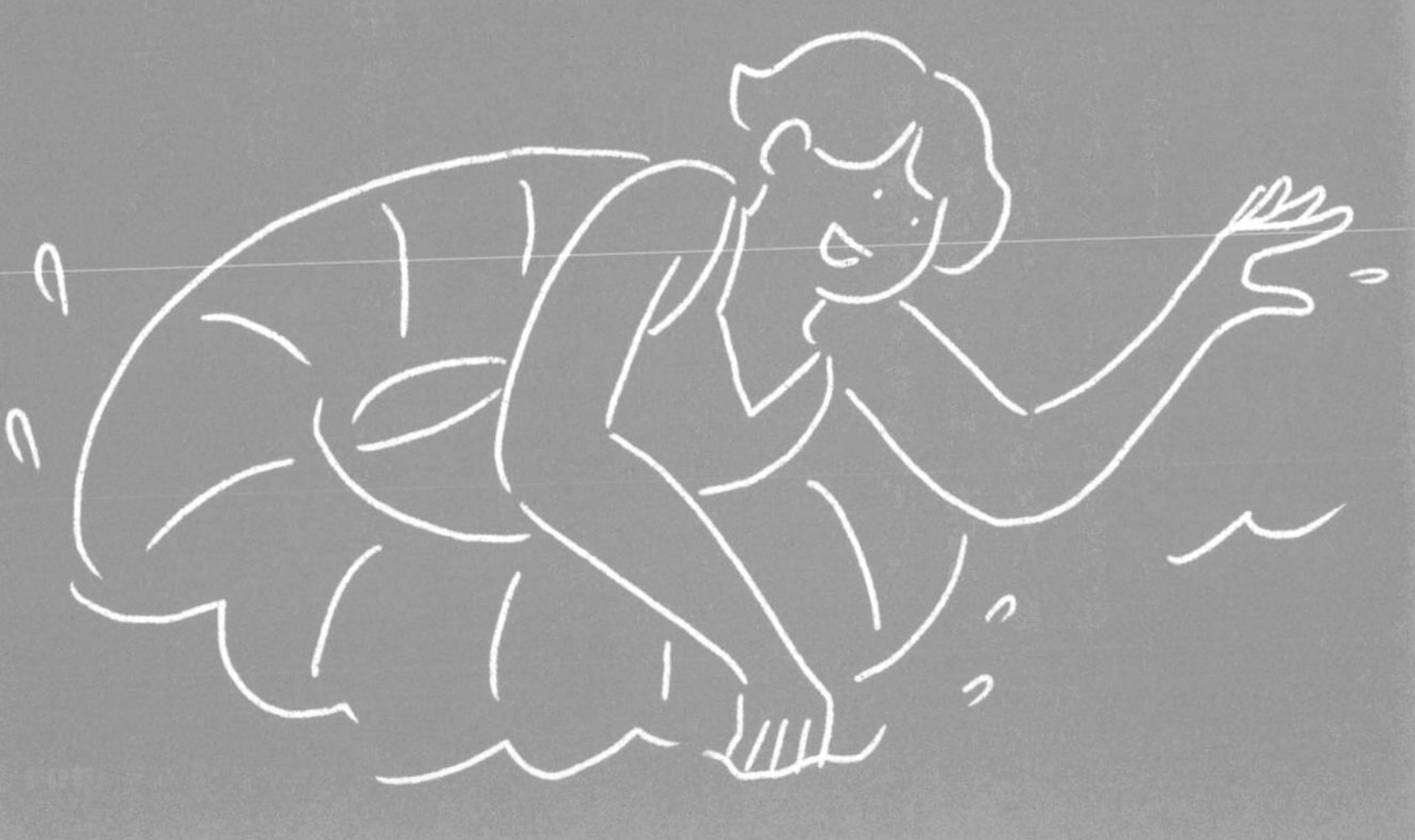

SUMMER

7月1日

汗をかきそうな日や雨で濡れそうな日は、「着替え」を用意して出かける

7月の初めのこの時期は、ゲリラ豪雨のような土砂降りがあったり、かと思えば、晴れて一気に気温が上昇したりと、たいへん気候が不安定です。外出先で突然雨に降られたり、大汗をかいたりして、服がびしょびしょになってしまうこともあるかもしれません。

しかし、こういう場合も、怠りなく準備をしていれば、自律神経を乱さずに済みます。この時期は服を濡らしてしまったときのために、あらかじめ「着替え」を用意して出かけるようにするといいでしょう。

「鞄の底に着替えが入っている」という安心感があれば、大雨の日や酷暑の日も、慌てず騒がず、自分らしいパフォーマンスを思い切り発揮することができるはずです。

SUMMER

7月2日

暑くなりそうな日は、「寒色系」の服をセレクトする

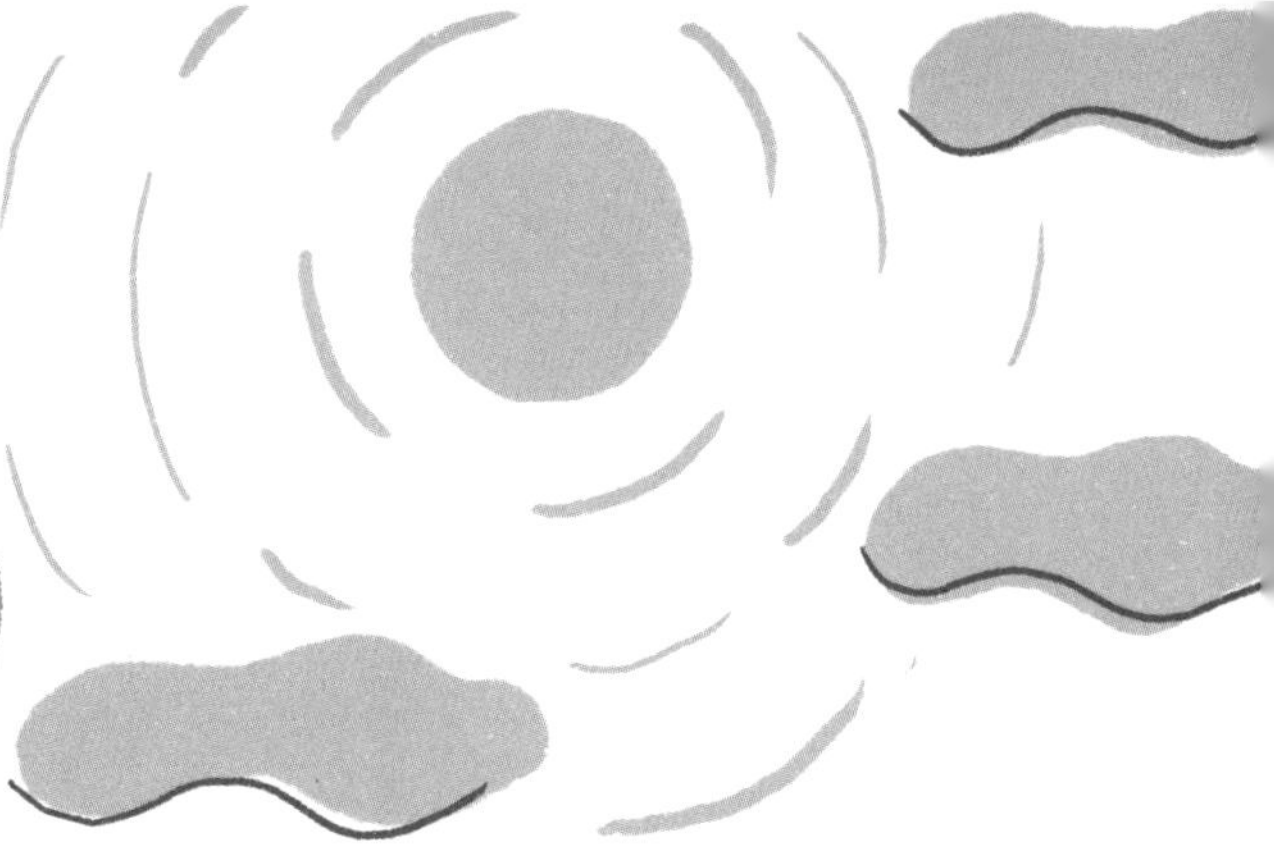

不思議なもので、ムシムシする高温多湿の状況だと、赤やオレンジなどの暖色系を見ると、それだけで暑苦しい不快な気分になってきます。反対に、**白、青、水色などの寒色系は、目にするだけで清涼感あふれるさわやかな気分になってくる**ものです。

つまり、この季節は、色によって「暑苦しいイメージ」か「清涼感あるイメージ」かで、かなり気分が左右されるのです。

だから、〝今日も暑くなりそうだなあ〟という日は、周囲に対する自分の印象をよくするためにも、ぜひ白や青などの寒色系の服を着て出かけるようにしてください。

SUMMER

7月3日

水分だけでなくミネラル分もしっかり補給する

大量に汗をかくこの時期は、いつも以上に脱水に気をつけなくてはなりません。

小まめに水分補給をするのはもちろんですが、夏場は水分だけでなくミネラルも欠かさず補給する

SUMMER

7月4日

「梅干し」の偉大さを再認識する

蒸し暑い季節の健康維持にとても重宝する食材が梅干しです。汗をかいた後の塩分補給にいいのはもちろん、食中毒の予防にも活躍しますし、**梅の成分のクエン酸には疲労回復効果も期待できます。**

その他、食欲増進、消化吸収促進、便秘解消などの効果もあります。古来日本では「1日1粒の梅干しで医者いらず」と言われてきました。ぜひ、その効果の大きさを見直してみてはいかがでしょう。

姿勢が必要です。なぜなら、大量に汗をかくと、ナトリウムやカリウムなどのミネラルも体外へ流出してしまうから。この流出によって**ミネラルバランスが崩れると、より熱中症などのトラブルが起こりやすくなる**のです。

　ミネラル成分入りのスポーツドリンクを飲んだり、塩飴をなめたりして、しっかり対策しましょう。

SUMMER
7月5日

食中毒には細心の注意を払う

食中毒になると、嘔吐や下痢が続き、腸のコンディションがガタガタになります。すると、**体力や免疫力がガクンと低下してしまいますし、自律神経もこれでもかというくらいにダメージを受けてしまう**ようになります。

　ですから、この季節は万全の食中毒対策を行ない、食事に細心の注意を払ってください。たとえば、この時期は一晩置いたカレーを食べるのはかなり危険です。食中毒予防に関する正しい知識を身につけて、ほんのちょっとでも〝危ないな〟と思ったら、口に入れるのをやめておきましょう。

SUMMER 7月6日

夕涼みの習慣は、体の緊張をほぐすのにうってつけ

近年は少なくなりましたが、昔は蒸し暑い日の夕刻、縁側や軒先で夕涼みをする光景をよく見かけたものです。

この時期の自律神経は、日中の高い気温や湿度の中での活動で少々お疲れ気味。**夕涼みは、そんな疲れた自律神経の緊張をほぐしてリラックスさせるのにうってつけ**なのです。うちわを煽ぎつつ談笑するもよし、ビール片手に枝豆をつまむもよし。小一時間も夜風に当たっていれば、心も体も自然に穏やかにシフトします。ぜひみなさんもゆっくり涼をとって、自律神経を整えてはいかがでしょう。

SUMMER 7月7日

七夕の日は、星がなくても夜空を見上げてみる

七夕の日は、まだ梅雨も明けず、夜空を見上げても星が見えない場合が多いものです。

しかし、たとえ天気が悪くても、〝そうか、今日は七夕だったな〟と思い出したら、一度、夜空を見上げてください。季節の行事は大

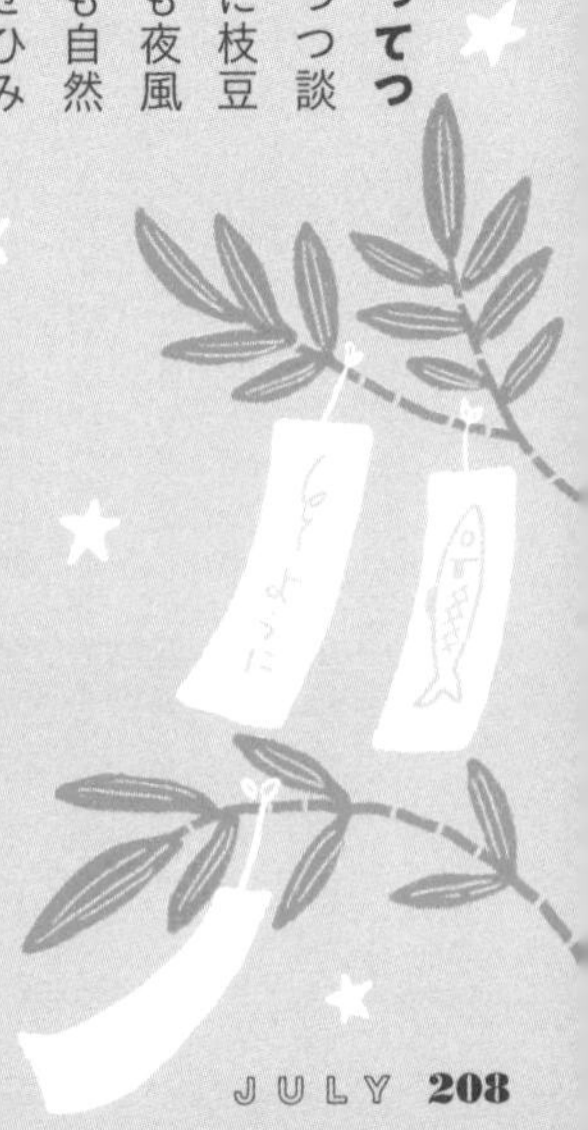

切。それに、自律神経のコンディションを整えていくには、**「どうせ無駄だなと分かっていても、一応トライしてみる」というくらいの余裕があるほうがいい**のです。

SUMMER 7月8日

スイカ、ナス、キュウリなど、体の熱を取る野菜や果物を食べる

よく知られているように、スイカ、メロン、ナス、キュウリなどの「夏の野菜や果物」には、体にたまった熱を取って冷やす作用があります。

また、こうした野菜や果物には、水分はもちろん、カリウムやナトリウムも含まれていて、**日中の発汗で失われた水分やミネラルを効率よく補給することもできます。**

体のバランスを整えるためにも、積極的に摂るようにしましょう。

SUMMER

7月9日

日焼けは美容だけでなく、自律神経にとっても大敵となる

強烈な夏の紫外線は凶器のようなもの。無防備に浴びてしまうと、日焼けやシミなど、美容トラブルの大きな原因となります。

ただ、じつは紫外線は美容だけでなく、自律神経バランスにとっても大敵なのです。そもそも日焼けは皮膚組織が炎症を起こして発生するものであり、簡単に言えば「肌のやけど」のようなもの。そんな炎症が体のあちこちに発生すれば、当然、全身に張り巡らされた自律神経も大きな混乱に陥ります。そのため、日焼けをしすぎると、**自律神経バランスが崩れ、免疫力が落ちたり激しい疲労感に襲われたりする**ようになります。さらに、そうした体へのダメージが夏バテにつながっていくケースも少なくありません。

ですから、日差しが強い日は、肌を紫外線からしっかりガードするよう心がけるべき。夏のコンディションキープには、「紫外線対策」をばっちり行なうことが必須と考えてください。

SUMMER
7月10日

日傘は夏だけでなく、5月から10月まで使用する

強い日差しから肌を守るアイテムと言えば日傘です。夏のシーズンは常に持ち歩いている人も多いでしょう。

ただ、紫外線が強く降り注いでいるのは夏だけではありません。**春や秋も、日差しが強いとかなりの量の紫外線が射している**のです。

だから、日傘は夏に限らず、5月から10月頃まで使用するのがおすすめ。季節にかかわらず、日差しを甘く見ないようにしましょう。

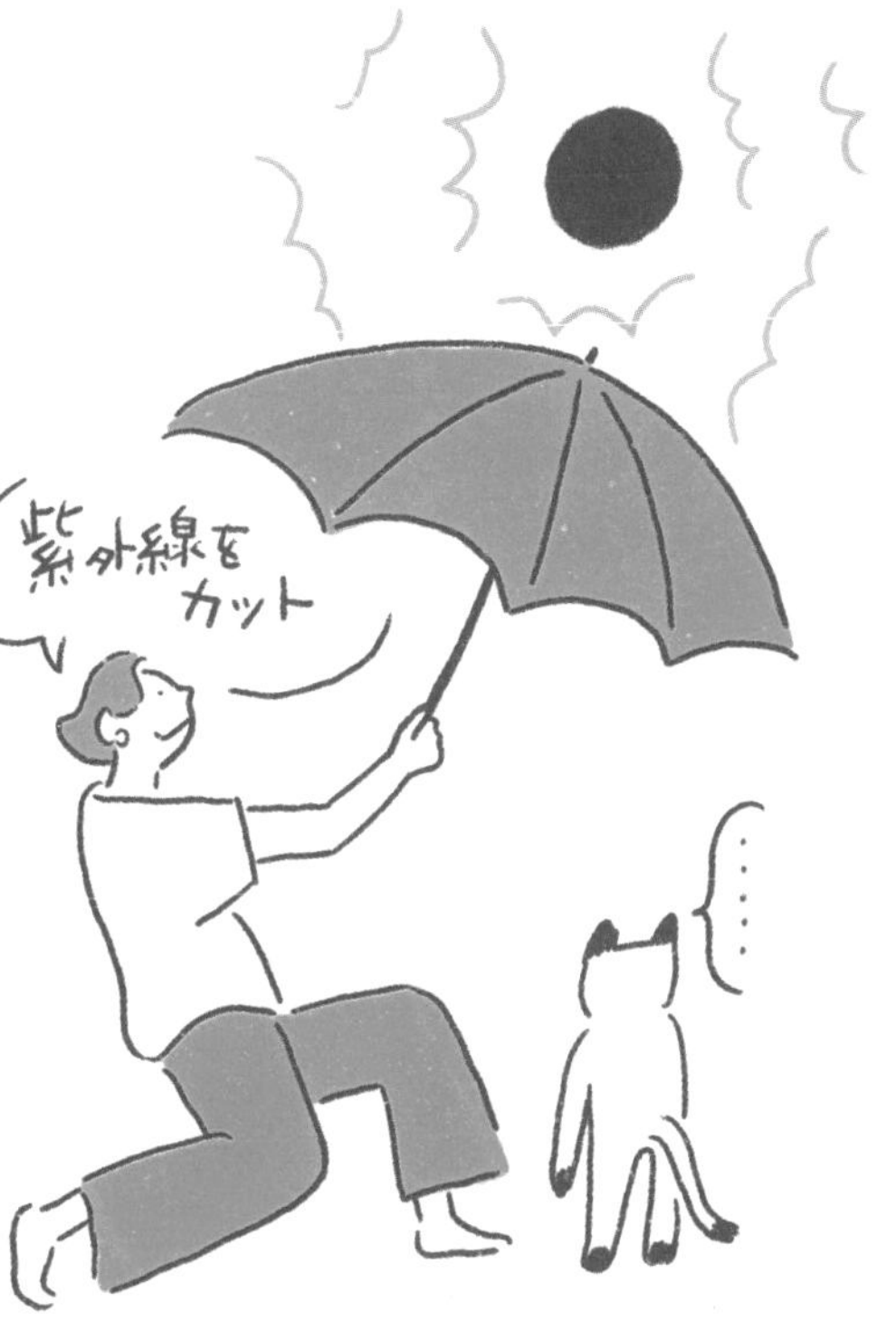

SUMMER

7月11日

アウトドアを楽しむなら、日焼けと熱中症対策は万全に

最近は、キャンプやバーベキューが人気です。でも、こうしたアウトドアを楽しむのならば、紫外線対策、熱中症対策を決して怠ってはいけません。

何の対策もしないまま夏の強烈な日差しの中に飛び込むのは、それこそ自殺行為。アツアツに熱せられたフライパンの中へ裸で飛び込むようなものだと考えるべきでしょう。

ですから、山にしろ海にしろ、アウトドアを満喫したいなら、日焼けや暑さに対する備えを万全にしておくべき。とにかく、夏の野外を甘く見ないことが大切です。

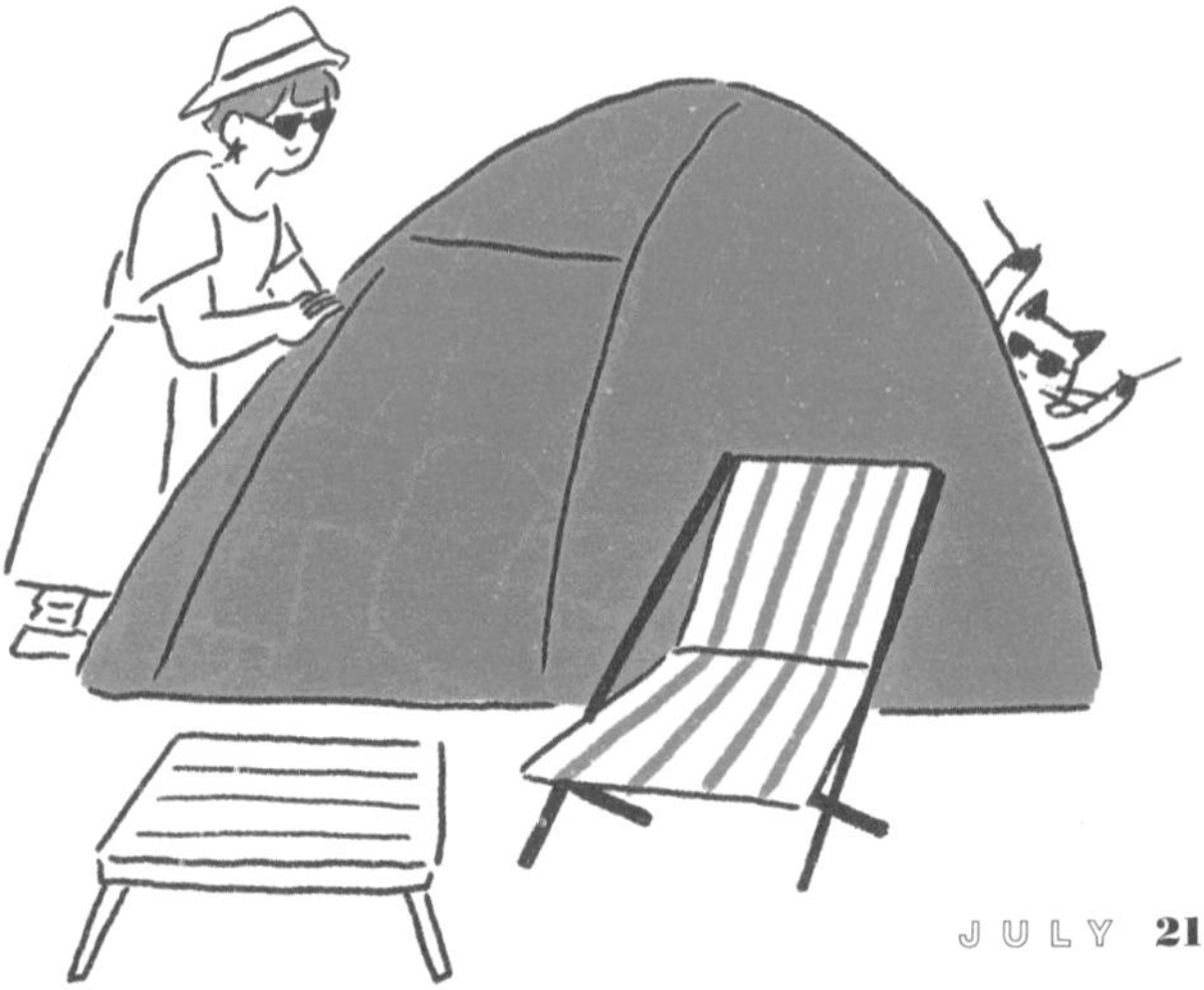

SUMMER

7月12日

目を紫外線から守ることも忘れない

ご存じの方も多いと思いますが、目も日焼けをします。肌の日焼けと同じように、**目に多くの紫外線が当たると、活性酸素が増えて角膜などの組織にダメージがもたらされる**のです。

角膜が紫外線によってダメージを受けると、痛み、充血、しょぼしょぼして見えづらい、涙が止まらないといった症状が現われます。

また、なかには結膜炎などの病気につながるケースもあります。それに、目から入ってくる紫外線が肌を日焼けさせる要因となることも指摘されています。

ですから、日差しがまぶしくなってくる時期は「目の紫外線対策」も忘れてはなりません。**UVカットのサングラスや紫外線対策用の目薬でしっかり目をガードしましょう。**

それと、普段からスマホやパソコンの画面を見てばかりで目が疲れていると、よりダメージを受けやすくなります。目を酷使しないよう気をつけて、定期的に目を休めることも忘れないでください。

SUMMER

7月13日

寒いくらい冷房が効いた部屋に何時間も居続けてはいけない

7月も中旬になると、エアコンをつけないといられない暑さになる日が多くなってきます。なかには、寒いくらいに冷房が効いた部屋で長い時間を過ごす人もいるでしょう。しかし、こうした行為は「体の毒」です。

もちろん、エアコンをつけること自体はまったく問題ありませんし、室温が低く感じても、短い時間ならさほど支障ありません。では、何が〝体の毒〟なのかというと、ここでいちばん問題となるのは「時間」。冷房が効きすぎた部屋に「長い時間」居続けることがいけないのです。

夏なのに、肌寒いような環境に長い時間居続けると、自律神経が混乱してしまいます。また、こうした混乱が日々続くと、自律神経バランスが崩れ、さまざまな調節機能がうまく働かなくなって、冷えやだるさなどの冷房病の症状が現われるようになってきます。そして、こうした不調が夏バテの第一歩となっていくのです。

ですから、この時期は「冷房がギンギンに効いた部屋」での長居は危険。長居するのは、自律神経にとって〝毒〟だと心得ましょう。

SUMMER 7月14日

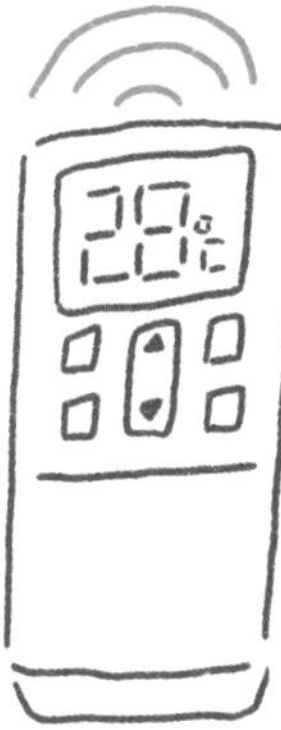

夏の自律神経コントロールは、エアコンのコントロールにかかっている

冷房がギンギンに効いた部屋に長居をするのは、自律神経バランスを崩すたいへん大きな原因となります。

では、どうすればいいのか。いちばんお手軽なのが、エアコンの温度を小まめに調節することです。暑くもなく、寒くもない適正な室温なら長居をしても問題ないわけで、エアコンの室温設定機能を使ってうまくコントロールしていくことをおすすめします。

また、リモコンでうまく調節できない場合は、エアコンを小まめにつけたり消したりしながらコントロールするのでもいいでしょう。**頻繁にONにしたりOFFにしたりしていると電気代がかかると言いますが、自分の体が大事なら、なるべく電気代よりも室温調節を優先すべき**でしょう。

とにかく、「夏の自律神経コントロールは、エアコンのコントロールにかかっている」というつもりで、かしこく室温を調節していくようにしてください。

SUMMER 7月15日

冷房が効いたところと効いていないところを小まめに出入りするほうがいい

冷房がギンギンに効いた状況から、自律神経を守っていくには、もうひとつ、とてもシンプルな作戦があります。

それは、「自分から小まめに移動する」という作戦。とにかく、寒いくらいに冷房が効いた部屋に居続けるのがいけないわけですから、長居をせず、その部屋を小まめに出入りすることで身を守っていこうというわけです。

たとえば、オフィスの冷房が効きすぎで寒くて嫌なら、30〜40分ごとに部屋を出て、階段やホール、屋上などの冷房が効いていない場所に移動してちょっと休憩するとか。また、冷房が効いた部屋でリモートワークをしているようなときも、1時間くらい経って寒くなってきたら、エアコンをいったん消して5分か10分外へ出てみるとか。そういうふうに、「冷房が効いたところ」と「冷房が効いていないところ」を交互に出たり入ったりするのです。

この「出入り」を心がけていれば、冷房による自律神経疲弊を最小限にできるはず。夏バテを防ぐためにも、ぜひ実践してください。

SUMMER

7月16日

屋外と室内の寒暖差は、そんなに気にしすぎなくてもいい

夏もそろそろ本番。気温が軽く30度を超え、歩くのさえつらい炎天下の日も増えてきます。そういうとき、ギンギンに冷房が効いた喫茶店などに入ると、いきなりひんやりした空気に包まれて涼しさにホッとしますよね。でも、みなさんの頭には〝きっと、この寒暖差って、体によくないんだろうな〟という心配がよぎるのではないでしょうか。

じつは、こうした屋外と室内の寒暖差は、それほど心配ないのです。もちろん、炎天下の中を何時間も歩き続けたり肌寒い中に何時間も居続けたりするのはNGですが、短い時間ならあまり支障ありません。「炎天下」と「涼しい室内」を何度も繰り返し出たり入ったりしたとしても短時間ならOKです。むしろ、**この時期は「外の暑さ」と「室内の涼しさ」との差に体を慣らしておくべき**。「寒」と「暖」とを頻繁に出入りして気温変化のギャップに慣れておくくらいのほうが、夏バテを防ぐことにつながるのです。

SUMMER

7月17日

暑すぎる場所、涼しすぎる場所には、1時間以上長居しない

前の項目でも述べた通り、急に暑くなるこの時期は、暑い屋外と涼しい室内を出入りして、ある程度体を慣らしておく必要があります。これは言わば、寒暖差に対応できるよう自律神経をトレーニングするようなものです。

ただし、このトレーニングを行なっていいのは、あくまでとどまる時間が短い場合。これも先に述べましたが、暑すぎる場所、涼しすぎる場所に長い時間にわたり居続けるのは、自律神経を疲弊させる大きな原因となります。時間の目安としては1時間くらい。**「1時間以上長くいないようにする」ことを基準にして、それ以上長くなる場合は、場所を変えたりエアコンを操作したりして、適宜温度調節をする**よう心がけるといいでしょう。

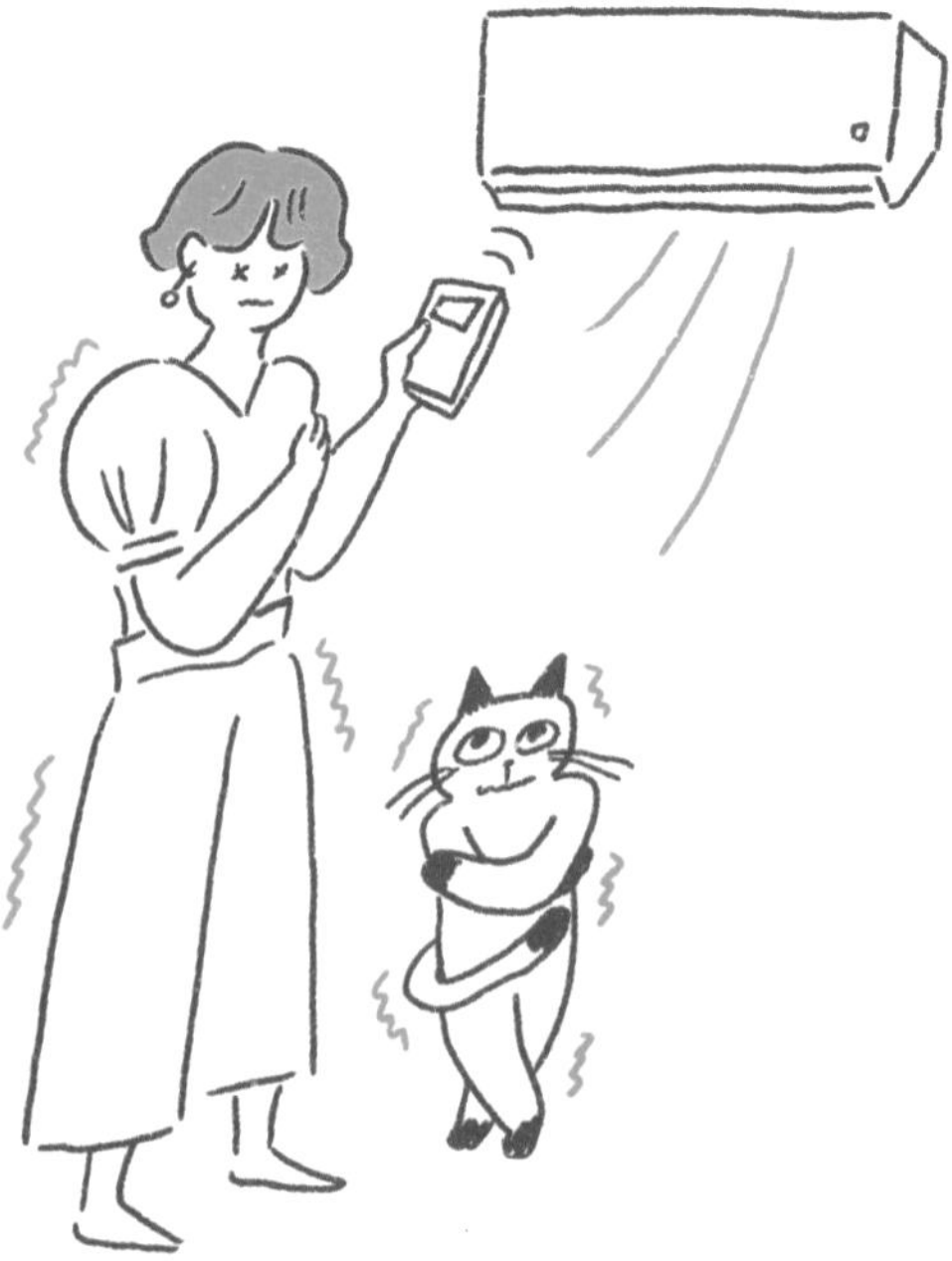

SUMMER

7月18日

室内外の寒暖差に負けない自律神経の適応力をつける

自律神経は、暑くなったり寒くなったりしたとき、外気温の変化に合わせてすみやかに体を適応させる役割を果たしています。暑くなれば発汗で体温を下げ、寒くなれば体温を逃がさないよう汗腺を閉じる。そうやって体温などの体内状況をコントロールしているわけです。だから、「外は炎天下、室内は肌寒い」といった寒暖差のある状況は、「自律神経にどれだけ適応の力があるか」が試されていることになります。

そして、こうした適応力があるかどうかは、6月頃にしっかり汗をかいて「**暑熱順化**《しょねつじゅんか》」をしているかどうかがカギになるのです。ちゃんと暑熱順化をして自律神経の適応力を底上げしていれば、室内外の寒暖差くらい物ともせず、調子よく夏を乗り越えていけるはず。

一方、**暑熱順化をしないまま夏を迎えてしまうと、自律神経が日々の寒暖差についていけずに疲弊してしまい、夏バテまっしぐらとなることが多くなります。**

だからこそ、6月のうちに暑熱順化で自律神経の適応力をアップさせ、「寒暖差に負けない体」をつくっておくことが非常に大切なのです。

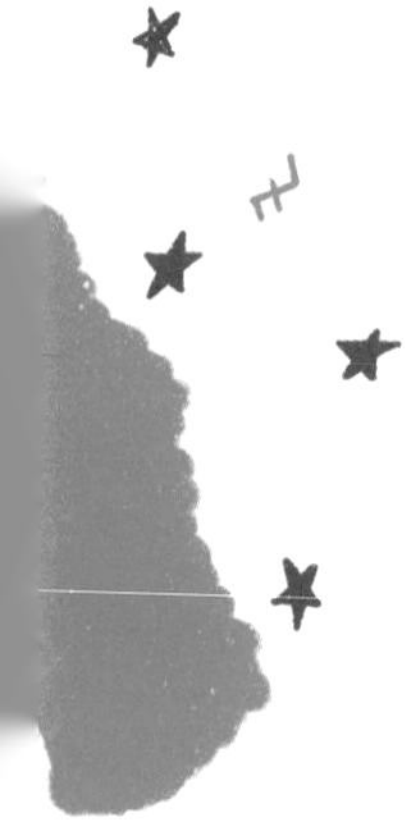

SUMMER

7月19日

どんなに寝苦しくても一晩中エアコンのつけっぱなしはよくない

7月も下旬になると、夜が更けても気温があまり下がらず、暑くて寝苦しい日が多くなってきます。エアコンをつけっぱなしで寝てしまうと、夜中に寒くて目が覚める……かといって、エアコンをつけずにいると暑くて眠れない……。きっと、てきめんに寝不足に陥る人も少なくないでしょう。

　では、こんな夜はどんな「眠り方」をするのが正しいのか。まず、絶対にやめてほしいのが一晩中エアコンをつけっぱなしで寝てしまうことです。たとえ設定温度を高めにしても、冷房をつけっぱなしだと、かなり室温が下がり、体を冷やすことになります。先述したように、長時間冷房にさらされるのは「体の毒」であり、自律神経を確実に弱らせることにつながっていくのです。

　ですから、エアコンはタイマー機能を用い、1～2時間でオフになるようにして眠るのがおすすめ。タイマーが切れた後、暑くて寝苦しいようなら、また30分程度のタイマーで冷房をつけてもOKです。

結局、このように、**エアコンをつけたり消したりしながら過ごすのが、〝もっとも自律神経を弱らせずに済む夏の睡眠法〟なのです。**

SUMMER

7月20日

夏の睡眠は、最初の1時間半が勝負となる

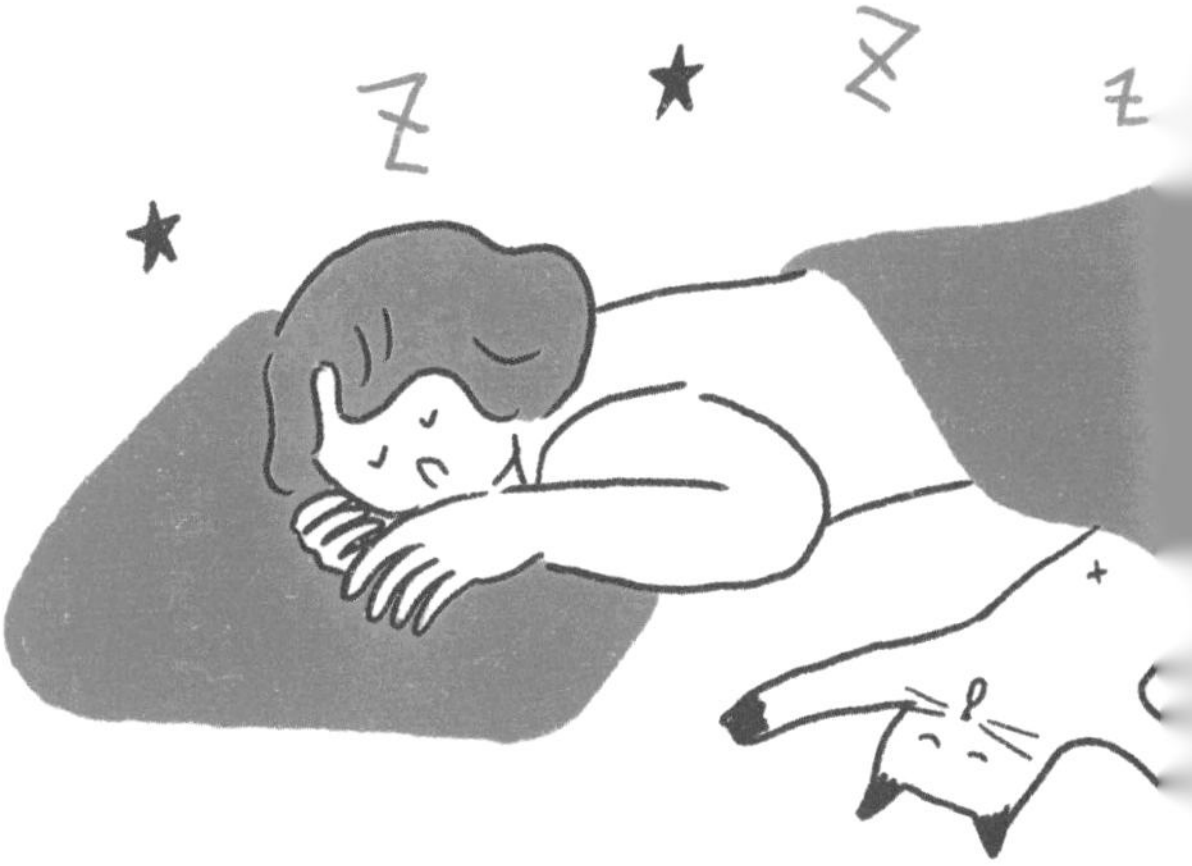

睡眠でもっとも大切なのは「最初の1時間半」です。眠りに落ちてまもなく訪れる「深い睡眠」が脳と体の疲れをリセットするのに重要な働きをしていて、この睡眠を充実させるため、「最初の1時間半」をぐっすり眠れるように配慮すべきなのです。

　とくに、熱帯夜で寝苦しい夜は、「あらかじめエアコンで寝室を冷やしておく」「扇風機で室内の空気を循環させておく」などの準備をして、「最初」をよく眠れるようにするといいでしょう。そのうえで、1時間半か2時間後にエアコンのタイマーが切れるようにして就寝するのがおすすめです。

　とにかく、**この1時間半をぐっすり眠ることができれば、残りの時間は途中で起きたり眠りが浅くなったりしても、そう大きな問題はない**のです。ぜひ、「最初の1時間半が勝負」と心得て、快眠をプロデュースしていきましょう。

SUMMER 7月21日

寝苦しいときはいったん起きて、水を飲んで体をほぐす

暑さで寝苦しくなってきたときは、そのまま寝ようとするよりも、いったん体を起こしてしまうほうがいいでしょう。

汗をふき、水を飲んで、簡単な

SUMMER 7月22日

昼間、眠くなったら、「パワーナップ」で回復

アメリカでは昼寝のことを「パワーナップ」と呼ぶのだそうです。その理由は、短時間の昼寝をすることで仕事の活力パワーがよみがえってくるから。

夜の睡眠が浅く短くなりがちな夏場は、お昼頃に眠気に襲われがち。そんなときに**15～20分パワーナップをすれば、効率よく脳と体を回復させることができる**のです。疲れも取れてスッキリするので、ぜひ実践してみてください。

ストレッチでもして軽く体をほぐしてから横になるほうが、**よりスムーズに眠りに戻ることができるし、その後の睡眠がより快適なものになる**はずです。熱帯夜の眠りを少しでも向上させるために、ぜひ覚えておくといいでしょう。

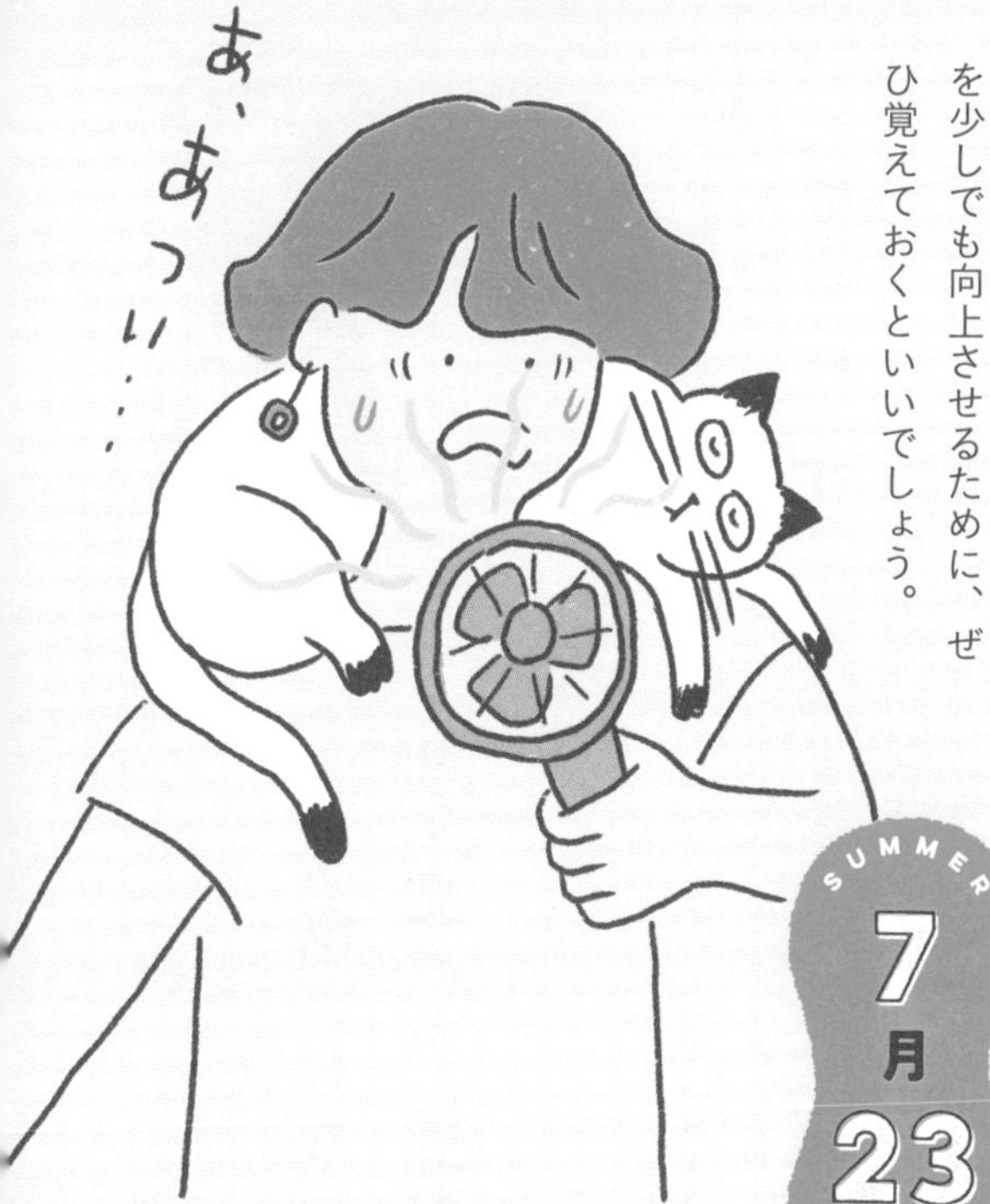

SUMMER
7月23日

「夏バテ防止グッズ」は大いに活用する

最近は、夏を少しでも涼しく過ごすためのグッズがいろいろ販売されています。携帯扇風機、冷却タオル、冷感スプレー、ひんやり枕、冷感シーツ……。

こうしたグッズによって**涼を得ていると、副交感神経が刺激されて心身がリラックスする方向へと向かいます**。ですから、こうしたグッズは大いに活用すべき。きっと、夏バテを防ぐのにも少なからず役立つことでしょう。

SUMMER

7月24日

「冷房病」になったら、もう夏バテは避けられない

冷房病は、クーラーが効きすぎた室内に長い時間いることで自律神経の働きが弱ってしまい、体にさまざまな不調症状が起こる現象です。

夏場、わたしたちの体は暑さに順応するために、血流を上げ、たくさんの汗をかいて体温を下げようとしています。そのコントロールを担っているのが自律神経です。

ところが、肌寒い室内に長時間いると、体は体温をキープしようとして、血管を収縮させ血流を抑えて〝逆〟に働き出すことに……。これにより自律神経が混乱をきたし、働きが低下して多くの症状が現れるようになるわけです。

主な症状は、冷え、だるさ、頭痛、首・肩のこり、腹痛、下痢、便秘、生理痛、生理不順など。もし、冷房の当たりすぎでこうした症状が現われてきたなら、自律神経が相当に疲れている証拠。もうこうなったら、夏バテは不可避と言ってもいいでしょう。

だから、**冷房病に陥ってしまう前に、エアコンへの接し方を変えなくてはダメ**。前にも述べたように、とにかく冷房が効いた場所に長居をするのは禁物なのです。

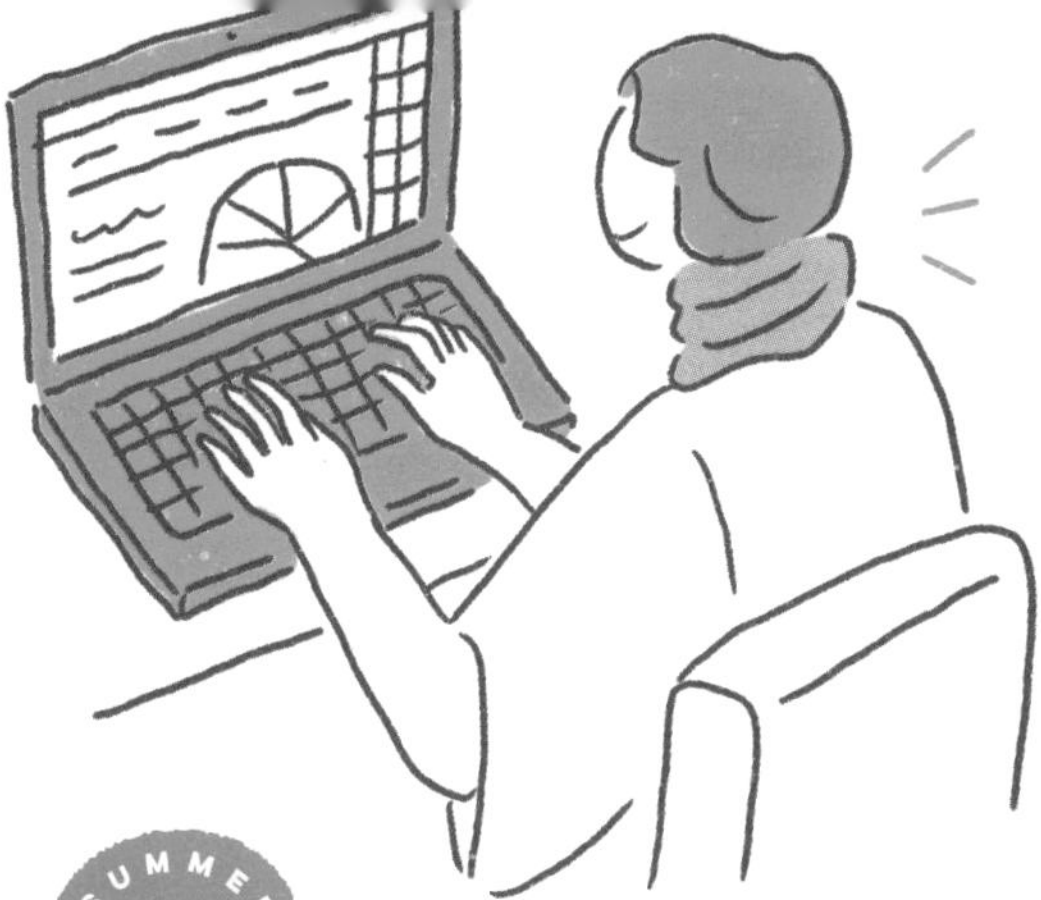

SUMMER

7月25日

冷房に弱い人は、首を冷やしてはいけない

「会議中、首や肩にずっと冷房風が後ろから当たり続けていて、それだけで気持ちが悪くなってしまった」——そんな経験をした人も多いのではないでしょうか。

首には太い血管や神経が集中しています。そのため**冷房風が直撃して首の血管が冷えると、全身の血管が収縮して、一気に血行が悪くなってしまいます**。それで、急に体が冷えて具合が悪くなってしまう場合が多いのです。

ですから、冷房に弱い人や気温変化に弱い人は、くれぐれも冷房風で首を冷やさないようにご注意ください。

また、首に限らず、体に冷房風が直接当たる場合は、席を替えてもらったり温度を下げてもらったりして、自分から身を守るようにしましょう。

SUMMER

7月26日

冷房に弱い人は、ストールやひざ掛けなどの「布」を持ち歩く

電車の中、会議室、喫茶店、居酒屋……クーラーがギンギンに効いた空間は、冷房に弱い人にとってはかなりリスキー。震えるほどに寒くても、温度を上げてもらえなかったり、その場を移動できなかったりするシチュエーションであることもあります。

そんな場合は、自分で自分の体を守るしかありません。ぜひ、スカーフ、ストール、ひざ掛けなどの「布」を常に持ち歩き、寒いときにいつでも身に着けられるようにしておくといいでしょう。たった1枚でも布をまとえば、冷気によるダメージをだいぶ緩和させることができます。

また、その場合は、**首、腰、ひざなどの「くびれた部分」を重点的にガードする**といいでしょう。

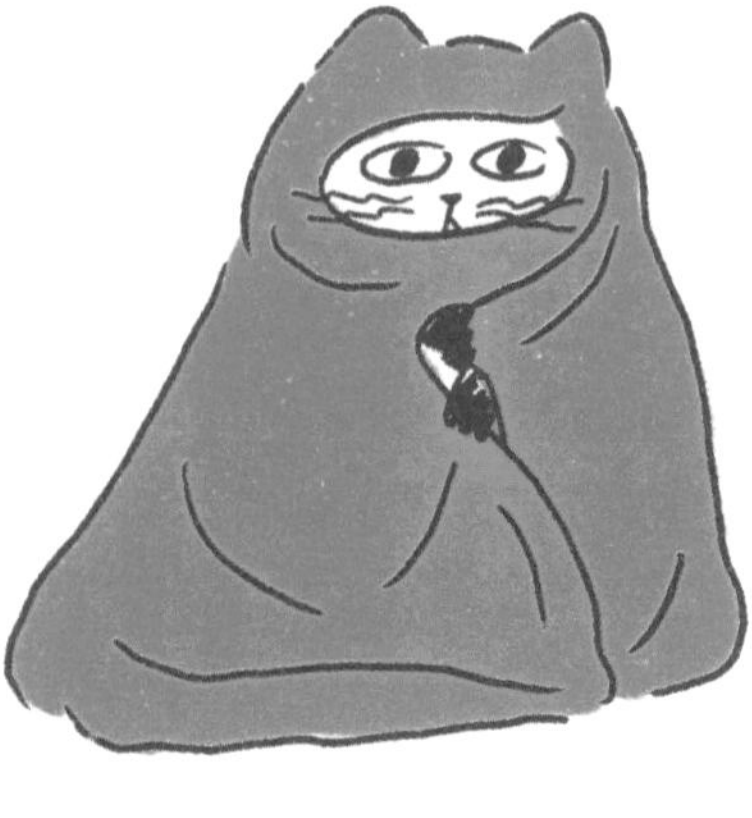

SUMMER

7月27日

夏の入浴は、シャワーだけで済ませず ちゃんと湯船に浸かる

夏は入浴するにしても、シャワーだけ浴びてササッと済ませてしまう人が多いのではないでしょうか。でも、それではダメ。夏こそゆっくり湯船に浸かる入浴を心がけてください。

先にも述べたように、この時期の自律神経はお疲れ気味。屋外の炎天下に体を合わせればいいのか、屋内の肌寒さに体を合わせればいいのかよく分からず、混乱していることが少なくありません。

だから、家に帰ってひと心地ついたなら、お風呂で疲れた自律神経をリセットすべき。そして、ちゃんとリセットをするにはシャワーだけで済ませずに、ぬるめのお湯にゆったり浸かって疲れを解きほぐすほうがいいのです。

こうした入浴を日々習慣にしていれば、**混乱気味の自律神経が「正常稼働状態」へと引き戻されていきます。**夏の自律神経を健やかにキープしていくには、この「1日の最後のゆっくり入浴リセット」が欠かせないと言ってもいいでしょう。

SUMMER

7月28日

「土用の丑の日」は、自分の体が求めているものを食べる

「土用の丑《うし》の日」は、夏バテを防ぐために栄養価の高いウナギを食べる慣習が知られています。ただ、これは医学的根拠が乏しく、ウナギを食べればバテが防げるというわけではありません。

もっとも、この時期は**暑さで食欲が落ち気味のため、体の活動も腸の活動も停滞気味になっている**のは事実。そういう停滞を解消させるために食事を見直す試みは、とても理にかなっています。

だから、土用の丑の日は、ウナギに限らず、元気が出そうなものを食べるのがおすすめ。焼き肉でもいいし、中華でもいいし、寿司でもいい。ぜひ、自分の腸が求めている、自分の体が求めているものを食べて、停滞を打開してください。

SUMMER 7月29日

「夏こそ熱いものを食べる」を〝なるべく〟守る

うだるような暑さの日が続くと、どうしても食事が「冷たいもの」や「さっぱりしたもの」に偏りがちになります。

でも、本当は夏こそ「アツアツのもの」を食べるほうがいいのです。この時期は、暑さや冷房の威力に押されて、自律神経がバテ気味になっています。だから、自律神経を全体に活気づかせるようなものを食べるべき。そしてそのためには、**汗をかきながら火の通った料理を食べて、血行や代謝をよくしていったほうがいい**わけです。

おすすめは、カレーやトムヤムクンなどの香辛料の効いた料理、シチュー、ポトフ、肉じゃがなどの煮込み料理、また、ラーメンやうどん、そばなど、アツアツの汁ごと食べる料理もいいでしょう。大汗をかきながらこうした料理を食べれば、きっと体がすっきりするはず。暑いさなか、〝なるべく〟で構いませんので、実践するようにしてみてください。

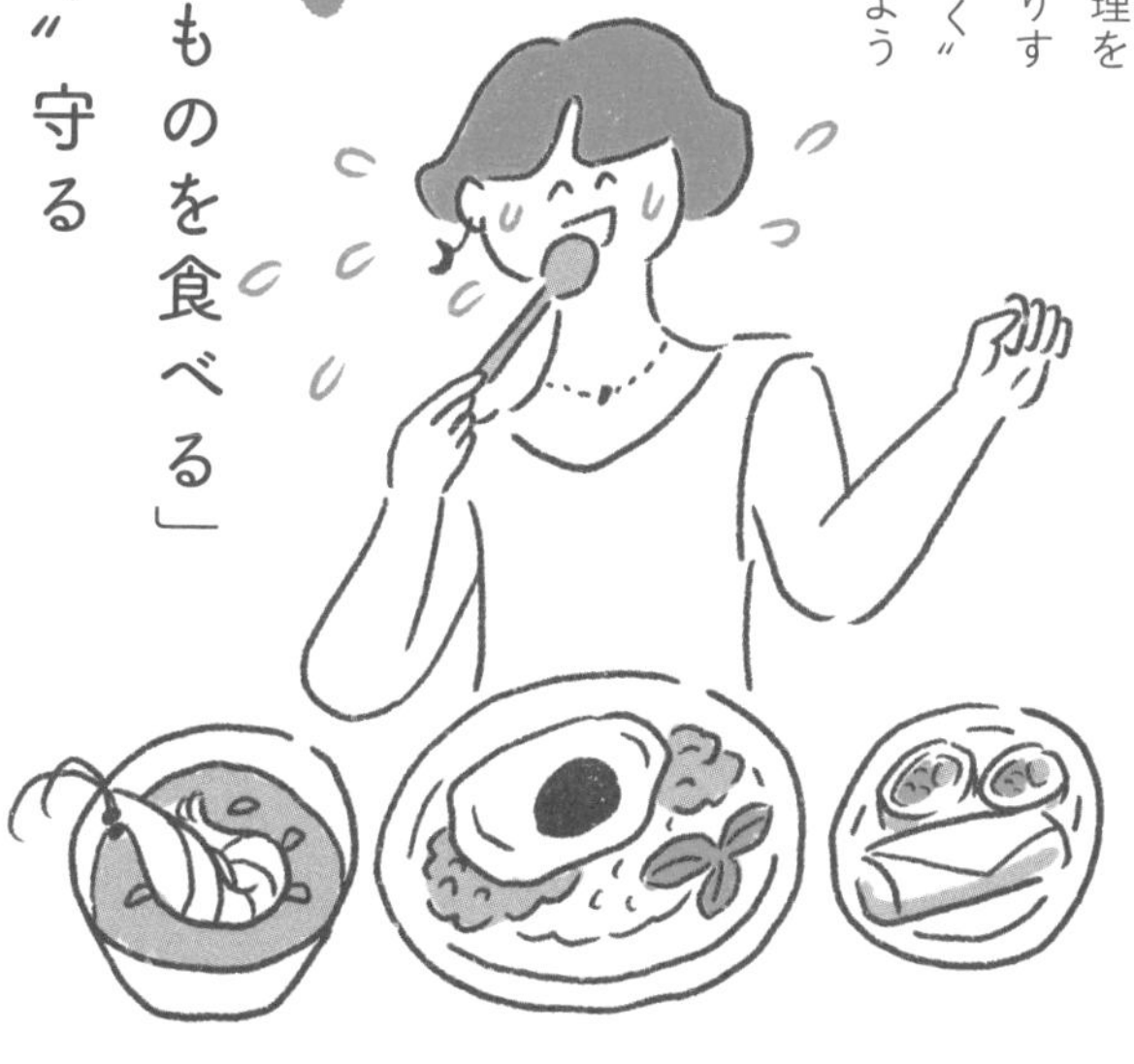

SUMMER

7月30日

そうめん、冷やし中華……「さっぱり系料理」ばかりを続けない

夏は毎日のようにそうめんや冷やし中華ばかり食べている人もいらっしゃるかもしれません。冷たくてさっぱりしているから、あまり食欲がないときでもおいしく食べられますよね。

でも、毎日のように「冷えたさっぱり系料理」ばかり食べていたら、さすがに栄養が偏ります。それに、**たんぱく質が少ないため、力があまり湧かなくなりますし、体が冷えるため、胃腸の活力が落ちてしまうようにもなります**。こうしたパワー不足が続けば、夏バテにも陥りやすくなるでしょう。

ですから、「何日も続けすぎないこと」が大事。「さっぱり系」はほどほどにしておいて、たまにはパワーのつきそうな「アツい料理」をがっつり食べるようにしましょう。

SUMMER

7月31日

冷えたビールやアイスクリームは、「最初の一口」を味わう

キンキンに冷えたビール、冷たくて甘いアイスクリームやかき氷――この時期はついつい冷たいものばかりに手が伸びがちです。

ただ、腸の健康維持から見ると、こうした傾向はあまり感心できません。なぜなら、**冷たいものばかり入ってきて腸が冷えると、腸内環境が悪くなり、腸の働きが鈍くなりがちになる**から。それに、腸の活動が低下すると、食欲が落ちてあまり栄養が入ってこなくなる……。こうした悪い流れが夏バテを呼び込むきっかけになる場合が少なくないのです。

ですから、冷たいものはほどほどにしておくほうが無難。たとえば、ビールなどは最初のひと口、最初の1杯がおいしいもの。だから、「最初」の醍醐味を味わったら、2杯目以降は別の飲み物にするなどして、腸を冷やしすぎないように心がけてはどうでしょう。アイスクリームやかき氷も、なるべく少量を味わって、食べすぎないようにご注意ください。

8月
AUGUST

夏休みはレジャーや
旅行で遊ぶことも大切。
ただ、疲れを
解消するのも忘れずに

夏の盛りは自律神経のトータルパワーが高く、開放的な空気の中、「外へ飛び出そう」「広々した場所ではしゃごう」という気分が高まります。夏休みにレジャーや旅行に行きたくなるのは、自律神経のメカニズムからしても自然なことなのです。

ただし、気をつけていただきたい点もあります。それは、「活動した後の疲れ」を頭に入れておくこと。夏休みにたくさん遊べば、当然疲れも出るでしょうし、疲れれば、体を休める必要も出てきます。とくに、8月の後半は夏の疲れがたまって体が重だるくなってくるので、心身を休めたり癒したりすることに十分な時間を割くようにしてください。そのうえで、夏の疲れは夏のうちに解消させるよう心がけていきましょう。

つまり、8月はアクセルをかけることばかりに気をとられずに、ブレーキをかけて休むことも忘れないようにすべきだということ。ぜひ、そこのバランスを大事にしながら、疲れを引きずらずに夏を楽しんでください。

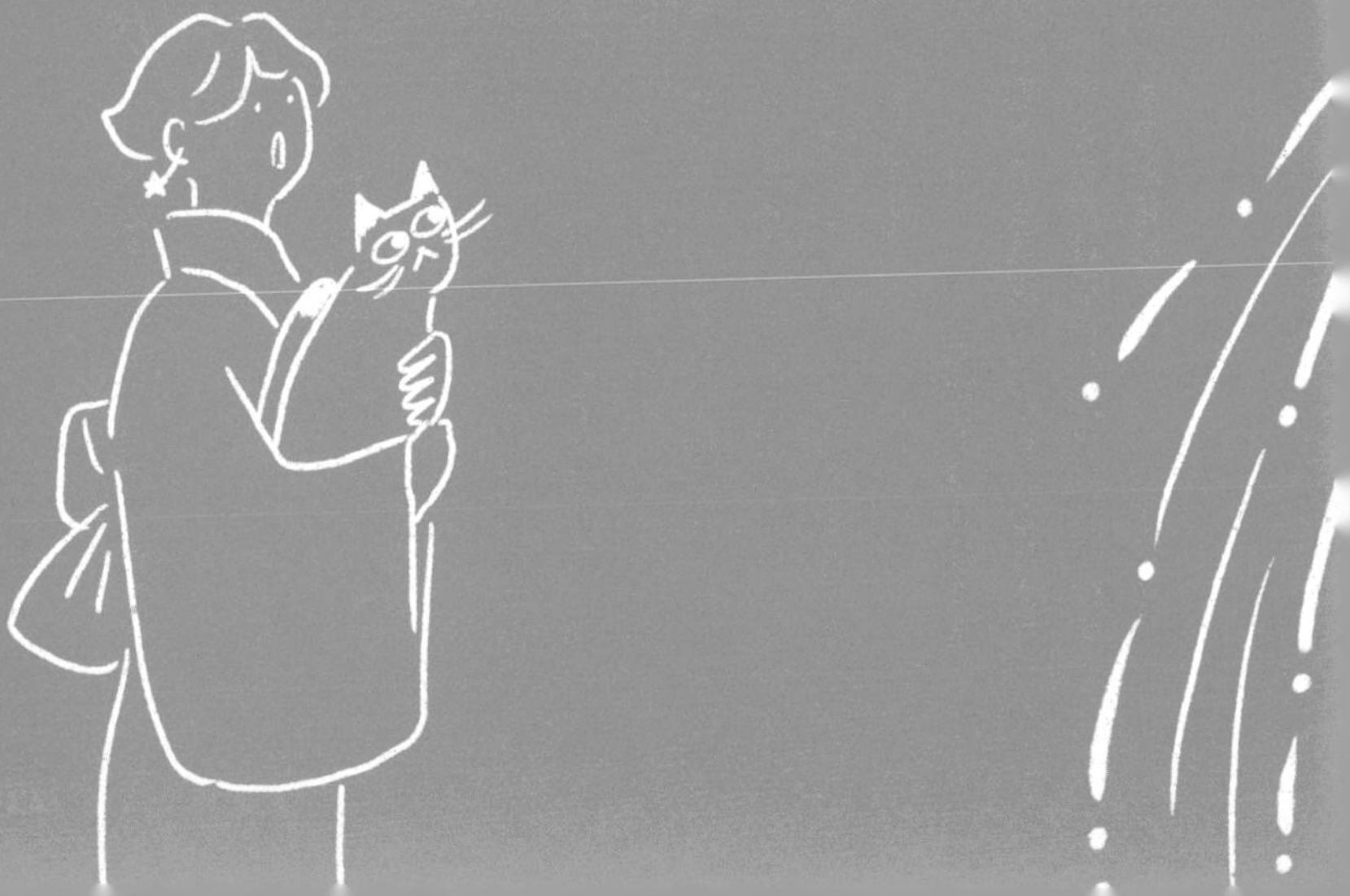

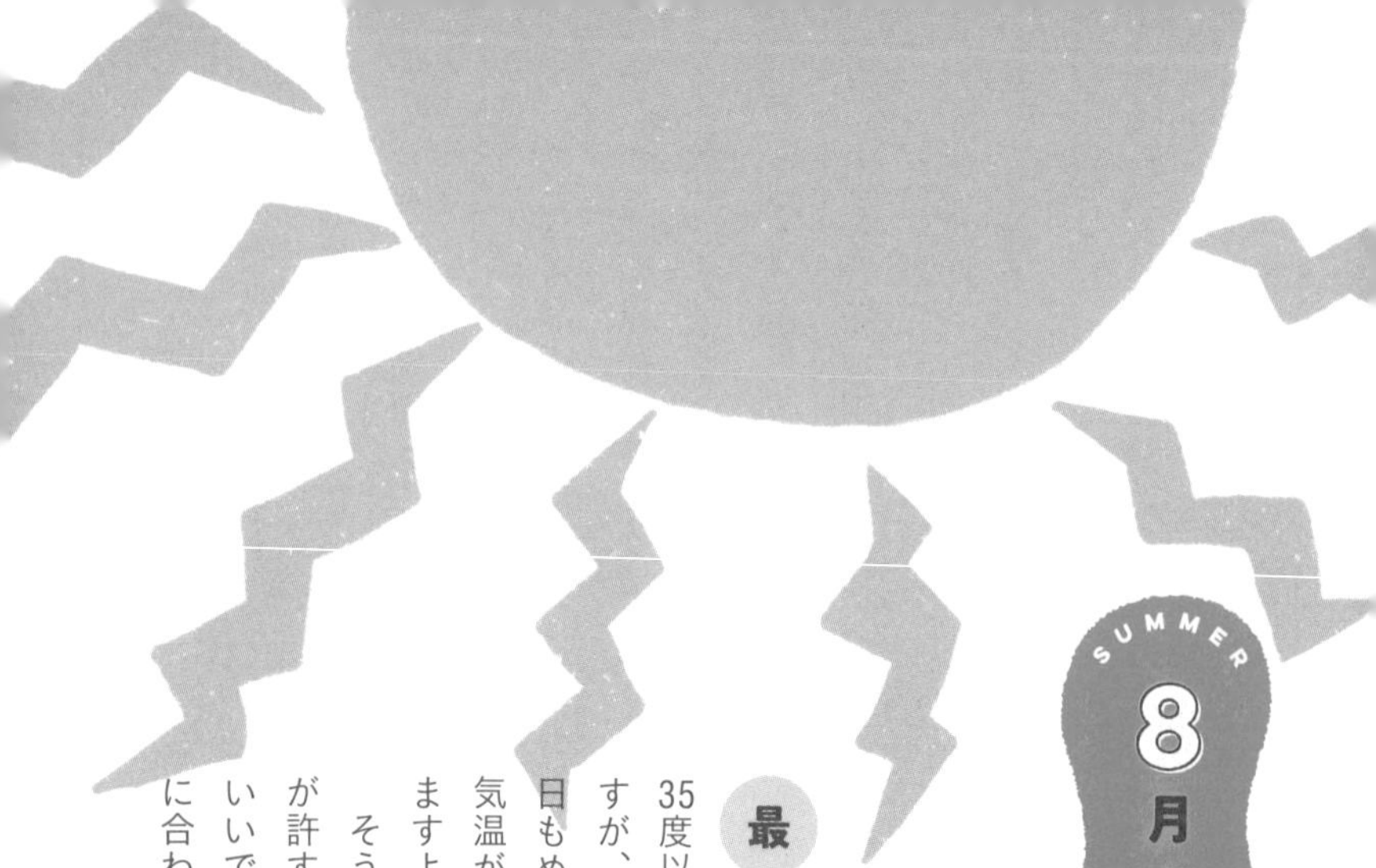

SUMMER

8月1日

気温が「人間の体温」を超えるような日は、なるべく外に出ない

最近の夏の気温は異常です。気温が30度以上を「真夏日」、35度以上を「猛暑日」と呼ぶのですが、近頃は40度近くまで上がる日もめずらしくありません。もう気温が人間の体温を超えちゃってますよね。

そういう日は、仕事などの事情が許す限り、外出を控えるほうがいいでしょう。自律神経は外気温に合わせて体をコントロールしているわけですが、40度近い外気温に対して体を適応させるのは「想定外」の事態であり、キャパが限界ギリギリ。疲れてバテている人はもちろん、どんな健康体の人であろうとも熱中症に陥る可能性があります。

だから、**〝これはもう人間が活動できる気温じゃない〟と考えて、できるだけ屋外に出ないようにするのが賢明**ではないでしょうか。

SUMMER 8月2日

猛暑日の予報の日は、仕事も家事もあまりがんばらない

35度以上の猛暑日になるかどうかは、天気予報である程度予測が立ちます。とくに最近は、週間予報の情報をスマホで簡単に得ることができるので、〝この暑さが何日頃まで続きそうだ〟〝何日頃を過ぎれば、少し暑さがやわらぎそうだ〟といったことも把握できますよね。

だったら、この予報をコンディショニングに生かさない手はありません。たとえば、〝猛暑日が続くここ何日かは、仕事も家事もあまりがんばらないでいいことにしよう〟〝暑さがやわらぐ何日になったら、気合を入れて仕事をすることにしよう〟といった調節をすることも可能でしょう。

この時期は、それくらいの腹をくくったスタンスで、**日々の気温と仕事・家事を見比べながら活動量をコントロールしていくほうがいい**と思います。きっとそのほうが夏バテをせずに済みますし、盛夏の自律神経コンディションを良好にキープしていくことにつながるはずです。

SUMMER

8月3日

酷暑の中、外を歩く場合は、コンビニや喫茶店をハシゴする

営業やセールスなど、仕事によっては、炎天下の屋外を歩き回らざるを得ない場合もあるでしょう。そんなとき、どうやって酷暑から身を守ればいいのか。

おすすめは、**コンビニや喫茶店をハシゴして、小まめに冷房の効いた場所に〝避難〟する作戦**です。たとえ、1日中外を歩き回っていたとしても、40分か1時間おきくらいに冷房の効いたところで水分補給してクールダウンをしていれば、それほどダメージを受けずに済みます。

とにかく、長時間にわたって屋外の暑熱にさらされるのはNG。コンビニや喫茶店を「休憩所」や「避難小屋」のように扱って利用しつつ、街中の炎天下で〝遭難〟しないように気をつけましょう。

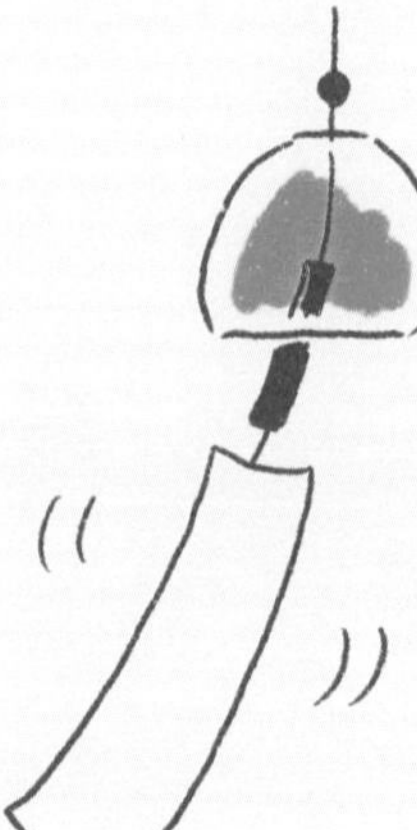

SUMMER

8月4日

「ビールは水分ではない」と心得る

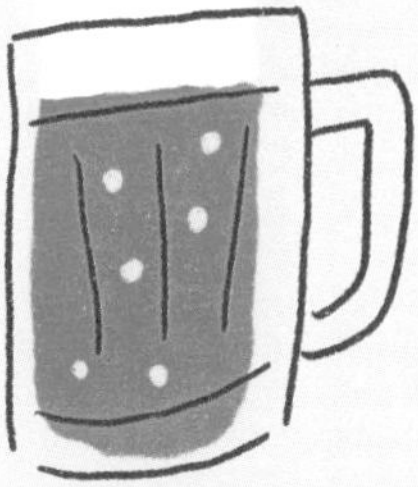

真夏にゴルフコースを回っていて、大汗をだらだら流し、のどがカラカラに渇いた状態でレストランにたどり着いた……。そんなとき、即座に生ビールを注文して〝プハーッ、やっぱりこの一杯がたまんないねーッ〟と唸《うな》っている人をよく見かけます。

しかし、これはたいへん危険な行為です。ビールを飲んでも水分補給にはなりません。それどころか、ビールを飲むと利尿作用が働いてトイレが近くなるので、体内の水分が大量に失われてしまいます。しかも、**アルコールの分解にも水分が使用されるので、体内が極度の水分不足に陥ってしまうようになる**のです。そのため、ビール好きのゴルフ愛好家はラウンド中に熱中症や脳梗塞、心筋梗塞を起こすことが少なくありません。

別にゴルフでなくても、夏のレジャーで同じようなシチュエーションになることは多いと思います。とにかく、「ビールは水分ではない」と心得て、ちゃんと小まめに水分補給をするように心がけてください。

SUMMER 8月5日

「体を動かすミッション」は、涼しい朝のうちに完了させる

日中の気温が怖ろしいくらいに高くなるこの時期は、日が高い時間帯の屋外スポーツや屋外作業はNGです。ウォーキング、ジョギング、庭の草むしり、洗車、DIY……こういった作業は、な

SUMMER 8月6日

家にいるときは、汗をかくたびにシャワーを浴びてもOK

休みの日、午前中に庭の草取りをして汗びっしょりになってしまった……そんなときはシャワーを浴び、汗を流してすっきりしてください。

夏のうちは汗をかくたびにシャワーを浴びてもOKです。**多少疲れはしますが、快適さを優先するほうが自律神経バランスにもいい**のです。ただ、シャワーを浴びる前後はしっかり水分補給をすることを忘れないようにしてください。

るべく早朝の涼しいうちに済ませるようにしてください。
　また、屋外作業のみならず家事などの屋内作業も、できるだけ午前中の涼しいうちに済ませてしまうほうがいいでしょう。ぜひ、**夏の盛りの数週間は、「体を動かすようなミッション」は、涼しいうちに片づける**のを習慣づけてしまうようにしてください。

SUMMER
8月7日

夏の盛りは「赤い色の食べ物」を意識して食べる

夏の盛り、連日のあまりの暑さに食欲が落ちたときは、「赤い色の食べ物」を意識して摂るようにしてみてください。スイカ、トマト、唐辛子、キムチ、赤ピーマン、サクランボ、リンゴ、エビ、タコ、サーモン、マグロ、梅干し……**赤い食材は、不思議なくらい夏バテ予防にプラスになるものばかり**です。スーパーで「赤」をキーワードにして買い物をするのもいいかもしれませんね。

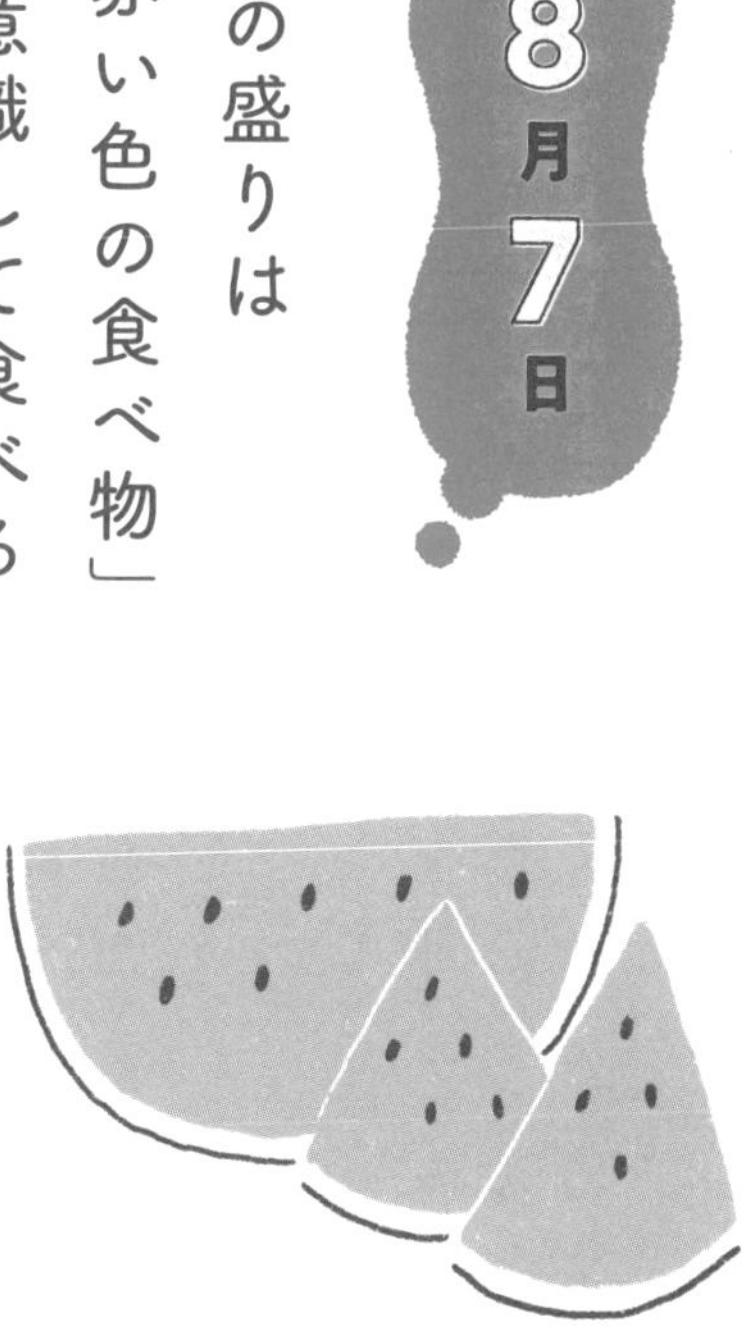

SUMMER

8月8日

睡眠中の「夜間熱中症」に気をつける

夏の熱中症でもっとも気をつけなくてはならないのは夜。じつは、睡眠中に**「夜間熱中症」**に陥る人がたいへん多いのです。

夜間の気温が25度を超える熱帯夜は、多くの人が寝苦しい思いをします。通常、体温が下がると眠気が強まるのですが、熱帯夜だと体温がうまく下がらず、よく眠れません。自律神経も、夜間なのに交感神経が下がらず副交感神経もうまく上がらないという混乱した状態になり、バランスが大きく崩れることになります。

しかも、熱帯夜のときは、一晩で５００mℓもの汗をかくとされています。この**ペットボトル１本分の発汗により体内から多くの水分が失われ、眠っている最中、気づかないまま脱水症や熱中症に陥ってしまう**わけです。

ですから、夏の夜はエアコンや扇風機であらかじめ寝室を涼しくしておき、水分をちゃんと摂って、脱水や熱中症にしっかりと備えたうえで眠るべき。みなさんくれぐれもご注意ください。

SUMMER
8月9日

夏の間はペットボトルを手の届く範囲に置いて眠る

夏の夜は一晩で500㎖、ペットボトル1本分の寝汗をかきます。発汗で失う水分は、ちゃんと補充しなくてはなりません。

ですから、夏の間は**ペットボトルを手の届く範囲に置いておき、寝苦しくなって目覚めたときにいつでも飲めるようにしておく**といいでしょう。

冷やした水道水をペットボトルに入れたものでも十分ですが、ミネラルウォーター、経口補水液、スポーツドリンクなどでもOK。枕元やサイドテーブルにこういった水分が用意されていれば安心して眠れることでしょう。

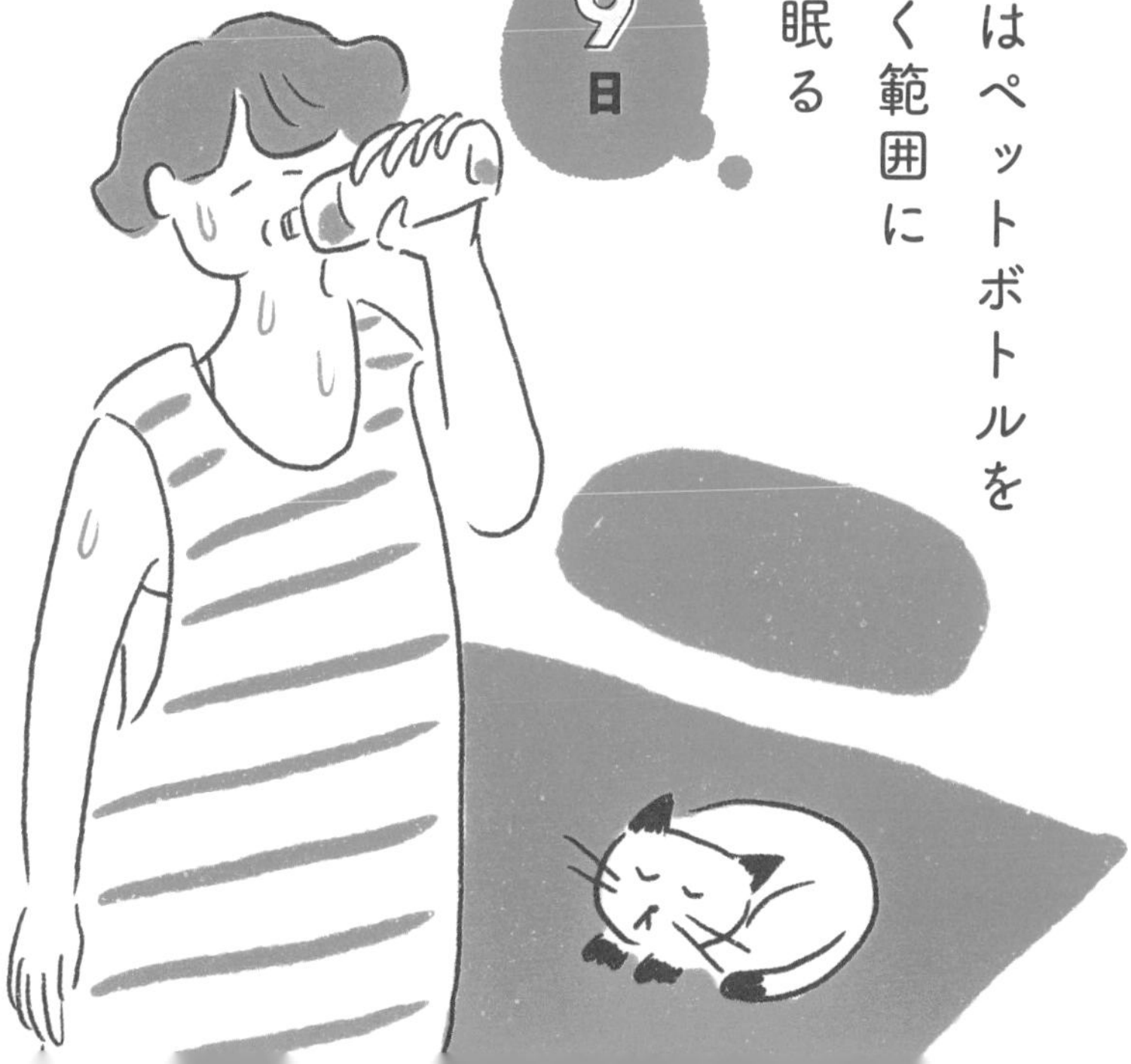

SUMMER 8月10日

夏休みは、テンションを上げすぎて疲れてしまわないようにする

夏休みというと、海や山へレジャーに出かけ、思い切りエネルギーを発散するようなイメージを持っている人も多いでしょう。なかには、この「特別な期間」をより充実したものにしようと、いつもの何倍にもテンションを上げて張り切っている人もいらっしゃるかもしれません。

ただ、あまりにテンションを上げすぎるのもどうかと思います。それというのも、**夏休み中はやたらに元気でも、休みが終わったとたん燃え尽きたように疲れてしまう人が目立つ**から。まるでエネルギーを出しすぎた〝反動〟が襲ってきたかのようにぐったりと消耗してしまうケースが多いんですね。

当然ながら、こういう大きな変動は、自律神経の乱れにもつながります。ですから、夏休みは、張り切りすぎて疲れてしまわないように、〝ほどほど〟に発散をするほうがいいのです。ぜひみなさんもテンションMAXではしゃぎすぎないようお気をつけください。

SUMMER 8月11日

夏休みは開放感の中、「はしゃぐことも大事」と心得る

前の項目で「夏休みはテンションを上げすぎないほうがいい」と述べましたが、あくまでこれは「オーバーヒートしないように気をつけましょう」ということ。「テンションを上げてはしゃいではいけない」と言っているわけではありません。

むしろ、夏休みは遊びに出かけてはしゃいだり発散したりすることも大事です。程度にもよりますが、**自律神経にはオンとオフのメリハリが必要であり、オフのときは「オフらしいオフ」をちゃんと満喫するほうがバランスを整えることにつながる**のです。

ですから、夏休みだというのに何もせずだらだらと寝てばかりいるような過ごし方をするのは考えもの。どんな過ごし方をするかは人それぞれでしょうが、夏休みしかできないこともたくさんあります。なるべくなら、夏の開放感あふれるまぶしい光の中、夏らしい活動的な時間を過ごすようにしていくといいでしょう。

SUMMER 8月12日

旅行をするなら「テーマ＝目的」をひとつ決めておく

みなさんの中には、目的もなくぶらりと出発をするような旅にあこがれている人もいらっしゃるかもしれません。しかし、テレビの旅番組と違って、「行き当たりばったりの旅」ではなかなか期待したほどの収穫は得られないものです。

　旅行をするなら、やはりテーマや目的を決めておいて、きちんと計画を立てて出発することをおすすめします。遺跡を見る、きれいな海でダイビングをする、古い町並みを歩きながらショッピングをする、あこがれの宿に泊まっておいしい食事を摂る……旅の目的は何でも構いません。

　ただ、テーマや目的はあまり盛り込みすぎないほうがいいでしょう。**スケジュールびっしりで次から次へと時間に追われるような旅は、バタバタしてしまってかえって自律神経を疲れさせてしまうことになります。**ぜひ、テーマをひとつかふたつに絞り、時間にも余裕を持ってゆっくりと旅行を楽しみましょう。

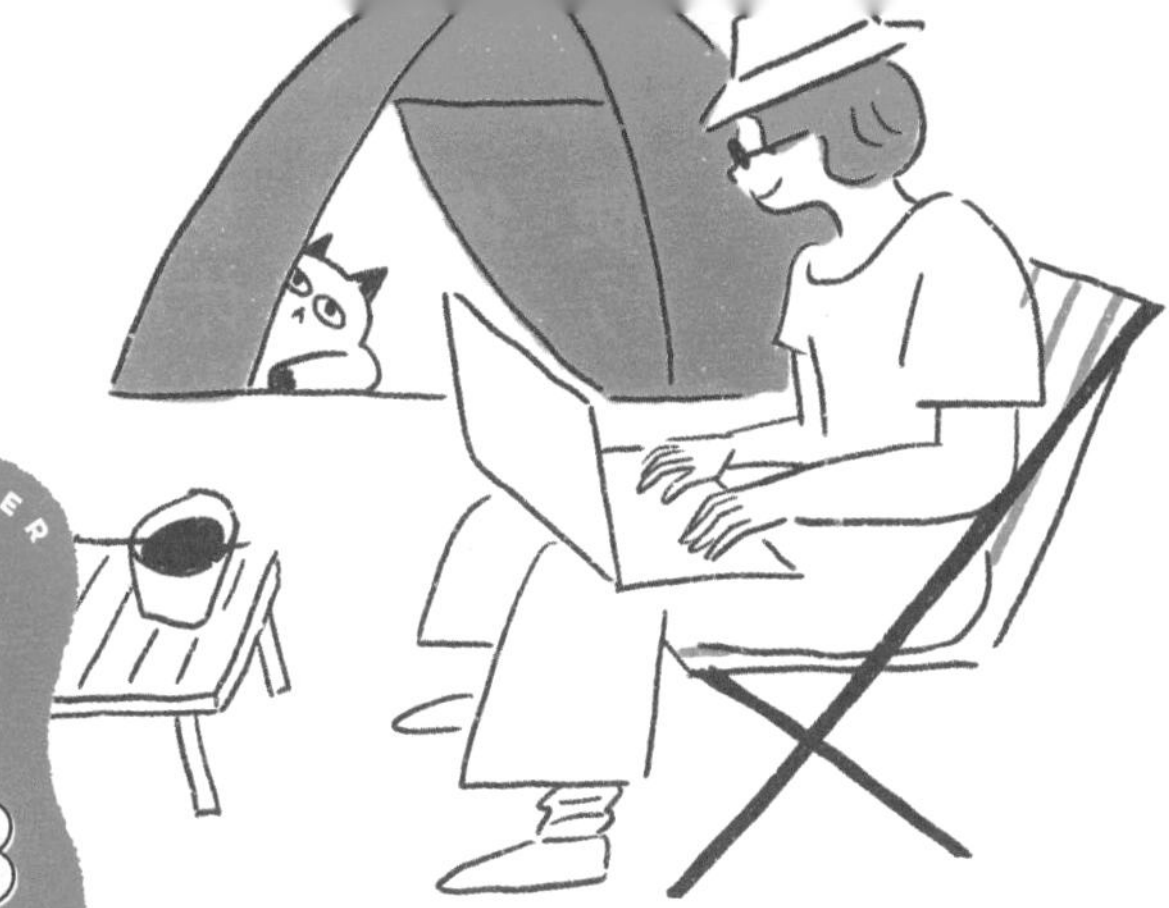

SUMMER
8月13日

旅行先やキャンプ場などで仕事をするのもＯＫ

最近は「ワーケーション」といって、休暇中、旅行先やキャンプ場などでくつろぎながらも、一定時間パソコンを用いて仕事をする人が増えているようです。

きっと、仕事は仕事、遊びは遊びときっちり区別してしまわないほうが、マイペースを保ててやりやすいのかもしれません。

それに、完全に仕事を忘れた状態でオフにどっぷり浸ってしまうと、休み明けになかなか仕事モードに入っていけずに苦労するもの。

その点、**オフの間にちょこちょこと仕事をしていれば、休み明けにスムーズに仕事に入っていける**ことにもなります。これからは、こうしたワーケーション・スタイルの「休み方」「働き方」も十分にアリなのではないでしょうか。

SUMMER 8月14日

夏休みは、最低でも2日は体を休めるために使う

先にも述べたように、夏休みはついはしゃいだり張り切ったりしてエネルギーを消耗してしまいやすいものです。ですから、あらかじめ**体を休めてエネルギー**

SUMMER 8月15日

旅行中はなるべくスマホと距離を置く

「せっかくの家族旅行だというのに、車の中でも旅館に着いてもみんな自分のスマホを見てばかり。会話も少ないし、子どもも親もスマホでゲームをしたりラインをしたりしていて、なんだか全然旅行を楽しめなかった気がする」――そんな話をよく耳にします。

リアルに旅行をしているのに、スマホにばかり気をとられているのはもったいないですよね。スマホで記念撮影をしたりするのはいいとしても、旅行中はみんなで道中を楽しむため、なるべくスマホを取り出さないようにする配慮も必要なのではないでしょうか。

を回復する時間を見込んで計画を立てることをおすすめします。

たとえば、1週間夏休みをとれるとすれば、5日間をレジャーに当てて、最後の2日間はゆっくり休むとか。その2日間があると、心にも体にも余裕が生まれます。また、休み中の疲れも取れやすくなりますし、**自律神経も平常モードの落ち着きを取り戻しやすくなる**のです。

SUMMER 8月16日

「渋滞は自律神経を乱す」と心得る

延々と続く車の渋滞は非常にイライラするものです。とくに、お盆で帰省していた人たちのUターンラッシュの渋滞にはまってしまうとたいへん。**何時間もイライラが続くと交感神経が上がりっぱなしとなり、自律神経バランスが大きく乱れる**ことになります。

ですから、夏休みには極力渋滞にはまらないようにスケジュールを立てることが大切。渋滞しそうな日を避けるとか、混む時間を避けて夜のうちに出発するとか、あの手この手を講じて渋滞に巻き込まれるのを回避するようにしてください。

SUMMER 8月17日

「休み明けの出社」を見越して休暇をとる

楽しかった夏休みが終わり、今日からまたいつも通りの日常が始まる……でも、体もだるいし心も重い……。休み明けの朝は、誰しも会社に行くのが憂鬱になるものですよね。

ただ、仕事ができるかしこい人は、こういうときに、**長期休暇明けに襲ってくる「体のだるさ」や「気持ちの重さ」を計算に入れたうえで休みの計画を立てている**ものなのです。

つまり、「どのみち夏休み明けは会社に行くのが嫌になるから、そうならないように、2日前からちょっとずつ仕事をしておこう」とか、「出社した朝から全力で仕事をできるように、休んでいるいまのうちから少しシミュレーションしておこう」といったように、夏休み明けの仕事状況を想定して休暇をとっているのです。

どんなことでもそうですが、このように、先を見越して計画を立てている人とそうでない人とでは、得られる成果が大きく違ってくるもの。ぜひみなさんも「休み明けの出社」を頭の隅に置いておきながら、長期休暇をとるようにしてはいかがでしょうか。

SUMMER
8月18日

「夏休みの疲れを癒す期間」を準備しておく

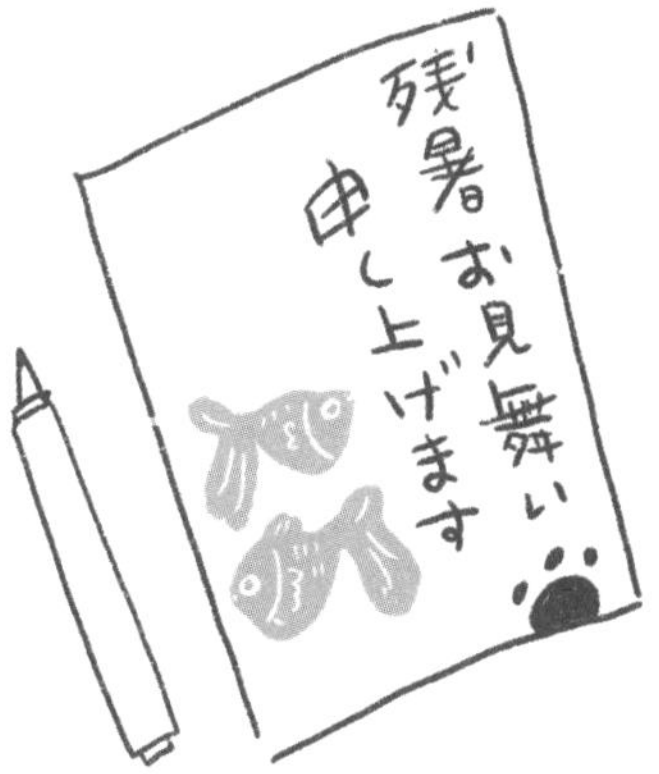

夏という季節は、よくも悪くも刺激的。ハイテンションになって気持ちが盛り上がる一方、自律神経が乱れがちになり、心身に疲れがたまりやすくなります。

ですから、夏休みが終わって、暑い季節もそろそろ後半戦という頃になったなら、夏の疲れを癒す心身のケアに重点を置いてください。たとえば、8月中旬に1週間の夏休みをとったなら、**8月の残り2週間は、「夏の疲れを癒す期間」として、ゆっくり過ごしてリラクゼーションに力を注ぐ**のです。

「夏の終わり＝回復期間」という心づもりがあると、おのずと心身がリラックスモードに移行して、疲れが早くとれるようになります。きっと、残りの夏をバテずに過ごすことにも役立つことでしょう。

SUMMER

8月19日

美術館は、「最高のパワースポット」だと心得る

美術館や博物館で、絵画や彫刻、文化財などの文物に接していると、作品のすばらしさに刺激を受けて感性や芸術性が磨かれます。

ただ、鑑賞で得られるのはそれだけではありません。じつは、美術館や博物館は、心身を整えるのに、これ以上ないくらい適した場なのです。天井が高く、静まり返った広い空間の中、ひとつひとつ高潔な作品に向き合っていると、自然に神経が研ぎ澄まされ、心と体がシーンと内側から静まっていきます。また、展示物を巡るうちに、だんだん自分のことを客観的な目で見るようになり、それがさまざまな気づきをもたらすようにもなります。このような体験を通し、**自律神経がトータル的に引き上げられ、理想的なバランスで整うようになる**のです。

こうした効果が期待できる美術館や博物館は、「最高のパワースポット」と言っていいでしょう。ぜひみなさんも積極的に足を運んで、芸術や文化に接しながら自分を整えていくようにしてください。

SUMMER
8月20日

神社やお寺を巡り、スピリチュアルなパワーを受けて自律神経を整える

神社、お寺、教会などは、神聖であり、非日常的な空間です。一歩足を踏み入れただけで、他とは違う「厳かで神々しい空気」が流れているのを感じ取ることができます。きっと、そういう清浄な雰囲気に触れただけで、心のざわつきが鎮《しず》まり、身が引き締まるように感じる人も多いのではないでしょうか。

最近、スピリチュアルなパワーを分け与えてもらおうと寺社巡りをする人が増えているようですが、**神社仏閣を訪ね歩いて神聖な空気に身を委ねるという行動は、自律神経バランスを整えることにもつながります。**パワースポットとして名高い場所は、自律神経にもパワーをもたらしてくれるスポットだと思って間違いないでしょう。

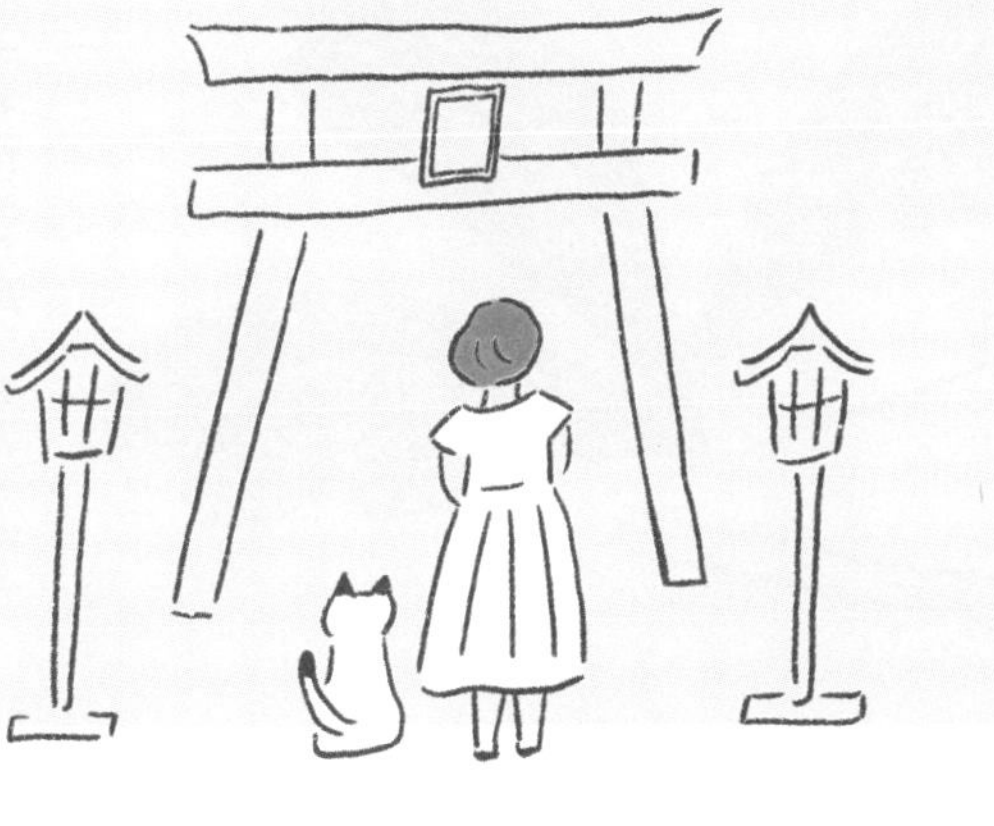

SUMMER

8月21日

エステに行って肌の疲れをチェックしてみる

夏の肌は、強烈な紫外線や室内と屋外の寒暖差によってかなりのダメージを受けています。ですから、8月も終盤になったら、一度エステに行って肌の疲れをチェックし、リカバリーのためのケアをしてもらうといいでしょう。

SUMMER

8月22日

マッサージに行き、血行をよくして体の緊張をほぐす

夏の体の疲れは、見えない部分にたまるといいます。疲れがたまった筋肉は硬くなり、筋肉が硬くなると血行が滞りがちになります。この時期、なんとなく感じる体のだるさや重さは、そうした疲れが取り切れていない証拠でしょう。

そんなときに受けたいのがマッサージです。マッサージは疲れでかたまった筋肉の緊張をほぐして血行をよくしてくれます。受ける場合は、**オイルマッサージ、リンパマッサージなど、低刺激で血行を促進する作用が高いものを選ぶ**といいでしょう。

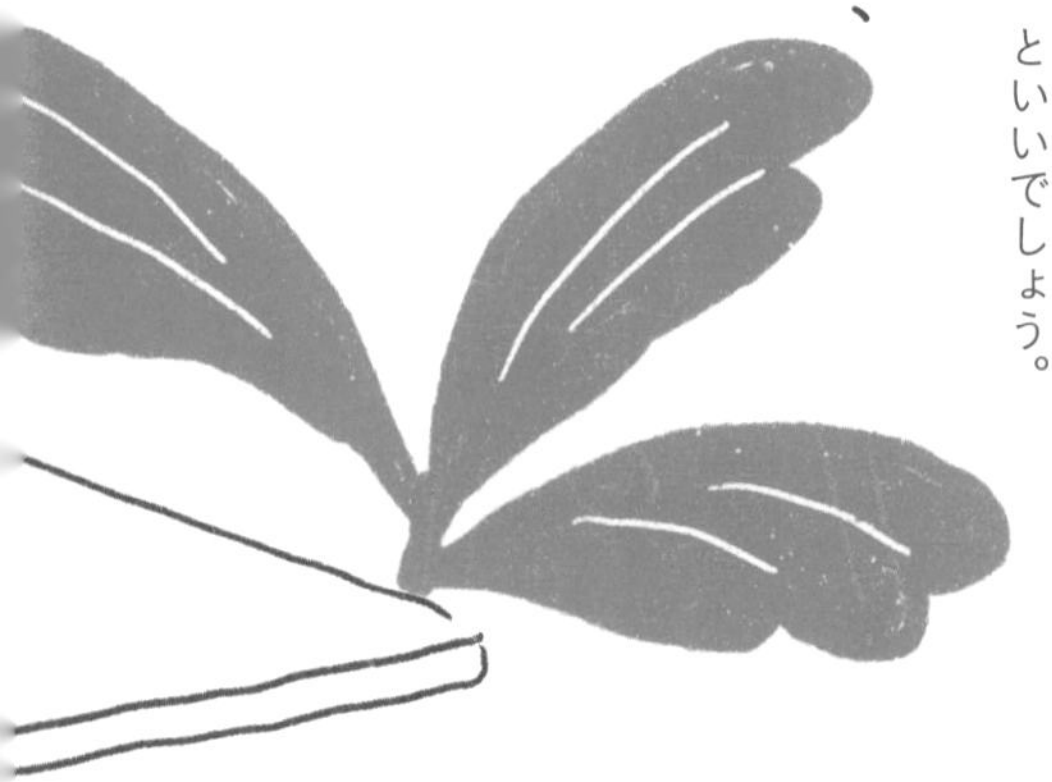

この時期に**しっかりケアをしてダメージを回復させておけば、秋になっても良好なスキン・コンディションを保っていくことができる**はずです。

SUMMER

8月23日

体調がよくないときは、足裏を丹念にもんでみる

疲れを解消させるコツはいろいろありますが、いちばんの基本は血流をよくすることです。

なかでも、「心臓から遠い部分」の血行を改善すること。たとえば、**足裏をもむと、足の毛細血管のうっ滞が解消されて疲れが取れやすくなります**。足のだるさ、むくみ、冷えなどはもちろん、全身の疲れも取れやすくなるので、体調がよくない日は、丹念にもみほぐすようにしてみてください。

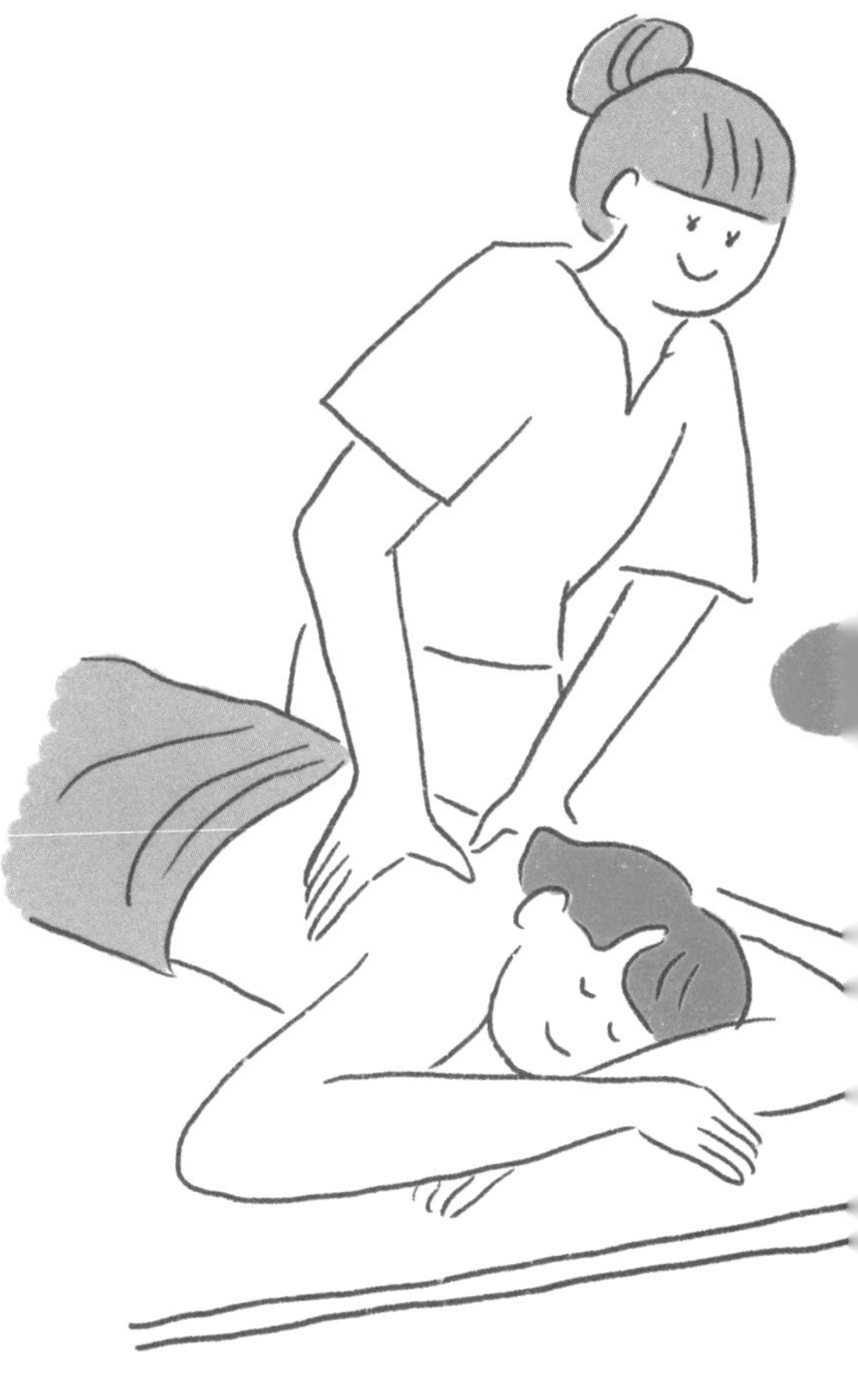

SUMMER

8月24日

小川の流れ、梢のさざめき……自然の奏でる音に耳を澄ます

静かに打ち寄せる波の音、小川のせせらぎの音、木の梢《こずえ》が風に揺れる音……こうした自然の奏でる規則的なさざめきには、**「f分の1ゆらぎ」**という癒しのリズムが含まれています。自然の

SUMMER

8月25日

水と緑で「プチ・パワースポット」をつくる

人は水と緑がある空間に癒されます。**世のパワースポットにも、必ずと言っていいほど美しい水と緑が存在しています。**

だったら、自分の部屋に水と緑を使った「プチ・パワースポット」をつくってはどうでしょう。たとえば、水槽に水草を入れてメダカを飼うとか、水と緑がきれいな自然の写真を飾るとか。それだけでも、十分プチ・パワースポットの役割を果たしてくれるはずです。

多い場所でくつろいでいると心身が落ち着くのには、無意識のうちにこういった癒しのリズムを耳にしているせいかもしれません。

ですから、心癒されたいときは、自然の中で目を閉じ、耳を澄ましてみてください。きっと、**自然の奏でるリズムは、日々のストレスを解消させるのにも大いに役立つ**ことでしょう。

SUMMER

8月26日

疲れたときはヒーリング音楽よりもロックを聴く

「疲れを取る音楽」というと、癒し系のヒーリング・ミュージックが頭に浮かぶ人が多いでしょう。しかし、じつはヒーリング音楽は心は落ち着くものの、心身の疲れを取ったり自律神経を整えたりするのにはあまり向いていません。

心身の疲れを取るには、規則的なリズムで音階変化が少ない音楽がよく、どちらかというとロック・ミュージックのほうが適しているのです。意外に感じる人も多いかもしれませんが、疲れたときはズンズンと体の底に響くロックを聴いて回復を図ってみてはいかがでしょう。

抗酸化作用の高い食べ物で夏の疲れを吹き飛ばす

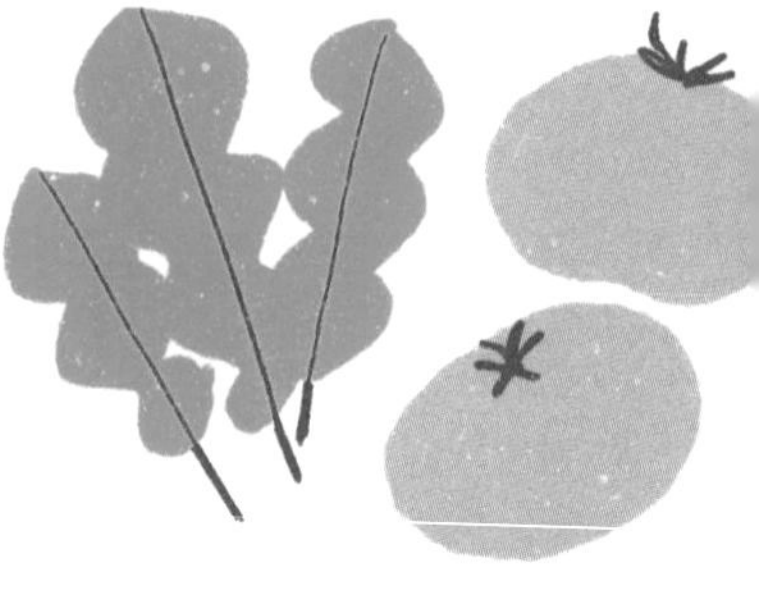

SUMMER

8月27日

みなさんご存じのように、紫外線は活性酸素を発生させて肌にダメージを与え、シミやシワをもたらす原因となります。

この活性酸素、じつは細胞に酸化ストレスを与えて体に疲労感をもたらす原因にもなります。**夏の終わりに疲労やだるさを感じやすいのも、夏の間じゅうたくさんの紫外線を浴びてきて、体内に多くの活性酸素が発生してしまっていることが原因のひとつ**だと言っていいのです。

では、いったいどうすればいいのか。ひとつの手段は抗酸化作用の高い食べ物を摂ることです。抗酸化作用が高い食品としてよく知られているのは、ほうれん草、トマト、カボチャ、ニンジン、パプリカなどの緑黄色野菜、バナナやオレンジ、イチゴなどのフルーツ、それに、ニンニク、ゴマ、大豆製品などです。ぜひ、これらの食べ物を積極的に摂って活性酸素のダメージを減らし、夏の疲れを吹き飛ばしてしまいましょう。

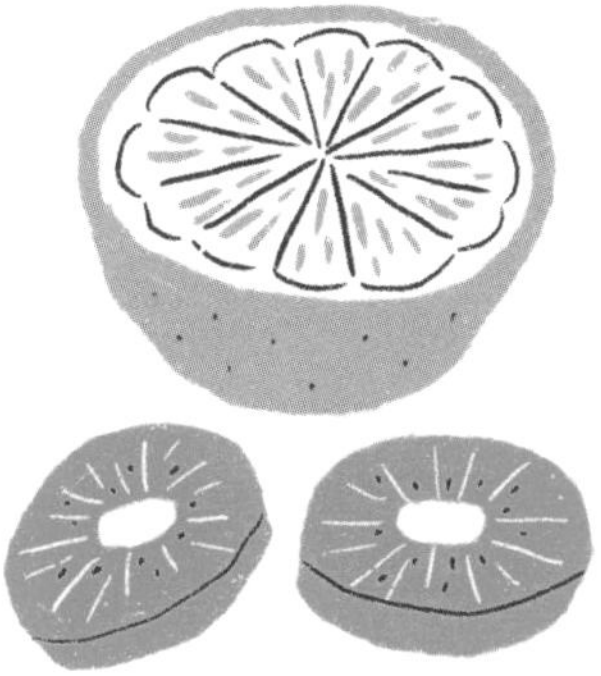

SUMMER
8月28日

夏の終わりは、抗酸化作用の高いフルーツを食べるといい

前の項目で「夏の疲れを取るには抗酸化作用の高いものを食べるのがいい」と述べましたが、夏の終盤のこの時期、とくに積極的に摂取したいのがフルーツです。抗酸化作用の高いフルーツには、バナナ、ブルーベリー、キウイ、アボカド、イチゴ、オレンジ、夏ミカン、グレープフルーツなどがあります。

どれもビタミンやポリフェノールが豊富で、この時期の肌や体の疲れを取るのにぴったり。**体内の活性酸素をデトックスするようなつもりでこれらの「抗酸化フルーツ」を摂る**のもいいでしょう。

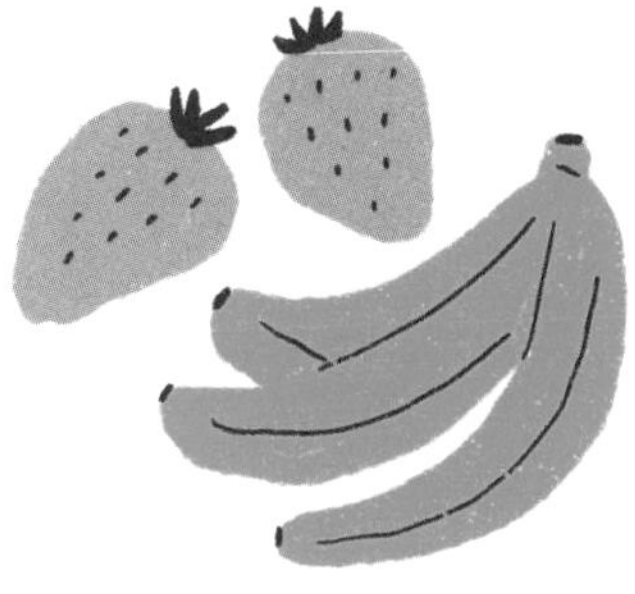

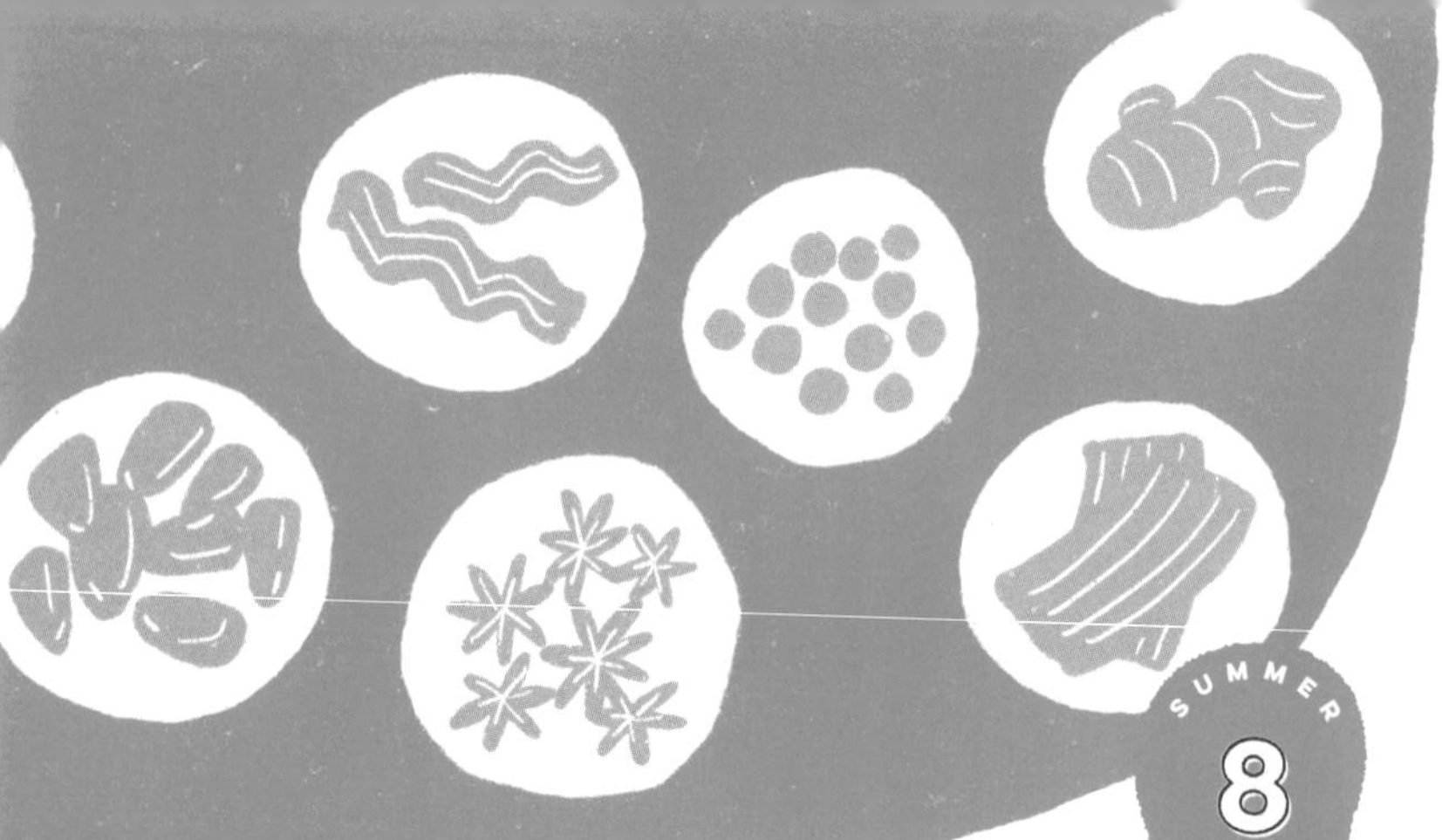

SUMMER

8月29日

夏の終わりは、香辛料の効いた料理を食べる

夏の終わり、カレーやパエリア、トムヤムクンなどの香辛料が効いた料理を食べたくなる人も多いのではないでしょうか。

これには理由があります。夏の疲れがたまった体は、副交感神経が高まって、「あまり動きたくない」「あまり活動したくない」という状態になることが多いもの。言わば、「リラックスモード」というよりも、「だらけモード」になるケースが目立つのです。

だから、**食欲を増進させて、活動度を引き上げるような刺激物を摂りたくなってくる。すなわち、交感神経を高める香辛料系の料理が食べたくなってくる**というわけです。ぜひ、パンチの効いた料理を積極的に食べて、だらけた体をシャキッと目覚めさせましょう。

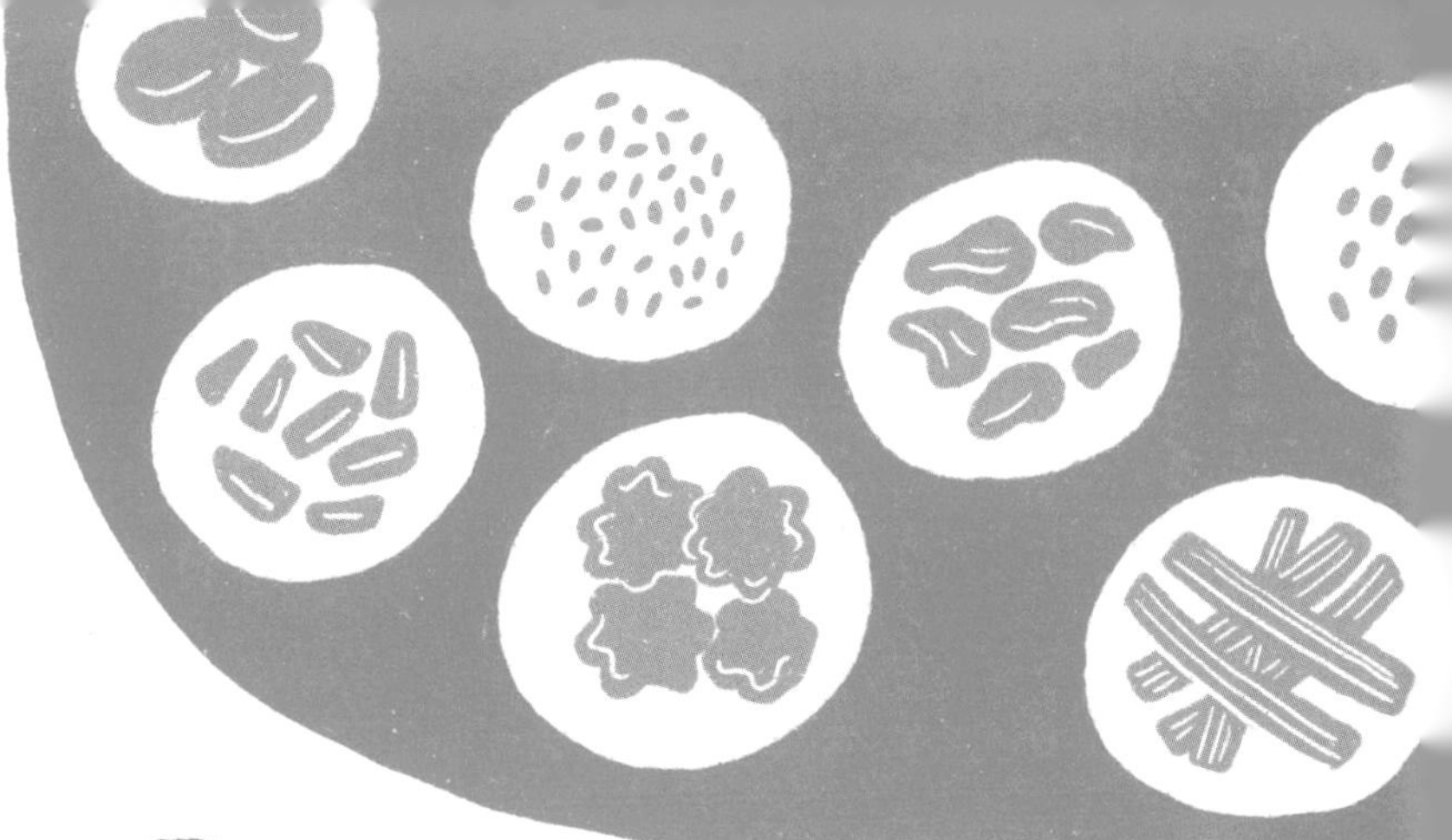

SUMMER

8月30日

漢方をかしこく使うのもおすすめ

夏の疲労を回復させるには、漢方を上手に活用するのもおすすめです。**夏バテや夏の疲労回復には、補《ほ》中《ちゅう》益《えっ》気《き》湯《とう》、清《せい》暑《しょ》益《えっ》気《き》湯《とう》、人《にん》参《じん》湯《とう》、十《じゅう》全《ぜん》大《たい》補《ほ》湯《とう》などの漢方薬が用いられる**のが一般的です。

漢方薬は、西洋医学の薬に比べると、比較的効き目がマイルドで体への負担が少ないのが特徴です。

あまり知られていないのですが、全国の開業医の約7割が漢方薬を処方していて、個々人の体質や症状に合ったものを出してくれるようになっています。興味がある方はかかりつけの医師に相談してみるといいでしょう。

SUMMER

8月31日

「夏にやり残したことがないか」をチェックする

子どもの頃を思い出してください。8月31日といえば、夏休み最終日。明日の新学期に備えて、ちゃんと宿題が終わっているかどうか、忘れていることがないかどうかをチェックする日ですよね。

この感覚は、大人になっても維持しておくべきだと思います。すなわち、**31日に夏にやり残したことがないかをチェックして、「夏」に一応の区切りをつけておく**。そのうえで、明日から新学期が始まるという新鮮な気持ちで9月のスタートを切るのです。

あくまで気持ちのうえでの「区切り」のようなものですが、自律神経をコンスタントに維持していくには、こういう「区切り」をつけて、日々の生活にメリハリをつくっていく姿勢がけっこう大事なのです。

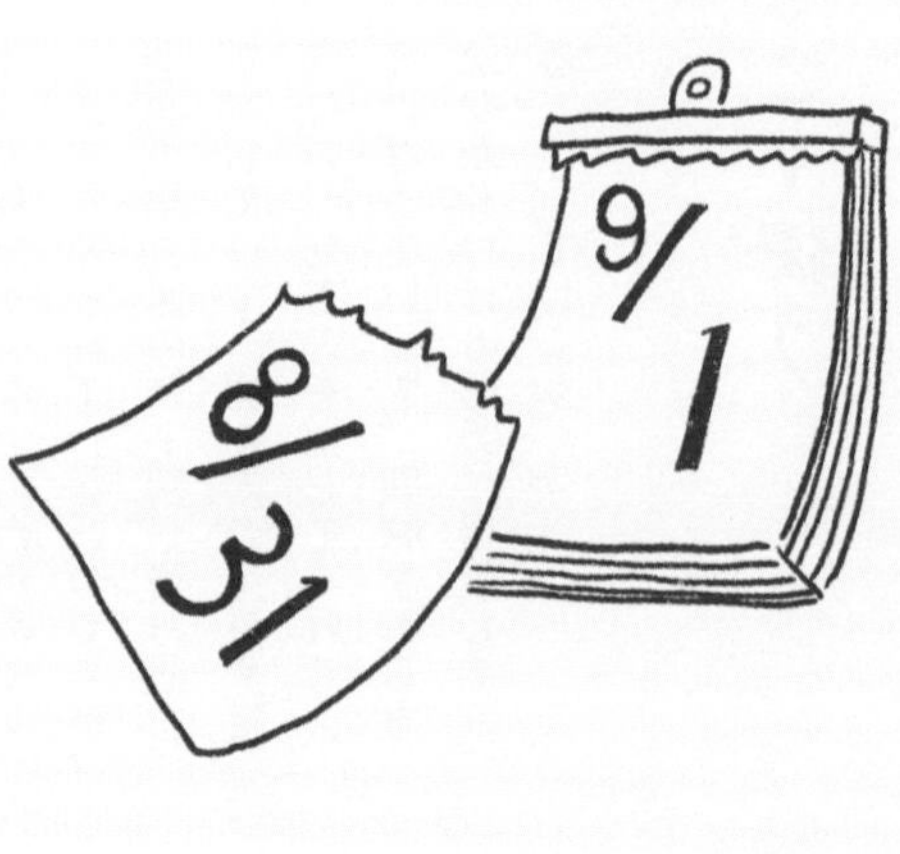

AUTUMN

1年間をバテずに乗り切る

秋の自律神経予報

ワンポイント・アドバイス

セロトニンを増やしておく

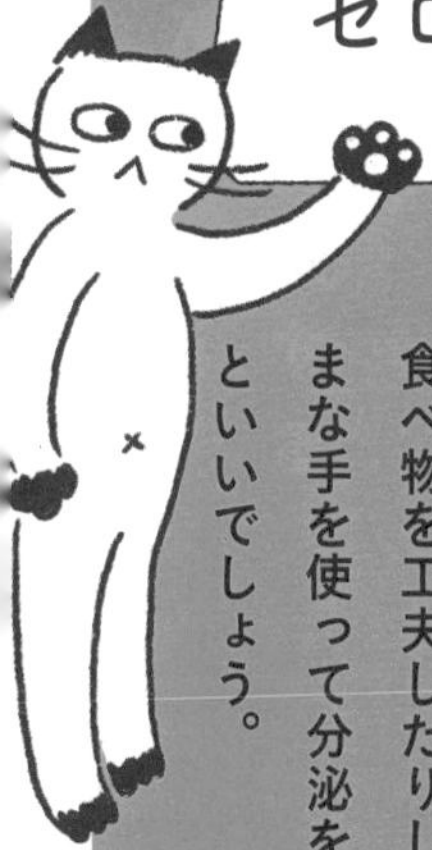

秋はメンタル面が不安定になりがちな季節。そして、それは脳内物質のセロトニンの分泌が減るのが原因とされています。だから、とくに秋はセロトニンを増やしておく必要があるのです。

　セロトニンは気分の落ち込みを防ぐだけでなく、メラトニンの原料となって睡眠の質を向上させるのにも役立ちます。朝の日光を浴びたり、ウォーキングをしたり、食べ物を工夫したりして、さまざまな手を使って分泌を高めていくといいでしょう。

秋バテ、九月病、秋の長雨、気象病……「自律神経を乱す落とし穴」に注意する

秋は実りの季節です。実った作物が収穫時期を迎えるように、秋はこれまでがんばってきた仕事や習い事の成果を発表するのにふさわしい時期だと言えるでしょう。

その一方、秋には自律神経コンディションを乱しかねない「落とし穴」がいくつも潜んでいます。たとえば、夏の疲れを引きずっていると「秋バテ」や「九月病」に陥りがちですし、「秋の長雨」の時期も体調を崩しがち。また、台風や低気圧の接近とともに体調が悪くなる「気象病」の人も増えていますし、晩秋、日照時間が短くなるとともに心が落ち込む「季節性感情障害」の人も増えています。ですから、秋はこれらの落とし穴にはまらないよう、注意深く行動しなくてはなりません。

▼「冬の準備」を忘れず整えておく

それと、忘れてならないのが「冬の準備」です。動物が冬眠前に巣ごもりの準備をするように、人間も寒さや乾燥への対策をし、免疫力を上げて体調を整え、冬を

越す準備をしておく必要があります。そう考えると、「秋にやっておくべきこと」はけっこう多いですね。

別に焦る必要はありませんが、秋は時間をどう使うかで差がつくもの。いまの自分に必要なこと、いまの自分がやるべきことをしっかり見極めて、有効に時間を使って行動するようにしましょう。

秋の注意点
自律神経を整える生活

1. 「秋バテ」「九月病」を甘く見てはいけない
2. 台風シーズンに多い「気象病」は自律神経の不調が原因で起こる
3. 秋の夜長をぐっすり眠れるよう、睡眠環境を見直す
4. 日照時間が短くなってきたら、「季節性感情障害」に気をつける
5. 寒さ対策をしっかり行なって、「冬の準備」を怠らない

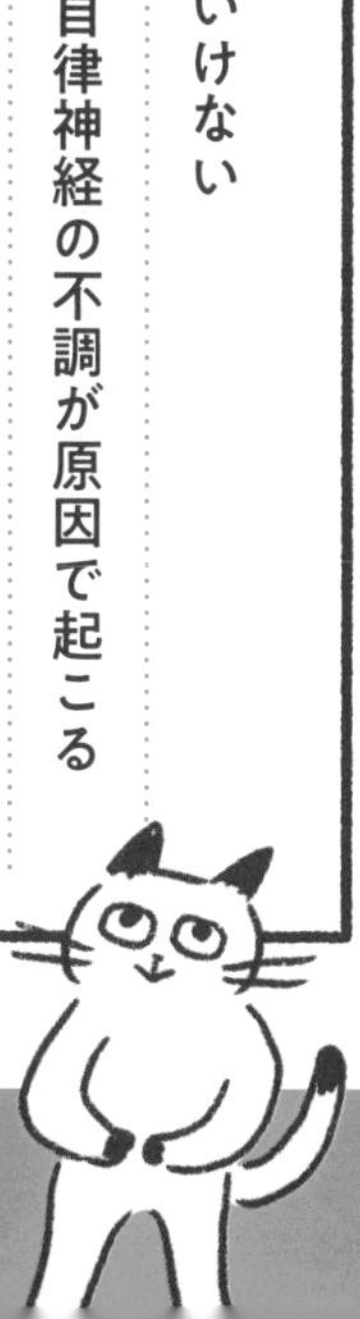

9月

SEPTEMBER

９月は「リフレッシュ」という言葉がよく似合います。学生は気分をリフレッシュして新学期をスタートする時期ですし、働いている人々も夏の疲れをリフレッシュして、秋・冬に向けて新たなスタートを切らねばならない時期です。

この時期、夏の疲れやダメージをうまくリフレッシュできないと、「秋バテ」や「九月病」へと結びつくケースが少なくありません。ですから、９月の早めの段階で自律神経の乱れをチェックして、体調を見直しておくことは非常に大切なのです。

なお、この時期の体調のリセットは、「腸」や「睡眠」を中心に見直すことをおすすめします。夏場は腸も睡眠もコンディションが乱れがちで不調に陥っていることが多いので、いったんリセットをするつもりで整え直していくほうがいいのです。ぜひみなさん、「腸」「睡眠」をはじめとした健康のベースを総合的に見直して、秋・冬に向けて気持ちよくリフレッシュ・スタートを切るようにしてください。

夏の疲れやダメージを
リフレッシュ！
とくに「腸」と「睡眠」を
見直し、秋・冬に備える

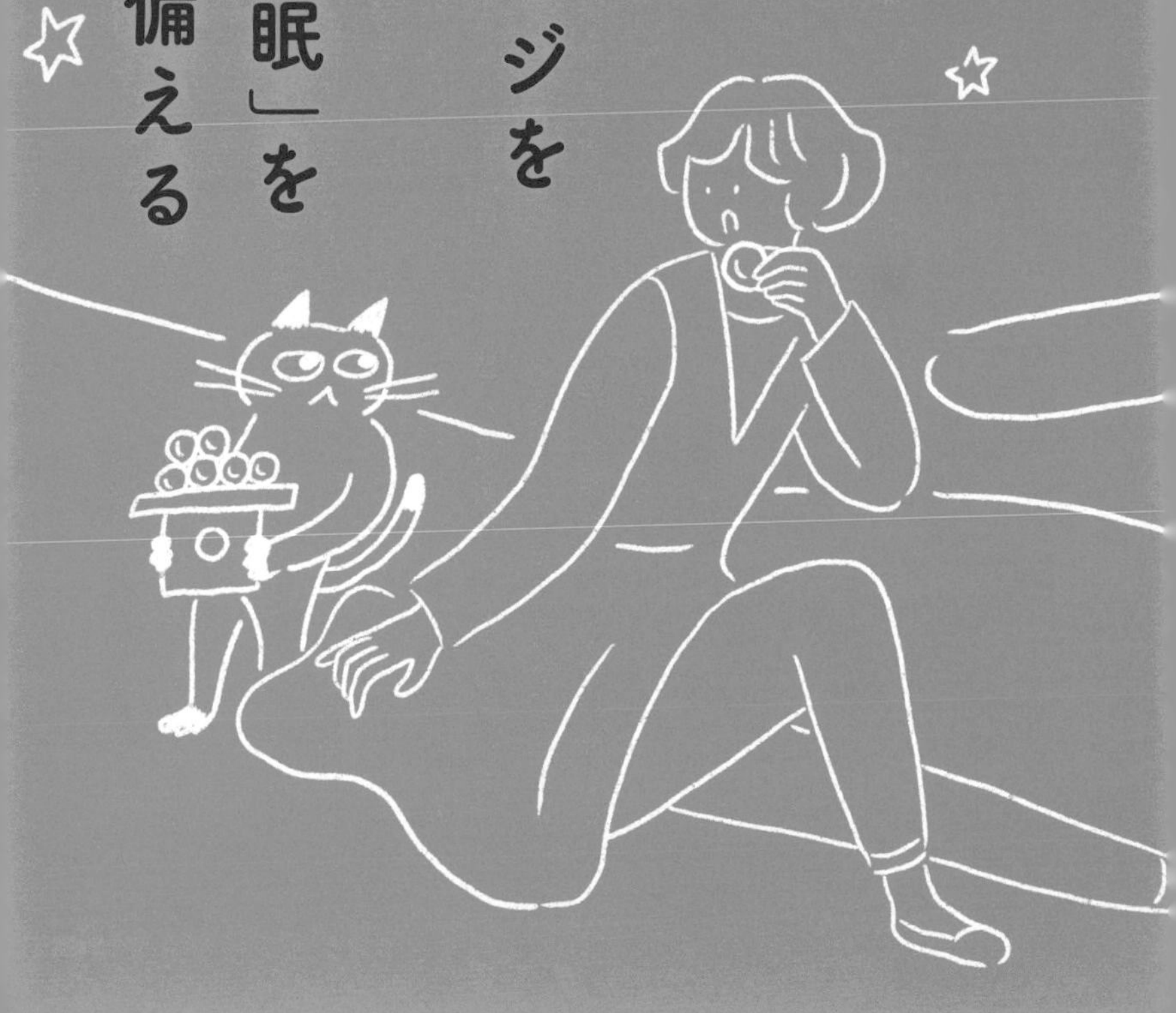

AUTUMN

9月1日

「防災の日」に やるべきことをやっておく

9月1日は「防災の日」。過去、関東大震災がこの日に起きたことに由来しています。

災害はいつ起こるか分かりません。近年は「まさか」という大災害も頻繁に起きています。ですから、年に1度、9月1日を災害への防備体制をチェックする日にしておくといいでしょう。

防災グッズや備蓄品の見直し、ハザードマップのチェック、避難ルートの確認、家具の固定など、やるべきことはいろいろあると思います。

とにかく準備をしておくに越したことはありません。自律神経のコンディショニングや心身の不調への対応も同じこと。**「災い」が起こるであろうことを想定して、日々怠りなく準備を整えていれば、「難」を逃れられる確率は大きく上がるもの**なのです。

AUTUMN

9月2日

9月は終盤戦の始まり。1年の目標や計画を見直してみる

9月はリフレッシュをして新たなスタートを切る時期。欧米では新学期が始まりますし、日本でも2学期が始まります。

ただ、1年のスパンで見ると、1月にスタートして9か月が経つわけで、残るは10、11、12の3か月。もはや「終盤戦」と言っていいでしょう。だから、9月はこれからの終盤戦に向けて、改めて「気合を入れ直す時期」と考えるといいのではないでしょうか。

なお、**気合を入れ直すには、1月、年頭に立てた目標や計画を見直し、どれくらい達成に近づいたかをチェックする**といいでしょう。

山登りで言えば、そろそろはるか先に「頂上」が見えてくる頃。その頂上を仰ぎ見つつ、ちゃんとクリアできそうかどうかをチェックして、もし難しそうなら適宜軌道修正をするのです。きっと、ここでしっかり自分の位置取りを把握しておけば、頂上へのラストスパートもかけやすくなって、目標達成が現実のものとして見えてくるのではないでしょうか。

AUTUMN

9月3日

「秋バテ」や「九月病」を甘く見ない

9月になると、夏バテとは違った不調が訪れるとされ、こうした不調は「**秋バテ**」「**九月病**」などと呼ばれています。

夏場は暑さで食欲が落ち、腸の働きも落ちて、だるさや疲労を訴えることが多くなります。また、屋内外の気温差から自律神経バランスが乱れ、気温変化に体がついていけず、冷房が強めだとすぐに気分が悪くなったり、暑さがぶり返すたびに疲労感に襲われたりするようになります。

そして、9月になると、こうした夏の疲れを引きずったまま、よりいっそう心身のバランスを崩してしまう人が増えてくるのです。

その主原因は、秋の気候変化。

9月は台風や長雨も多く、気温や気圧の変動が大きい時期です。それに、9月後半になると、だいぶ気温が下がってめっきりと涼しくなります。つまり、**こういった急な環境変化によって、もともと弱っていた自律神経が追い打ちをかけられて、ますます弱っていってしまう。**最悪の場合、自律神経がコントロール不能の失調状態に陥ってしまい、心身のあちこちにさまざまな症状が現われるようになるというわけです。

人にもよりますが、症状は頭痛、めまい、だるさ、肩こり、不眠、吐き気、食欲不振などが現われるケースが目立ちます。さらに精神的にも、イライラ、落ち込み、意

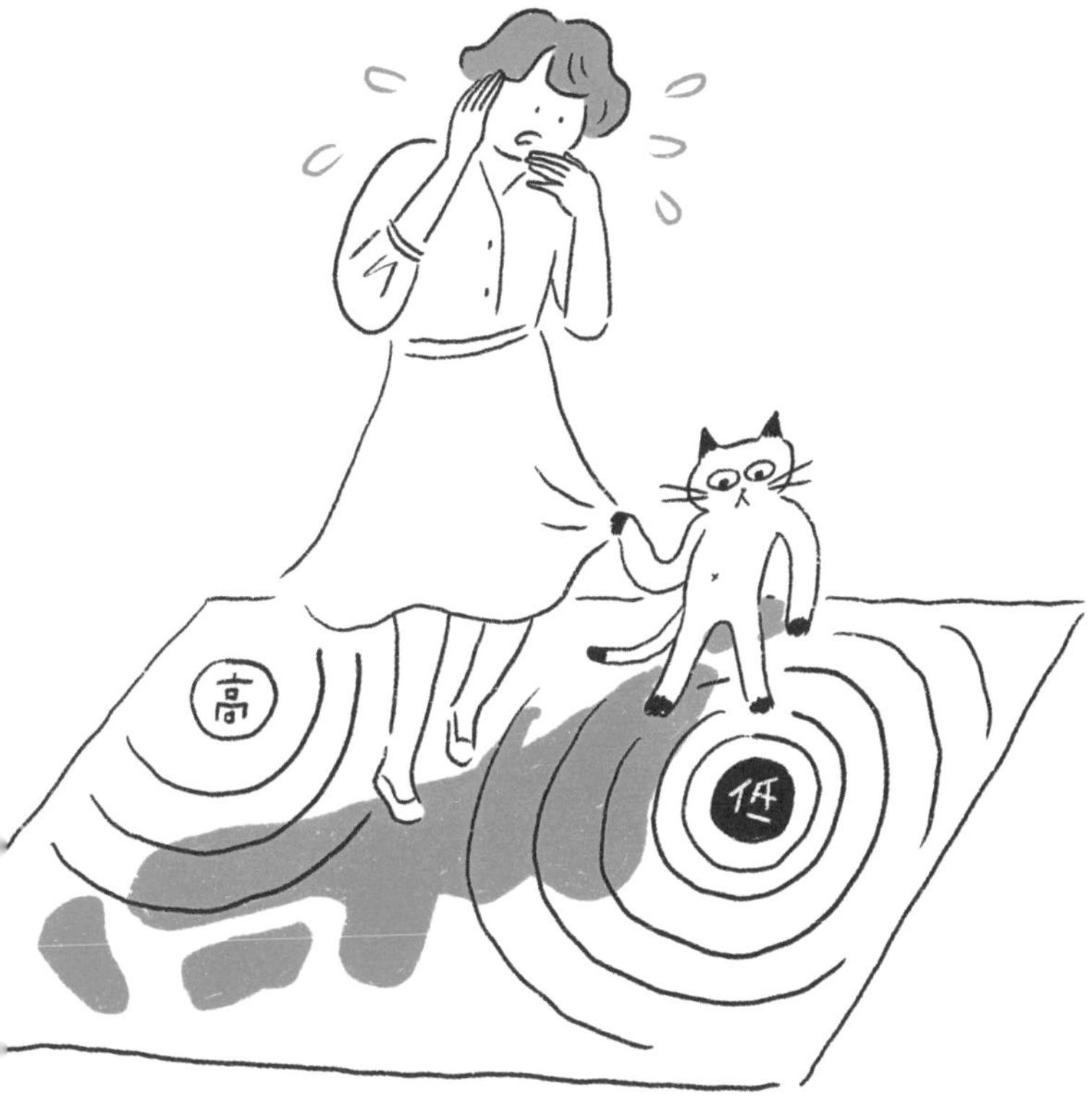

欲低下、集中力低下などを訴えて、うつ病のような状態になってしまうケースが少なくありません。

このように、**「秋バテ」「九月病」は、夏バテよりも厄介な事態に発展することも多いのです。**ですから、9月の心身の不調を決して甘く見てはいけません。もし、夏が過ぎ、秋になっても原因の分からない疲れや不定愁訴が続くようなら、自律神経の失調を疑って、医療機関に相談したほうがいいかもしれません。そのうえで、日々の生活リズムやストレス状況、腸や睡眠のコンディションなどを根本から見直してみるべきでしょう。

AUTUMN

9月4日

暑さが少し落ち着いてきたら、腸のコンディションを整える

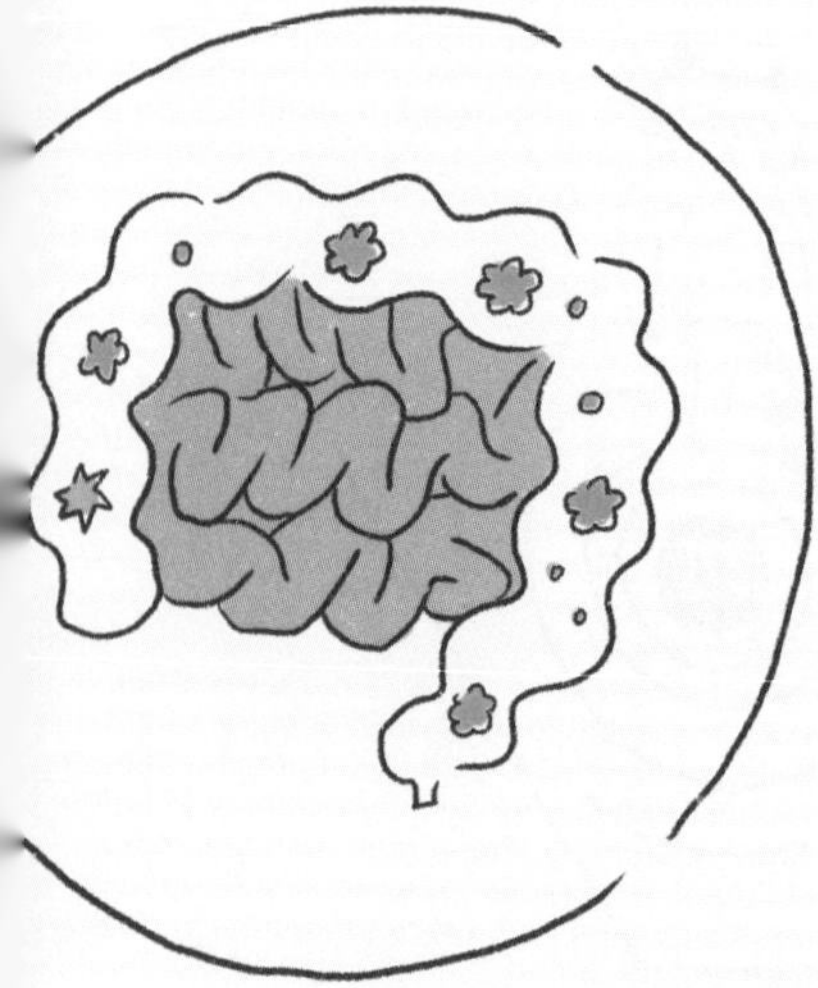

9月に入り、残暑が少しやわらいできたら、早めに夏の疲れを取り、体をしっかりメンテナンスすることをおすすめします。なお、メンテナンスの中でも、とくに力を注いでほしいのが「**腸活**」です。夏の間は暑さや食欲低下によって腸の活力が低下してぐったりとしがちになります。だから、9月になったら、腸内環境をいったんリセットするようなつもりでコンディションを整え直し、腸の活力を取り戻していくようにすべきなのです。

腸活によって腸内環境が改善してくれれば、食欲が戻り、血流が戻って、全身の細胞に栄養やエネルギーが行き渡るようになります。

そして、そうした活力がこれからの秋冬を生きていくための「底力」となっていくのです。

ですから、この時期にしっかり腸のコンディションを整えておくことは非常に大事。ぜひ、腸活をがんばって「底力」を生むベースを整えてしまうようにしてください。

AUTUMN 9月5日

食物繊維&発酵食品――腸内環境を整えるキホンをもう一度見直す

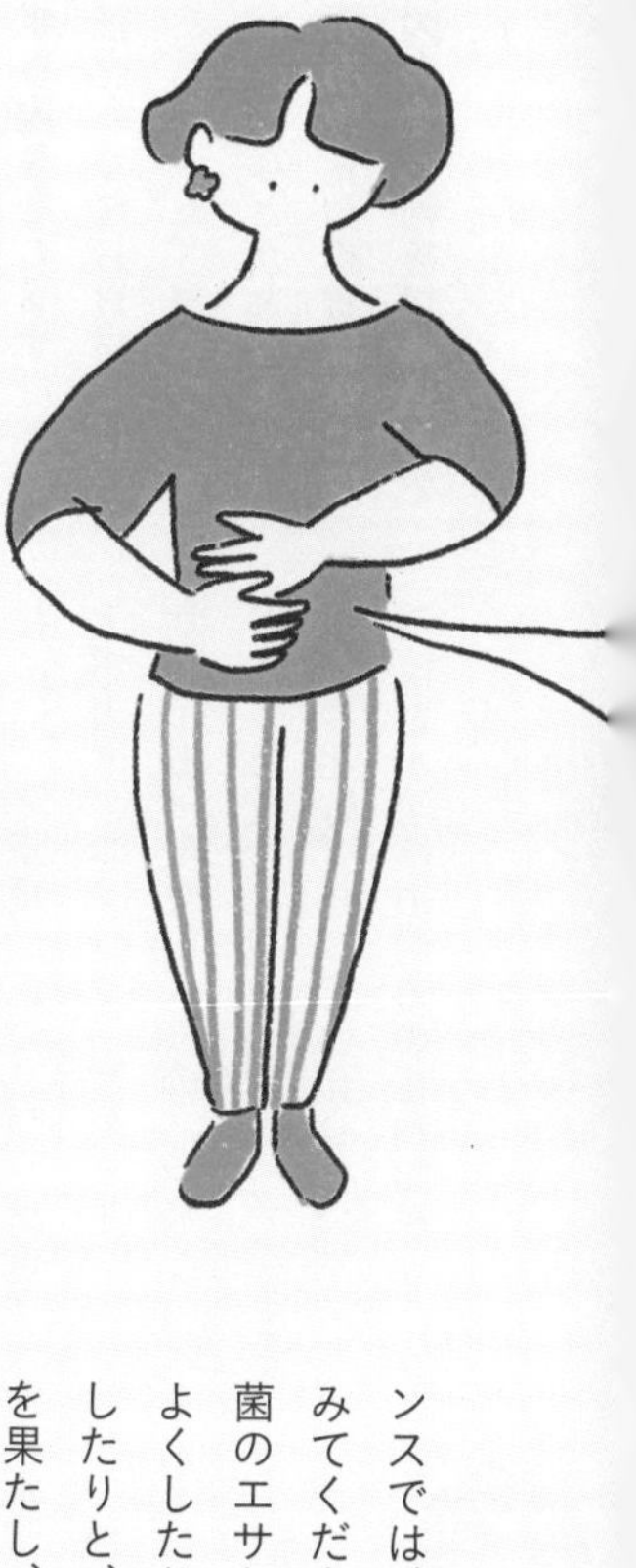

当たり前のことですが、腸内環境を整えるには、日々「食物繊維」と「発酵食品」を摂ることが大切です。ただ、誰もが分かってはいても、**実際に毎日十分な量の食物繊維や発酵食品を摂れている人はわりと少ないもの**なのです。

ですから、9月の腸内メンテナンスでは、まずこの点を見直してみてください。食物繊維は腸内細菌のエサとなったり、腸の動きをよくしたり、腸内をきれいに掃除したりと、じつにさまざまな役目を果たし、最終的に便となって排出されていきます。また、発酵食品は腸内の悪玉菌の増殖を抑えて善玉菌を活性化します。腸内環境を整えるには、腸内の細菌バランスを善玉菌優勢にすることが不可欠なのです。

食物繊維と発酵食品――この両者をしっかり摂ることこそ、腸活のいちばんの基本。そして、年間通してこの基本を守り続けていくことが、腸と体の健康をキープすることへつながっていくわけです。

AUTUMN

9月6日

腸の活力を取り戻すには、「ふたつの食物繊維」を摂取する

食物繊維は「不溶性食物繊維」と「水溶性食物繊維」のふたつに分けることができます。**不溶性食物繊維は水に溶けず、腸内で水分を吸ってふくらんで蠕《ぜん》動《どう》運動を刺激する働きをします。**不溶性食物繊維を多く含む食材には、バナナ、こんにゃく、ゴボウ、オクラ、タケノコなどがあります。

一方、**水溶性食物繊維は水に溶けて、腸内の食べ物を包み込んで余分な糖質や脂肪を吸着する働きをします。また、水溶性食物繊維には発酵性があり、その発酵した繊維が腸内細菌のエサとなるのです。**水溶性食物繊維を多く含む食材には、海藻類、きのこ類、納豆、アボカド、ニンニク、ヤマイモ、サトイモ、全粒粉入りのパンやシリアルなどがあります。

もっとも、たいていの食材は不溶性と水溶性の両方の食物繊維が含まれているので、そんなに神経質に区別して摂取する必要はありません。野菜、きのこ、海藻、果物……普段から繊維の多そうなものをたっぷり摂っていれば、不溶性と水溶性の両方の作用が合わさって、腸の活力を取り戻していけるようになるでしょう。

AUTUMN

9月7日

水溶性食物繊維を摂ると、短鎖脂肪酸が増えて自然にやせてくる

前の項目で述べたように、水溶性食物繊維は腸内で発酵して腸内細菌のエサとなります。そして、腸内細菌が発酵した繊維を食べてつくり出されるのが「**短鎖脂肪酸**」という物質。じつはいま、この短鎖脂肪酸がたいへん注目されているのです。

なぜなら、短鎖脂肪酸が増えてくると、体内の脂肪の摂り込みが抑えられるなどさまざまな効果が現われるから。何を隠そう、この**短鎖脂肪酸は体脂肪に作用して「天然のやせ薬」のように働く物質**なのです。だから、この「天然のやせ薬」を多くするためにも、普段から水溶性食物繊維をしっかり摂るべきというわけです。

なお、水溶性食物繊維は腸内の水分に溶け込んで便をやわらかくするため、便秘の解消にも大いに効果を発揮します。「やせ薬」と「便秘解消」の効果が重なれば、〝自然にやせてくる〟ということも十分あり得るかもしれませんね。

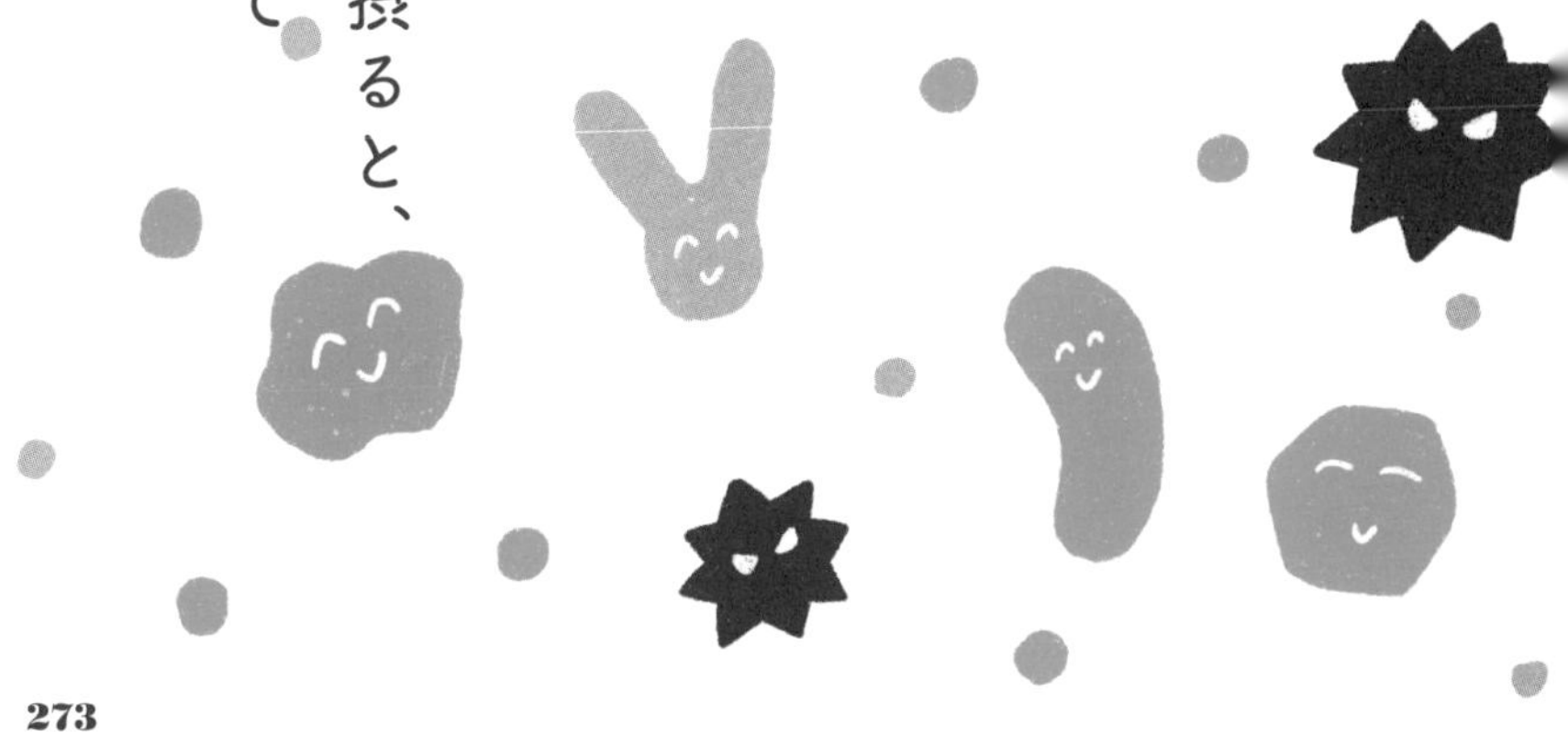

AUTUMN

9月8日

自分のお通じのベストリズムを把握する

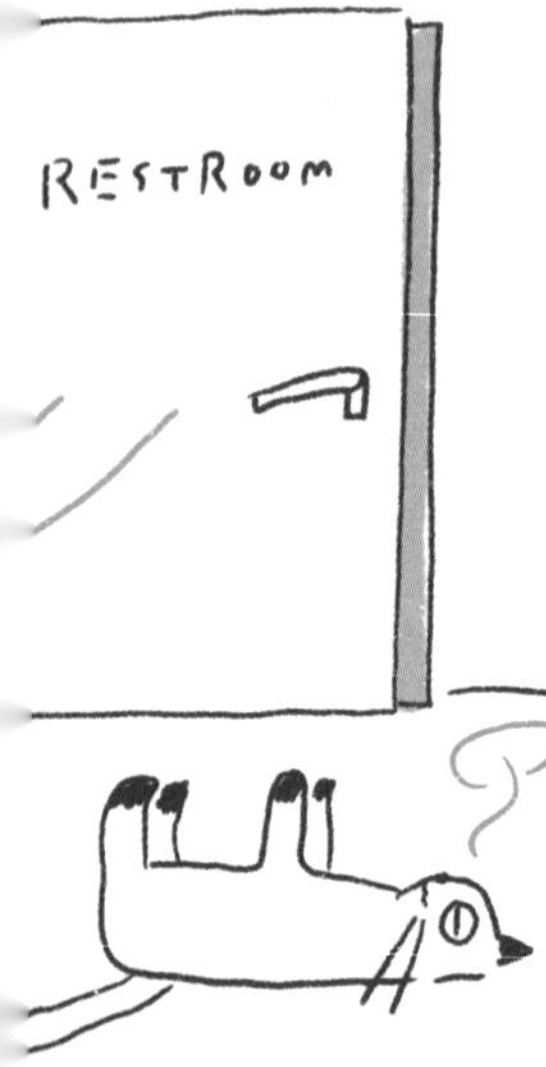

便秘がいかに健康や美容に悪影響を及ぼすか。もうみなさんは十分にご存じのことでしょう。

ただ、2～3日お通じのない日が続いても、そう気にすることはありません。排便の間隔やリズムには個人差があり、**自分のリズムで定期的にお通じがあれば問題はない**のです。

もちろん、1日1回、やわらかいバナナ状の排便があるのが理想ではあるのですが、**残便感がなければ2～3日に1回でもOK**。間隔が空いたとしても、腸内のよけいなものが全部すっきり出ているなら、それがその人の快便リズムなわけです。

すなわち、お通じでいちばん大切なのは、自分の排便のベストリズムを把握することなのです。

AUTUMN

9月9日

朝食後は、毎日同じ時間に便座に座る

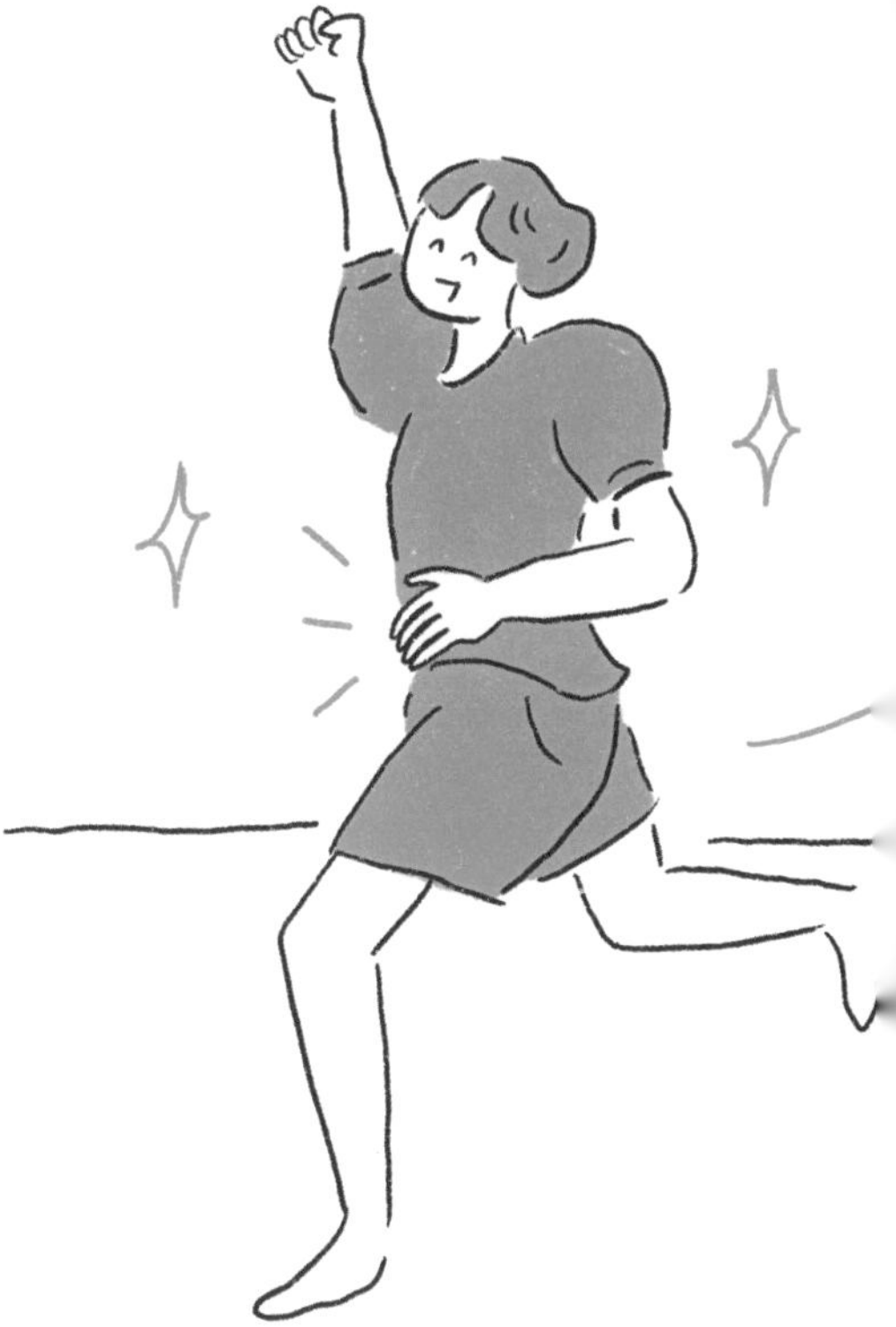

朝食後は、毎日同じ時間にトイレに行き、便座に座ることをおすすめします。別に出なくても構いませんし、無理に出そうとしなくても構いません。とにかく、**毎朝同じタイミングで便座に座り、「朝食後→排便」というパターンを体に覚えさせてしまうことが重要**なのです。

腸と脳にこのパターンが刷り込まれてくれれば、便座に座るたびに腸が動いて、自然に便意が訪れるようになってくるはず。便秘気味の人はもちろん、便秘でない人も、この毎朝のトイレタイムを大切にするようにしてください。

AUTUMN 9月10日

朝食のときに大さじ1杯の亜麻仁油を飲む

腸内環境を整えるには、朝食時に大さじ1杯の亜麻仁油《あまにゆ》を飲むといいでしょう。亜麻仁油がない場合は、オリーブオイルでもOK。飲むのに抵抗がある人は、サラダのドレッシングに混ぜても

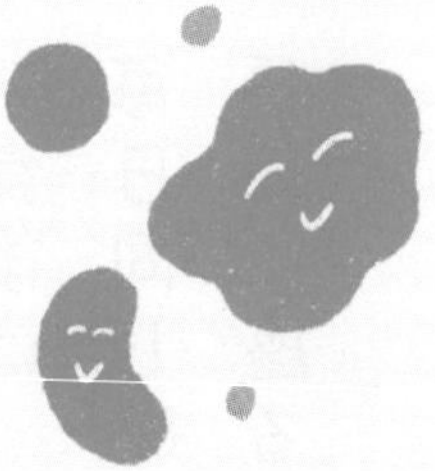

AUTUMN 9月11日

ガスが出るのは悪玉菌が死んでいる証拠

腸活をがんばっていると、途中、おならが頻繁に出たり、おなかがしきりに張ったりする時期が訪れる場合が少なくありません。

しかし、それは腸内環境が改善へと向かっているサイン。ガスが頻繁に出るのも、腸内で多くの悪玉菌が死んでいて、不要物を排出すべく腸が動き始めた証拠なのです。とりわけ**「匂わないガス」が出始めたら、腸内環境が整ってきた兆候**と受け取っていいでしょう。

構いません。

これらの**オレイン酸をたっぷり含んだ油は、腸の中で便の潤滑油になって、便秘を防いでくれます。**

また、ポリフェノールなどの抗酸化物質が豊富なので、細胞の老化を防ぎ、腸内の炎症を抑えたり善玉菌を増やしたりして腸内環境を整えてくれるのです。ぜひ朝の習慣にしてみてはいかがでしょう。

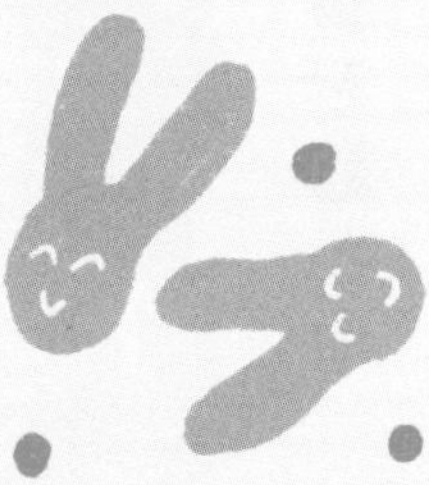

AUTUMN 9月12日

おなかが張るときは「ネバネバ食品」を食べる

「おなかが張って苦しい」「ガスばかり出る」というときは、整腸作用の高い水溶性食物繊維を摂るようにしてみてください。

なかでもおすすめは、納豆、オクラ、なめこ、めかぶ、ヤマイモ、モロヘイヤなどの「ネバネバ食品」です。これらのネバネバのもとになっているムチンには、胃腸の粘膜を保護する働きや消化吸収を助ける働きがあり、そのため多くの水溶性食物繊維の中でもひときわ整腸作用に優れているのです。即効性も高いので、**「おなかが張る→ネバネバ系を食べる」と決めて、習慣づけてしまう**といいでしょう。

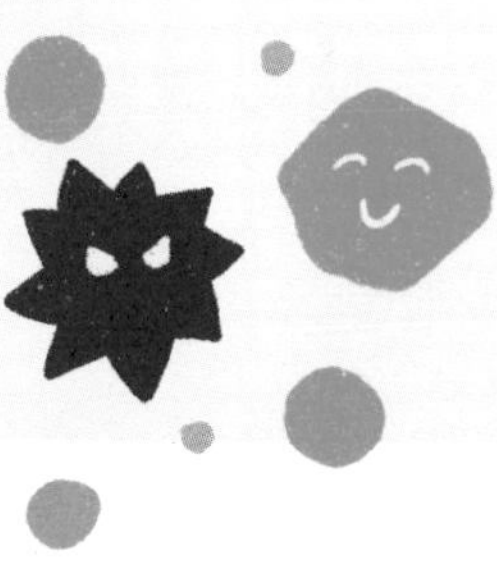

AUTUMN 9月13日

腸を動かす「便秘解消ストレッチ」を習慣にする

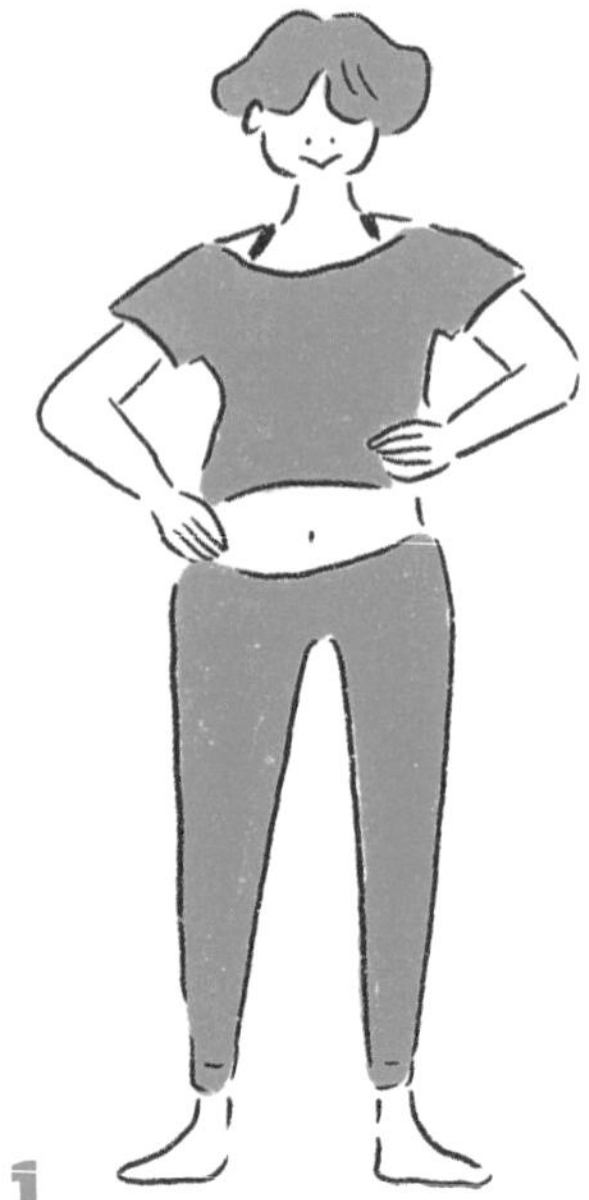

1

まっすぐ立って、左手を肋骨のすぐ下、右手を腰骨の上に当ててギュッとつかむ。

便秘解消には、ストレッチで腸を刺激するのも有効です。ここでは「小林式・便秘解消ストレッチ」を紹介しましょう。

❶まず、足を肩幅に開いてまっすぐ立ち、左手を肋骨のすぐ下、右手を腰骨の上に当て、〝手で腸をつかむ〟つもりでギュッとホールドします。

❷次に、骨盤を時計回りに8回、大きくゆっくりと回します。終わったら、同様に反時計回りに8回、ゆっくり大きく回してください。

❸さらに、右手と左手の位置を入れ替えて、時計回りに8回、反時計回りに8回、②と

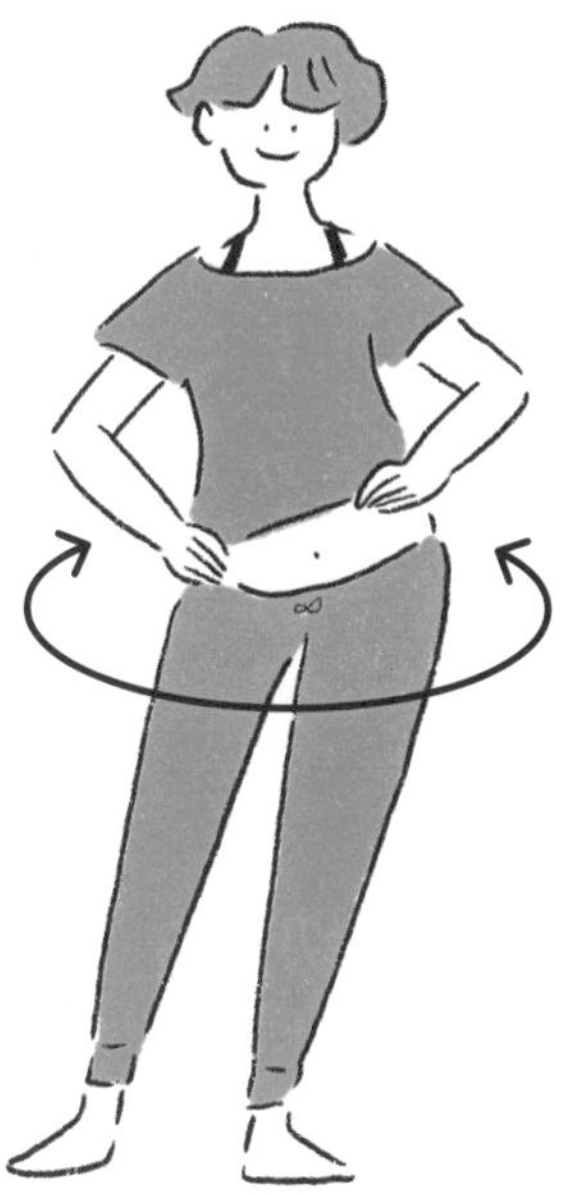

2

1の状態でおなかをつかんだまま、骨盤を時計回りに8回、反時計回りに8回、ゆっくりと大きく回す。

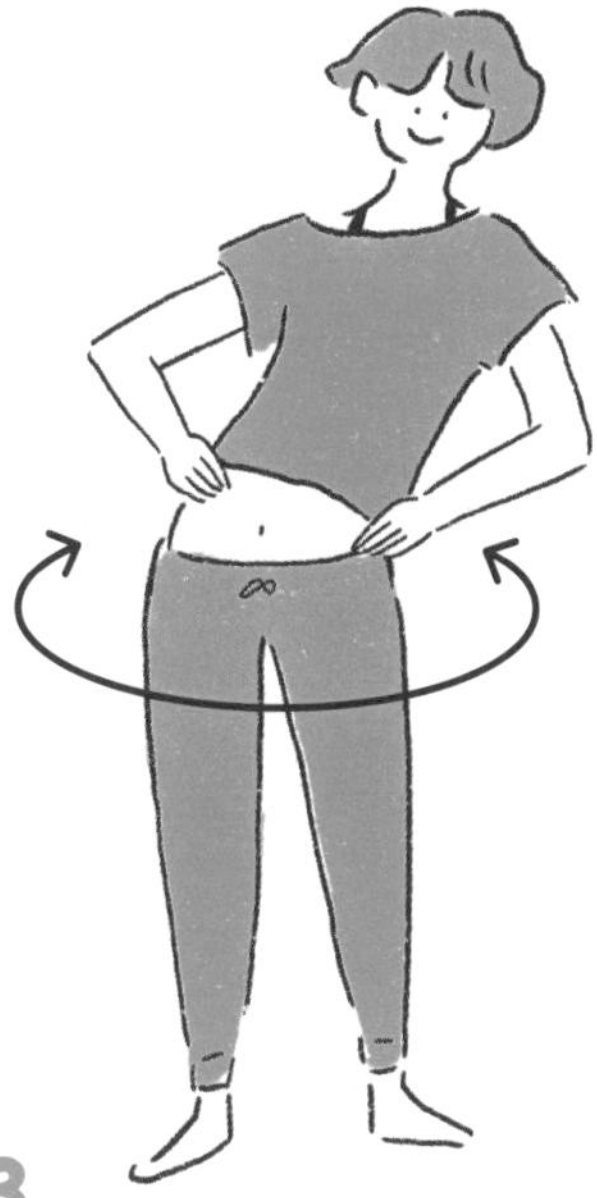

3

右手と左手の位置を入れ替えて、2と同じように、時計回りに8回、反時計回りに8回、骨盤を大きく回す。

同じように骨盤を回します。右手は肋骨のすぐ下、左手は腰骨の上を強くつかんで回すかたちになります。

以上で終了。❶〜❸を朝、昼、晩行なえば、たいていの便秘は解消します。**「肋骨の下」や「腰骨の上」は、ちょうどおなかの中での大腸の曲がり角に相当し、便が滞留しやすい部分。**つまり、ここをしっかりつかんで腰を回すことで、**腸に効率よく刺激を送り、蠕《ぜん》動《どう》運動を促している**わけです。

このストレッチは、便秘はもちろん、頻尿や尿もれにも有効です。ぜひ習慣にして、悩みをすっきり解消させましょう。

AUTUMN 9月14日

腸もみエクササイズで蠕動運動を高める

前の項目で「便秘解消ストレッチ」を紹介しましたが、その簡易バージョンとして**「腸もみ」**を行なうのも有効です。

すなわち、おなかのわきの「肋骨の下」「腰骨の上」をつかんで左右ともギュッ、ギュッと強くもみほぐすのです。これを行なうと、

AUTUMN 9月15日

便秘気味の人は白米を玄米に切り替えてみる

よく知られるように、便秘の人、便秘気味の人は、食物繊維をたくさん摂らなくてはなりません。その摂取効率をよくするため、白米を玄米に切り替えてみるのもひとつの手だと思います。

先にも述べたように、玄米には白米の6倍もの食物繊維が含まれていて、主食のごはん中に含まれる量が一気に6倍になれば、**1日の食物繊維摂取量がどかんと増えることになります。その「どかん」が腸を刺激して、便通を促すようになっていくのです。**お通じにお悩みの方は、ぜひ一度試してみるといいでしょう。

大腸の四隅のカーブしている部分が刺激され、蠕動《ぜんどう》運動がグッと高められます。

この腸もみエクササイズは、場所を気にせずいつでもどこでも行なうことができます。ただ、食後1時間は強くもむのは避けるようにしてください。

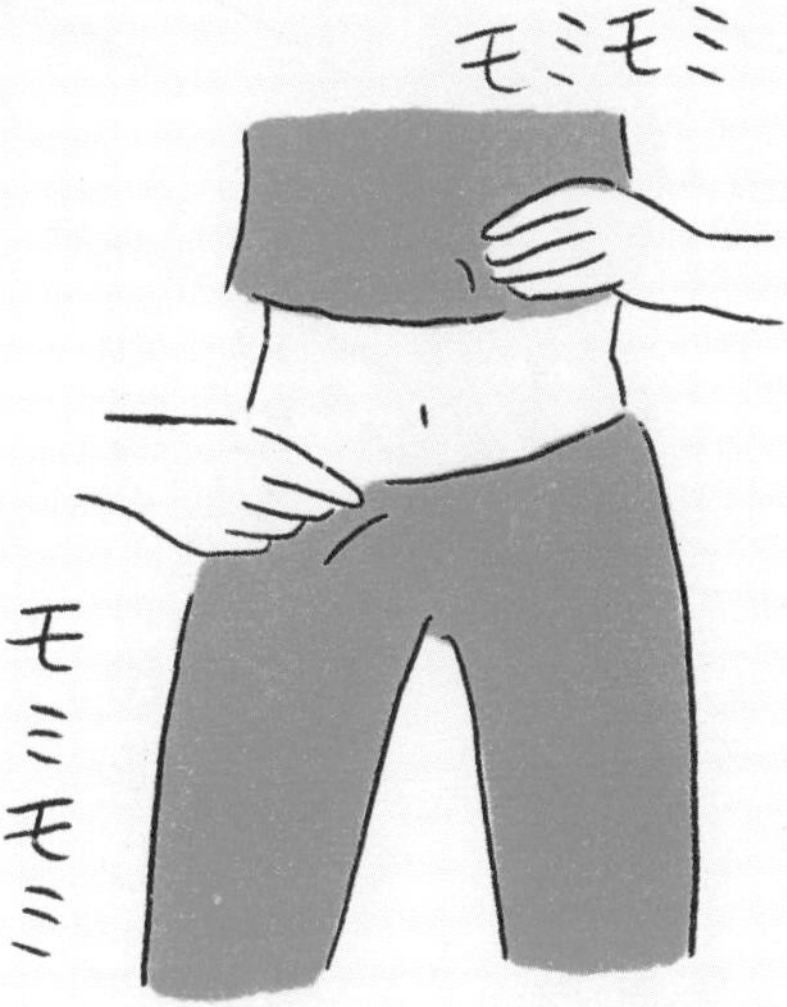

AUTUMN 9月16日

便秘が続いてもむやみに下剤に頼らない

便秘の方の中には、安易に下剤に頼ったために腸に炎症を起こし、よけいに腸の状態を悪化させてしまうケースが少なくありません。**下剤は非常に強力な刺激剤。本当はよほどのことがない限り、使わないほうがいい**のです。

つまり、下剤の使用は最終手段。食物繊維、乳酸菌、ストレッチ、便秘外来……あらゆる手を尽くしても、どうしようもない場合にのみ使用を限るようにしてください。

AUTUMN

9月17日

残暑が一段落したら、運動をしてしっかり汗を流す

9月も中旬を過ぎると、残暑も一段落してだいぶ過ごしやすくなってきます。そうなってきたら、ウォーキングやジョギングを行なって、一度しっかり汗をかくことをおすすめします。

この運動は、言ってみれば**「夏を終えての整理運動」**です。夏を迎える前の6月頃には、体を夏モードにする準備として「暑熱《しょねつ》順《じゅん》化《か》」を行ないましたよね。だから、夏というイベントをなんとか乗り切った9月頃も、再度運動をして汗をかくほうがいい。すなわち、いったん体をリセットするようなつもりで整理運動を行なうほうがいいのです。

なお、この9月の運動は、今後**「秋冬を迎えるための準備運動」**でもあります。**この時期に汗をかいておくと、汗腺が引き締まり、体温コントロールなどの自律神経の適応力が高まります。**そして、これから先、涼しさや寒さを迎えるための体の対応力を高めることができるのです。

ですから、ぜひこの「夏の整理運動」兼「秋冬の準備運動」をおろそかにすることなく、しっかり汗を流すようにしてください。

AUTUMN

9月18日

疲れがたまったときほど意識して体を動かすようにする

この時期は、まだ夏の疲れが残っている人もいるかもしれませんし、9月に新たな気持ちでスタートを切ったものの、なかなかエンジンがかからずぐったりしている人もいるかもしれません。でも、このように心身が重く、疲れがたまっているときこそ、意識して体を動かすほうがいいのです。疲れを感じるときは、だいたいにおいて「流れ」が停滞しています。血液の流れも停滞しているし、腸の流れも停滞している。ストレスもたまってもやもやが停滞しているかもしれません。しかし、**適度な運動をすると、こういった「停滞していたものたち」が動き出し、流れがよくなるのです。**きっと、流れが回復すれば、それまでの疲れがウソのように心も体もすっきりするでしょう。

ですから、〝なんか疲れてるなあ……〟というときこそ動くべき。意識的に体を動かして、心身の「流れ」をよくするように努めるべきなのです。

AUTUMN

9月19日

秋の風を感じながら、ウォーキングやジョギングをする

心

心地よい秋風が吹くこの時期は、ウォーキングやジョギングをするのに絶好です。

暑いうちは外に出る気にもならなかった人も、気候が落ち着いてくれば、「そろそろ外に出て体を動かしてみようか」というモチベーションが自然に上がってくるはず。さらに、外に出てみて、涼風が頬を撫でていく気持ちよさを知れば、「もっと遠くまで歩いてみようか」「もっと長く走ってみようか」といった運動意欲が湧き出てくるはずです。

ですから、**この時期はこういった〝湧き出てくる運動意欲〟に身をまかせるようなつもりでウォーキングやジョギングを行なう**ようにするといいでしょう。

そして、夏の喧騒が消えて、しっとりと落ち着いてきた初秋の自然や街の風景を楽しむようにしてください。秋風を感じつつ、街角や道端に〝秋らしさ〟を探しながら歩いたり走ったりするのもいいかもしれませんね。

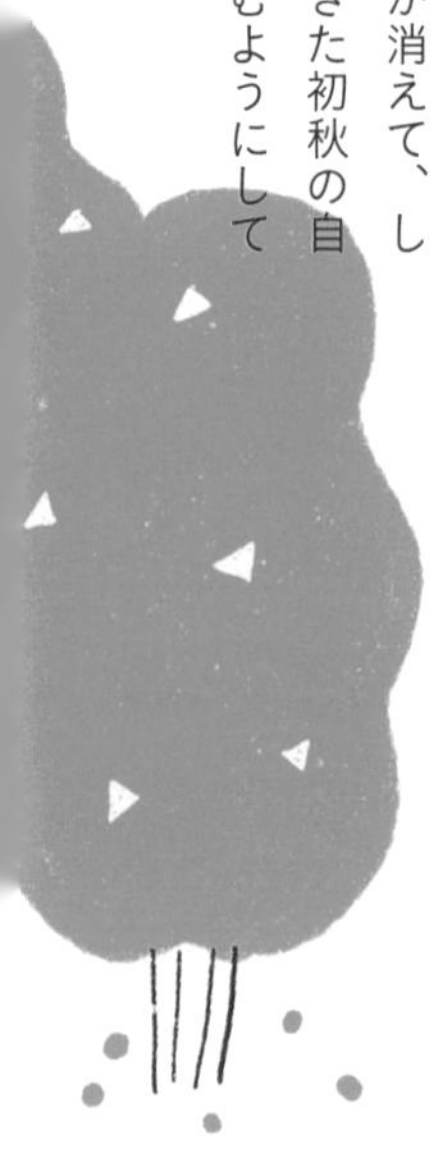

AUTUMN

9月20日

新たにスポーツを始めるなら、初秋の時期がいちばんおすすめ

暑くもなく寒くもなく、比較的穏やかな気候が続く初秋は、スポーツをするのにはもってこいの時期です。9月は1年の終盤戦のスタートでもあり、新たにスポーツを始めるならば、この時期にスタートをするのが最適ではないでしょうか。

ジムに入会したり、バレーや野球などの地元チームに参加したり、自治体のスポーツ教室に行ってみたり、あるいは独自にジョギングや筋トレを始めてみたり……。**何を始めるにしても、ぜひこの「絶好の時期」を生かして、いいスタートを切る**ようにしてください。

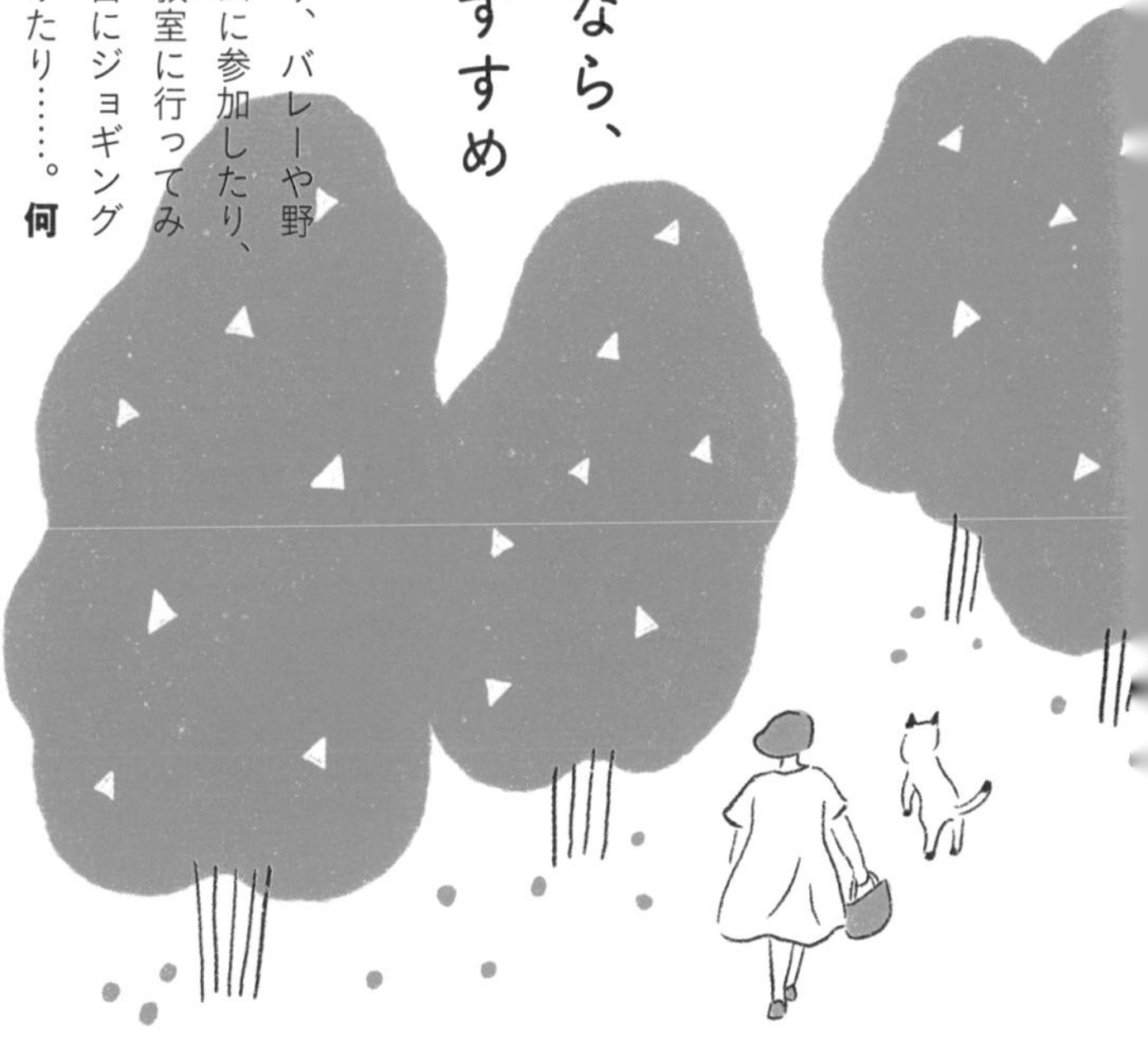

AUTUMN 9月21日

忙しくても十五夜を忘れない。お月様を見上げる余裕を持つ

毎日を慌ただしく過ごしていると、その日が「十五夜」「中秋の名月」であっても、気にも留めないままスルーしてしまう場合が多いものです。

いまは少なくなりましたが、昔は十五夜になると、窓辺にススキや秋の草花を飾り、団子を供えてお月様をお迎えしたものです。涼しくなってきた夜風に当たりながら月明かりに照らされていると、〝ああ……もうすっかり秋なんだなあ〟という気分になるものです。きっと、**秋のお月見は、わたしたちの心身をうまい具合に「秋・冬モード」にシフトしてくれる行事**なのでしょう。

自律神経をスムーズに秋・冬に適応させていくためにも、こういう行事は大切。みなさんもお月見の慣習を見直してみてください。

AUTUMN 9月22日

ススキや秋の花を飾り、気分を「秋・冬モード」にシフトする

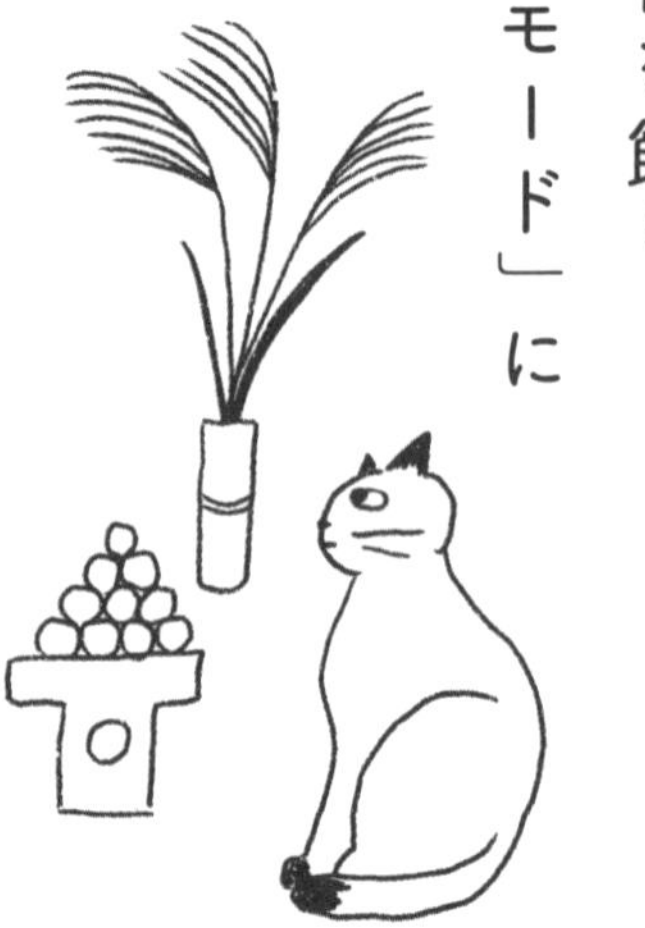

でも、十五夜は1年のうちでも特別にきれいな月が見られる日。**ゆっくりお月見をすれば、副交感神経が刺激され、心身をリラックスモードにシフトできます。**ぜひ、忙しくてもお月様を見上げる心の余裕を持つようにしてください。

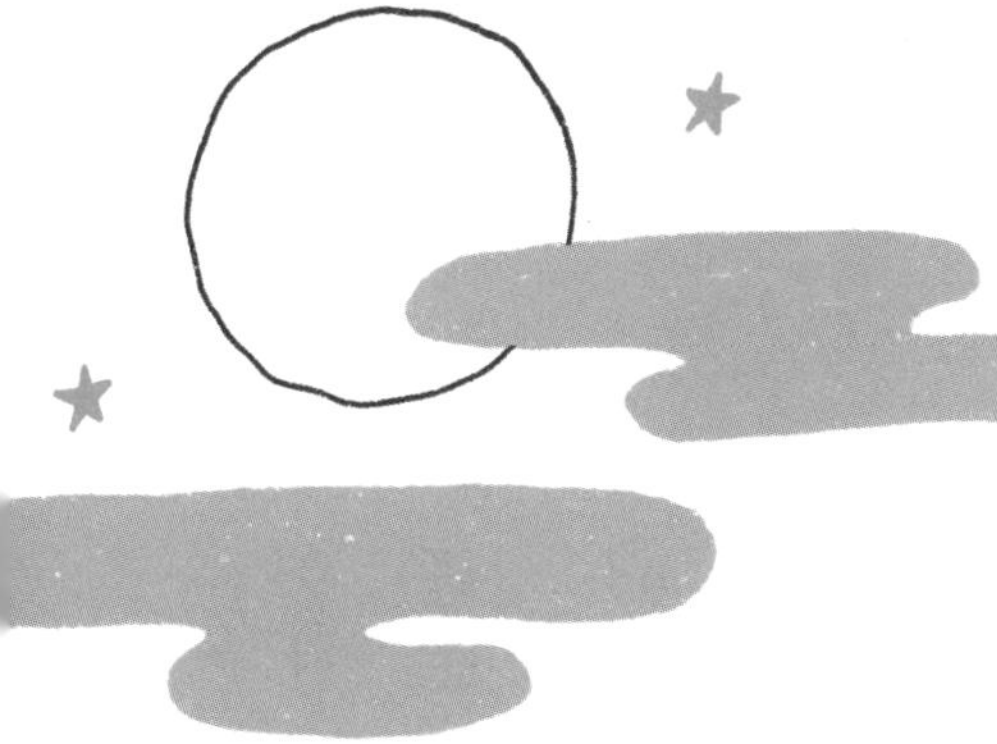

AUTUMN 9月23日

秋分の日はハーフタイム。「旬の食べ物」で栄養をつける

春分の日と秋分の日は、お彼岸の中日。「暑さ寒さも彼岸まで」といいますが、この時期になると気候もだいぶ穏やかに落ち着いてきます。昼の長さと夜の長さが同じになる日でもあり、言うなれば「春と秋の1年の中間地点に設けられたハーフタイム」のようなものでしょう。

ハーフタイムは、疲れた体を休ませ、栄養を補給して、心身をリセットして整える時間です。お墓参りも大切ですが、**なるべくリラックスを心がけ、おいしいものを食べて英気を養う**といいでしょう。

秋のハーフタイムは、柿、梨、ブドウ、栗、きのこなどが旬。こうした食べ物を味わってゆっくり過ごしてみてはいかがでしょうか。

AUTUMN
9月24日

9月後半になったら睡眠環境を見直してみる

9月も後半になると、朝晩だいぶ涼しくなり、夜中の気温がグッと下がってきます。きっと、夏のような寝苦しさもなく、快適にぐっすりと眠れる日が多くなってくることでしょう。

なお、夜に涼しさを感じるようになったら、その「涼しさ」が「肌寒さ」に変わる前に寝具を見直してください。**ふとんなどの寝具は季節や気温に少し先回りするくらいの感覚でセッティングし直すのがいい**のです。夏用のふとんをしまい、秋冬用のふとんを出して、睡眠環境を整えましょう。

また、こういう時期は、自分の睡眠コンディションを見直す絶好のチャンスでもあります。自分は何時くらいに寝て何時くらいに起きるのがいちばん調子がいいのか。自分はどんな状態だとぐっすり眠れるのか。自分の睡眠をもっと快適にするには何を改善すればいいのか——。ぜひ、こういった点を見直して、睡眠の質をより向上させるようにしてみてください。

AUTUMN

9月25日

睡眠時間は6時間。夜12時までには就寝する

「何時間寝るのがいちばんいいのか」――これは多くの人が気にしている問題でしょう。

必要な睡眠時間には個人差があり、ショートスリーパーの人もロングスリーパーの人もいるのですが、多くの医学論文を総合すると、やはり「6時間」は睡眠時間を確保するのがいいようです。そして、その6時間の中でも「最初の1時間半」をぐっすり眠ることが大切になります。先にも述べましたが、脳と体の疲れをリセットするには、この1時間半の眠りが非常に重要であり、ここを深く眠れるかどうかで全体の睡眠の質が決まると言ってもいいのです（p.221）。

それと、就寝する時間も大切。人間のサーカディアンリズムから考えると、できれば夜11時まで、遅くとも12時までには就寝すべきです。

「6時間」「最初の1時間半」「遅くとも12時まで」――ぜひこうしたポイントを押さえつつ、自分の理想の睡眠を追求してみてはいかがでしょうか。

AUTUMN

9月26日

夜、ぐっすり眠るために、朝、太陽の光を浴びる

みなさんは、夜、スムーズに眠るためのカギが「朝の光」にあることをご存じでしょうか。

わたしたちの夜の睡眠には「メラトニン」という物質が深く関係しています。これは、眠気をもたらしたり眠りの質をよくしたりするのに重要な働きをしている脳内物質。そして、じつはこのメラトニン、朝に太陽の光を浴びてからおよそ15時間後に分泌が高まってくるのです。つまり、**朝7時に太陽光を浴びれば、15時間後の夜10時くらいにメラトニン分泌が高まり、それとともに自然に眠くなってくる**ことになります。

少し補足しておくと、朝、太陽光を浴びると、まずセロトニンの分泌が高まります。すると、昼間、このセロトニンを材料にしてメラトニンが生成され、そのメラトニンが夜に分泌されるようになるのです。すなわち、**睡眠をよくするにはメラトニンを高める必要があり、そのためには、朝に太陽の光をしっかり浴びてセロトニン分泌を高めておく必要がある**というわけ。みなさん、毎日ぐっすり眠れるように、この「朝」と「夜」のリズムを大切にしていきましょう。

AUTUMN

9月27日

寝つきをよくするために、「夜の光」を見直してみる

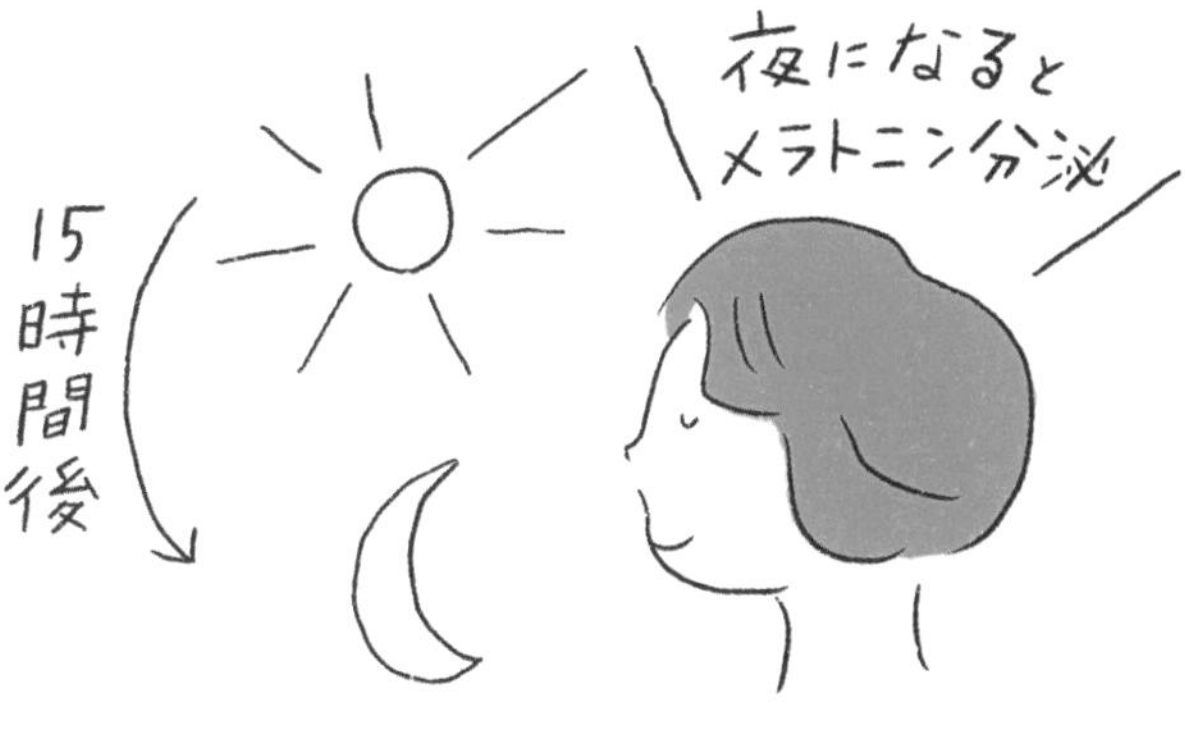

前項で述べたように、夜ぐっすり眠るには、メラトニンを高める必要があります。ただ、じつはメラトニンには「夜、強い光を浴びると分泌が抑えられてしまう」という弱点があるのです。

そこで振り返ってください。みなさんは遅くまでスマホ、パソコン、タブレットなどを使っていませんか？　これらの**ディスプレイから放たれる光は非常に強く、夜間に操作しているとメラトニンの分泌が抑えられてしまう**のです。

眠る直前まで使っていたら、寝つきが悪くなったり眠りが浅くなったりするのは当然でしょう。

ですから、**スマホやパソコンはできれば就寝の3時間前、少なくとも1時間前には遠ざけておくほうが賢明です**。また、メラトニン分泌を増やすには、なるべく暗めの環境でリラックスして夜を過ごすほうがいいとされます。スムーズな入眠、心地よい熟睡を手に入れるため、ぜひ「夜の光」をうまくコントロールしていきましょう。

AUTUMN

9月28日

首まわりをほぐして副交感神経を高めてから眠る

夜ぐっすりと眠るには、心身をリラックスさせて副交感神経を高めておくことが大切。そのために、就寝前、首まわりをほぐすことをおすすめします。

AUTUMN

9月29日

就寝前の入浴で深部体温をゆるやかに高める

就寝前の入浴は、心地よく眠るためにとても有効な手段です。そして、そのためには**39～40℃のぬるめのお湯に15分浸かるのがベスト**。先述したように、最初の5分は首まで浸かり、残りの10分はみぞおちまで浸かる半身浴にするといいでしょう（p.68）。

このように入浴すると、副交感神経が効率よく上がり、心身が睡眠モードへ移行しやすくなります。また、深部体温がゆるやかに上昇するため、**ふとんに入る頃、体の熱が放たれるとともに体温が下がり、自然に眠りにつけるようになる**のです。ぜひ習慣にしましょう。

首を軽くもんだり、首を回してストレッチしたりすると、**こりがほぐれ、滞っていた血流が回復して、副交感神経が刺激される**ことになります。

また、この先、秋冬へ向かい寒くなってきた際は、ネックウォーマーをつけて首を温めながら眠るのもいいでしょう。こうしたケアを習慣にすれば、確実に眠りの質の向上につながるはずです。

AUTUMN 9月30日

ラベンダーの香りを活用して眠りにつく

アロマテラピーのリラックス効果はけっこうあなどれません。

なかでもリラックス作用が高く、睡眠に活用しやすいのがラベンダーです。**枕元にラベンダーの精油を1滴たらしたティッシュを置いておくだけで、香りに包まれながら心地よく眠りにつくことができます。**また、就寝前の入浴の際、ラベンダーの精油をたらした湯船に浸かるのもいいでしょう。

そのほか、カモミール、クラリセージ、サンダルウッドなどもリラックス作用が高いので、快眠の追求のため、うまく活用してみてはいかがでしょうか。

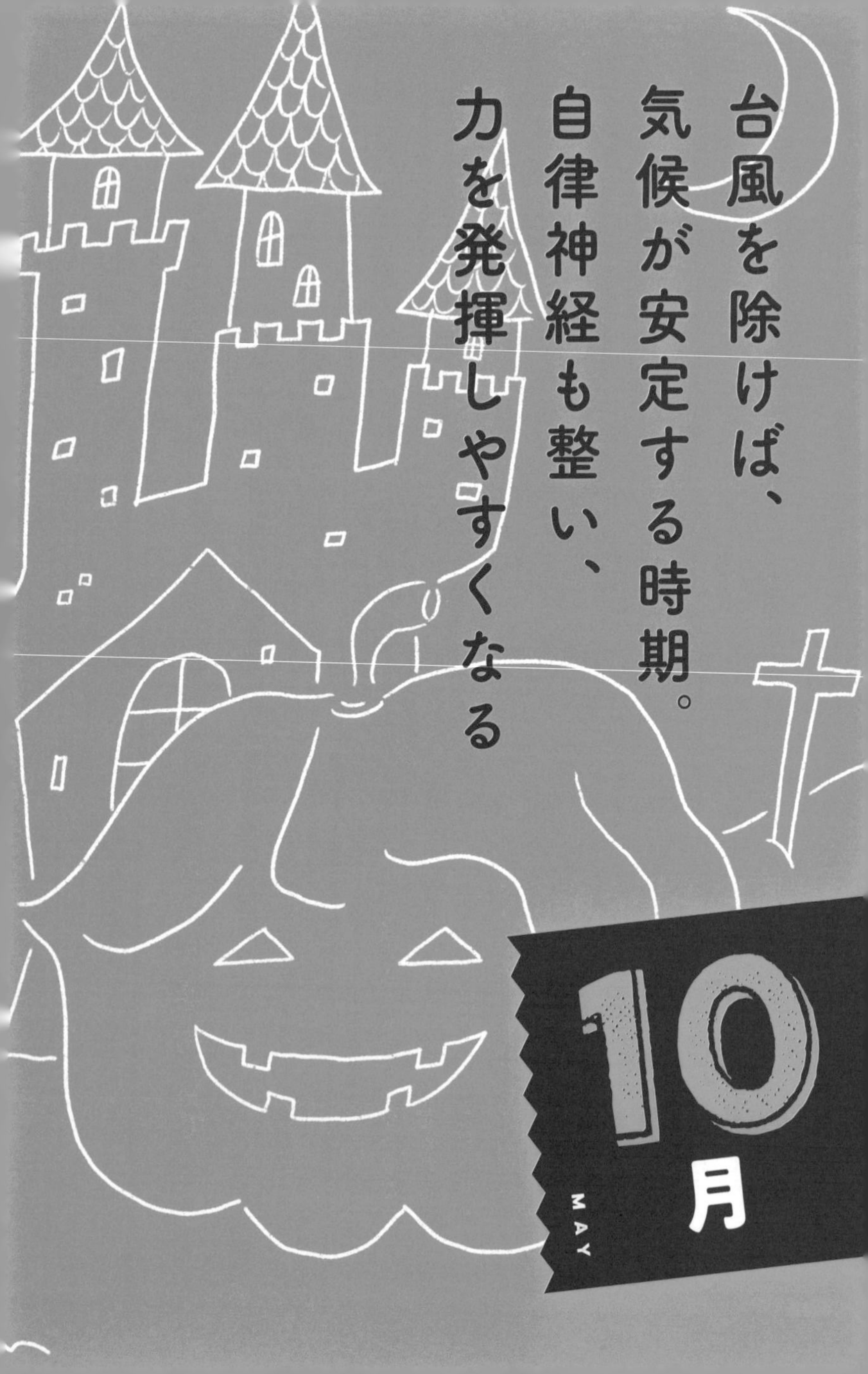

台風を除けば、気候が安定する時期。自律神経も整い、力を発揮しやすくなる

10月

MAY

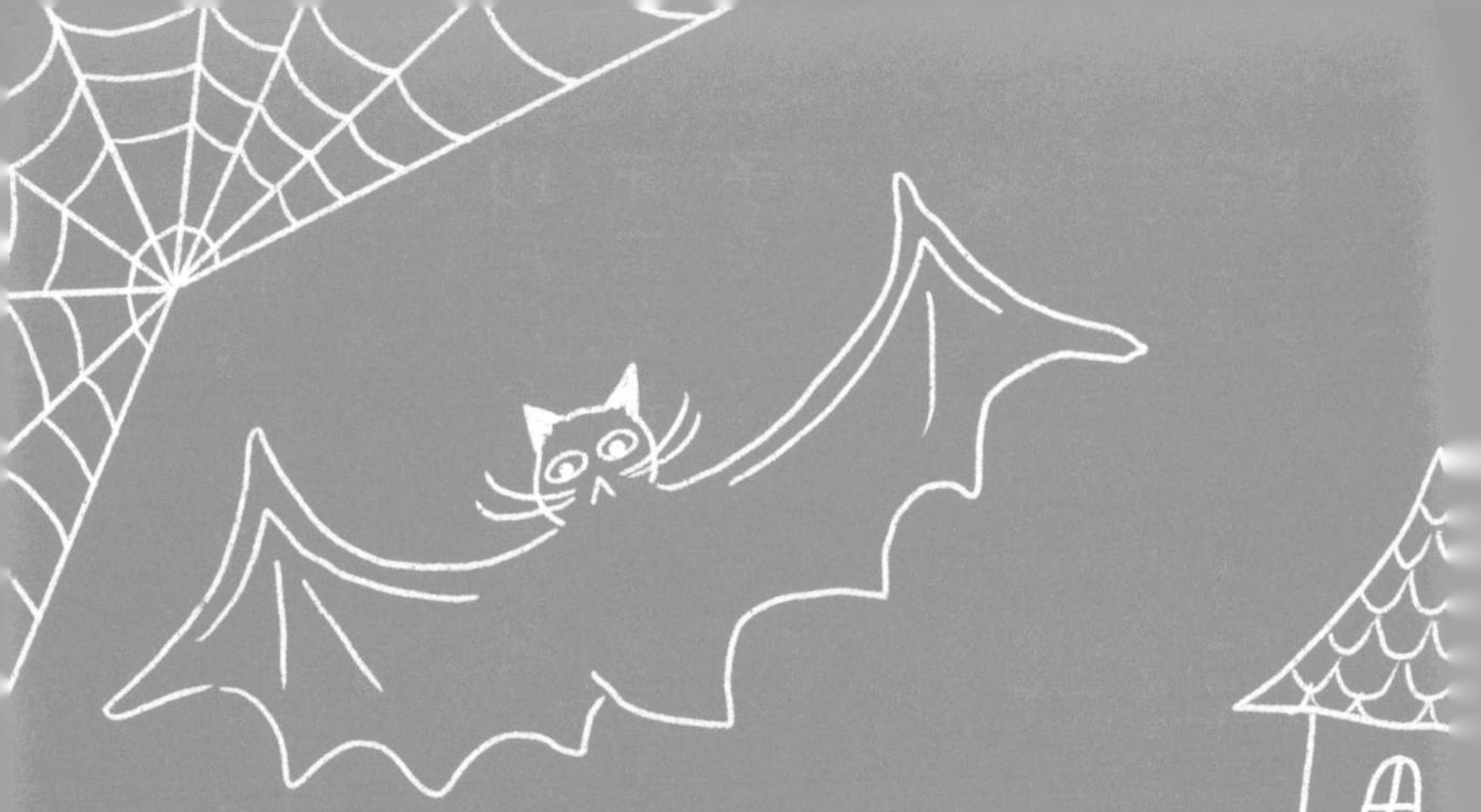

台風や低気圧が近づくと、頭痛やめまい、吐き気、息切れなどの不調がひどくなる――これが「気象病」の典型的症状です。この気象病は、気圧などの急な変化によって自律神経が「プチ・パニック」に陥るのが原因だとされています。

もっとも、台風が多いのを除けば、10月は比較的気候が安定する月です。暑くもなく寒くもなく、小春日和の穏やかな日が多く、大きなイベントの開催にも向いています。また、10月は自律神経の面から見てもバランスが安定する月。心身コンディションが整いやすく、自分の力を発揮しやすい時期だと言ってもいいでしょう。だから、仕事やスポーツなどの成果を披露したり発表したりするのにも10月はうってつけなのです。

それと、10月は紅葉、ススキ、コスモスなど自然が美しくなる時期。こうした秋の自然に積極的に触れるようにすれば、副交感神経が刺激され、よりいっそう自律神経バランスを安定させることができるのではないでしょうか。

AUTUMN 10月1日

10月になったら、年末年始の予定を立てる

大きなイベントなどの予定は、2か月前には決めて計画しておくのが基本です。3月になったらゴールデンウィークの予定を立て、6月になったら夏休みの予定を立てる。同じように、10月に

AUTUMN 10月2日

「タンスの肥やし」の服は、迷わず整理する

10月初めは衣替えの時期。夏物をしまい、冬物を出す人も多いでしょう。その際、ろくに着ないまま「タンスの肥やし」になっているような服は、もう迷わずに処分してください。

先にも述べたように、**「物を片づける」「要らないものを捨てる」という行為は、自律神経を整えることにつながります。**片づければ迷いが消え、捨てるべきものを捨てて整理をすれば心身がすっきり整うのです。

とくに、秋冬は迷いやストレスなどのもやもやが生じやすい時期。だからこそ、大胆に片づけて心身をすっきりさせておくべきなのです。

なったら年末年始をどう過ごすかの予定を立てて、計画を進め始めるといいでしょう。

人は予定や目標がないとなかなか動かないもの。でも、**「年末年始はこれをやる」という明確な旗印が見えていると、脳も体もその気になって動き出す**ものなのです。ぜひ、早めに予定を立てて、余裕を持って準備を整えましょう。

AUTUMN

10月3日

衣替えを機にエアコンの掃除をする

衣替えをする時期は、まだそれほど暑くもないし、それほど寒くもないという安定した気候であることが多いもの。すなわち、エアコンを使わずにいられる「過ごしやすい時期」です。

つまり、この時期はエアコンを掃除するチャンス。エアコンの清掃はいつやるかを決めておかないと、やらないままだらだらと時を過ごしてしまうことが多いものです。ですから、**「衣替えをするときは、ついでにエアコンも掃除する」と決めておいて、〝セット〟で取り組む**ようにするといいのではないでしょうか。

AUTUMN

10月4日

「10月＝集大成の月」と捉えて、1年の努力や成果をまとめる

10月は暑くもなく寒くもなく、比較的気候が安定した時期。1964年の東京オリンピックは10月に行なわれましたが、大きなイベントを開催するには、1年の中でもっとも適した時期と言えるのではないでしょうか。

　実際、この時期には発表会や展覧会、フェスティバルなど、多くの催しが行なわれます。大学に勤める教授の場合、秋に必ず行なわれるイベントは「学会」です。1年間ずっと研究を重ねてきた内容をまとめて学会論文として発表するわけですね。

　このように、10月はこれまで重ねてきた努力の成果をまとめたり発表したりするのに向いた時期なのです。言わば、1年間、畑を耕してがんばって育ててきた作物を収穫して人々にお披露目するようなもの。同じように、仕事でも習い事でも、「自分はがんばってこれだけのことをやってきた」という**〝成し遂げた証〟のようなものを目に見えるかたちでまとめておく**といいわけです。

　ぜひみなさんも、10月を集大成を迎える月と捉えて、日頃のがんばりをかたちにしてみてください。

AUTUMN

10月5日

1年間の長期的な目標や計画は、10月を〝ピーク〟にして考える

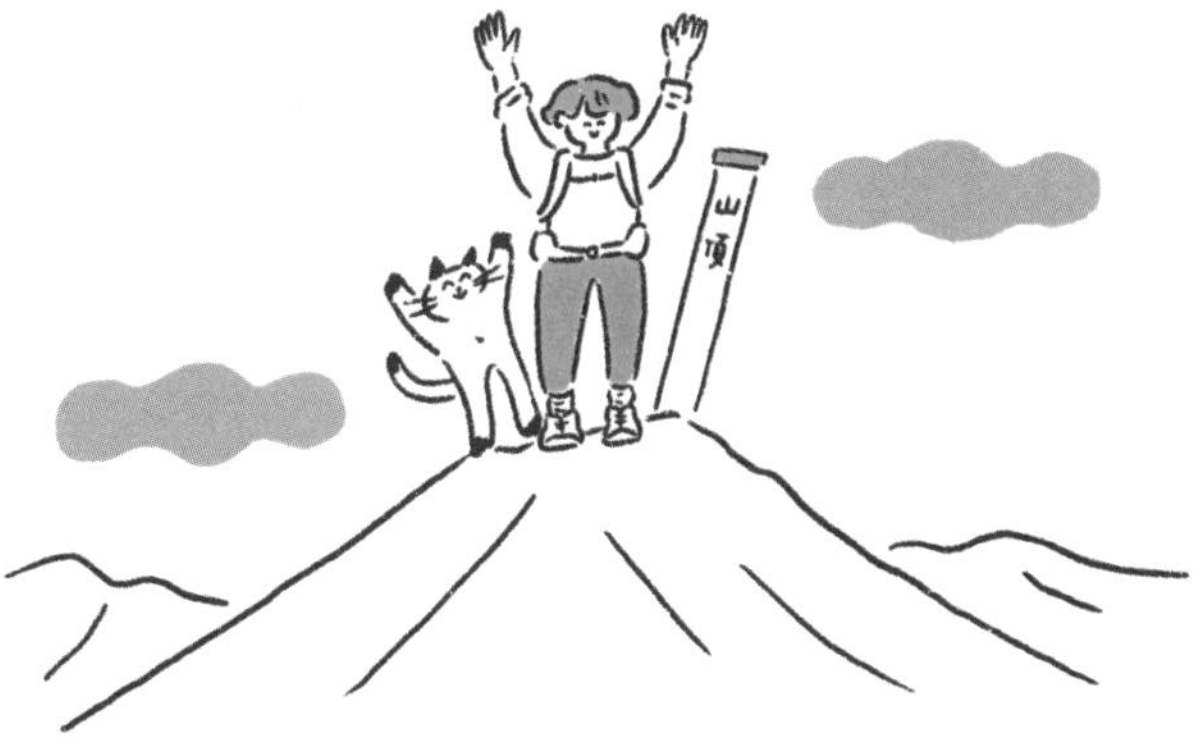

前の項目で「10月は集大成の月」と申し上げましたが、1年間の長期的な目標や計画を立てる場合も、10月に〝大きな山場〟を迎えるようにスケジューリングすることをおすすめします。そういう目標があると、人は山場に向かってがんばれるものです。山登りをする人がピークへ向かって一歩一歩進むのと一緒ですね。

そして、**10月である程度目標や計画をクリアしたら、残りの11月と12月は「やり残したこと」や「クリアできなかったこと」を整理して、それらに力を注ぐようにしていけばいい。**そういうサイクルで1年1年を過ごしていけば、きっと、年々、より高い山に登頂して大きな成果を上げていくことができるのではないでしょうか。

AUTUMN

10月6日

「小春日和」の日にゆっくり散歩をする

秋の日差しがたっぷり注ぐ「小春日和」の日は、ぜひゆっくり散歩をしてやわらかな陽光を満喫してください。

こうした日差しには、脳内物質・セロトニンの分泌を促し、心の安定や癒しをもたらす作用が期待できます。晩秋や冬は心身が不安定になりがちですが、それを「予防」するためにも、**小春日和の時期に日差しを浴びてセロトニンを増やしておくことは非常に大切**なのです。

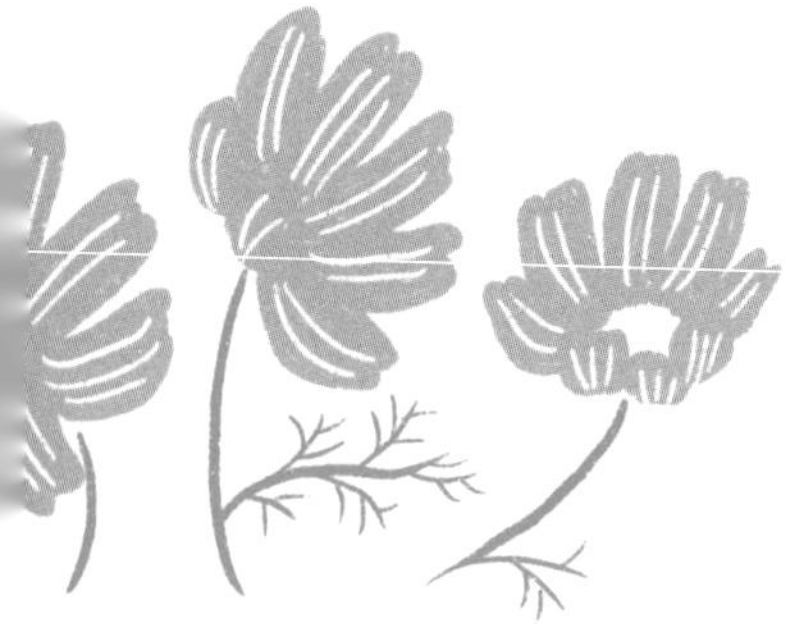

AUTUMN

10月7日

「暖かみのある色」をインテリアに取り入れる

だいぶ涼しくなってくるこの時期、部屋のインテリアに赤やオレンジ、黄色、ピンクなどの「暖かみのある色」を取り入れてみてはいかがでしょう。ソファやクッションのカバーを変えたり、マグカップを変えてみたり……**暖かみのある色のアクセントが目に入ると、それだけでも心身がほっとやわらいでくる**ものです。

また、コスモスなどの季節の花を飾ってみるのもいいでしょう。

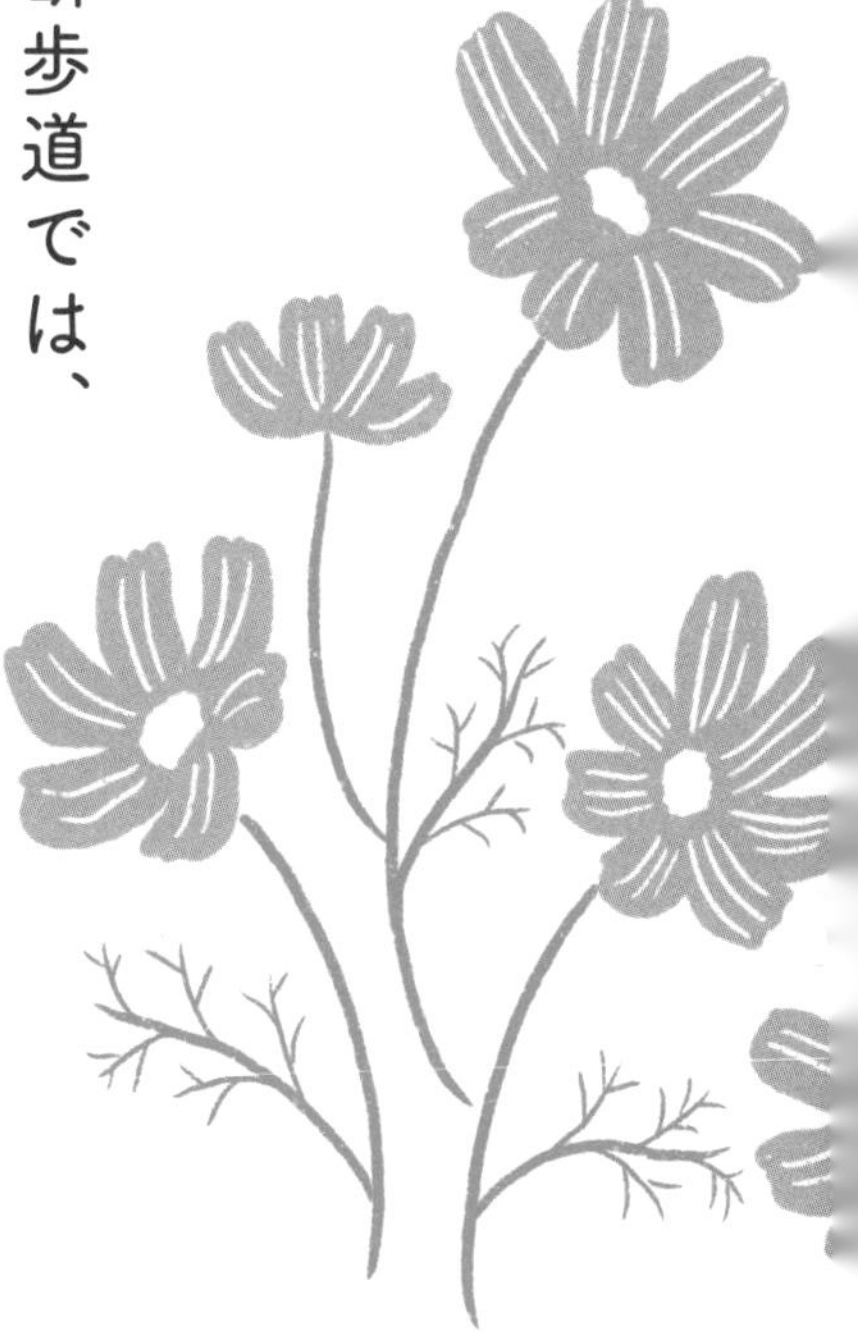

AUTUMN
10月8日

横断歩道では、車が来ていなくても信号を守る

街を歩いていて信号待ちをしていると、まだ赤信号なのにもかかわらず、車が来ないのを見計らって横断歩道をササッと急ぎ足で渡っていく人がいますよね。

いったい何を急いでいるのかは知りようがありませんが、横断歩道で信号を守るくらいの余裕は持っていたいもの。たとえば、信号が赤ならば、車がまったく通っていなくても必ず足を止め、信号が青に変わるまでの間、ぼんやりと秋空を眺めてみるのはどうでしょう。そういう**〝ちょっとした余裕〟があることが、自律神経にとってはけっこう大事**なのです。

AUTUMN

10月9日

運動のハードルは上げすぎず、身の丈に合った体の動かし方をする

秋は運動をするのに絶好の季節。10月のこの時期、多くの学校では運動会が行なわれますし、スポーツ関連の大小のイベントもあちこちで開催されます。きっと、こうした「スポーツの秋」の雰囲気に影響されて、久々に体を動かしたくなる人も多いのではないでしょうか。

しかし、ここで意気込みすぎて運動のハードルを上げてしまうのはよくありません。普段あまり運動をしていない人が**いきなりハードな運動をすると、ケガや疲労で体を痛めやすくなりますし、かえって自律神経バランスを乱すことにつながります**。それに、レベルの高さについていけず、すぐ挫折して三日坊主で終わるのも目に見えていますよね。

運動は「自分の身の丈に合ったレベル」で行なうのがセオリー。**〝いくら何でもこれじゃハードルが低すぎる〟と思うくらいがじつはちょうどいい**のです。ぜひ、肝に銘《めい》じておくようにしてください。

AUTUMN

10月10日

通勤時、よい姿勢で歩く。それだけでも自律神経が整う

毎日の通勤は、日々コンスタントに体を動かす機会。単に歩いているだけだとしても、それなりの運動にはなります。

そこで、まずはこの「歩く」という運動を見直してみましょう。

通勤時、みなさんはよい姿勢で歩いているでしょうか。ひょっとして、背を丸めた疲れた姿勢で歩いてはいないでしょうか。

理想的な歩き方をするには、次の6つの点を意識してください。

❶頭の中心が空につながっているような意識を持つ、❷首をまっすぐ伸ばす、❸肩の力を抜く、❹背すじをしゃんと伸ばす、❺おへそから前に出るようなつもりで足を踏み出す、❻一歩一歩ゆっくりとリズミカルに歩く——。

日々こうした姿勢で歩いていれば、全身の関節や筋肉にバランスのいい力がかかり、呼吸もよりよい状態に整って、**「歩行」という運動の質をグッと高めることができます**。そして、こうした姿勢の意識づけが自律神経を整えることにもつながっていくのです。

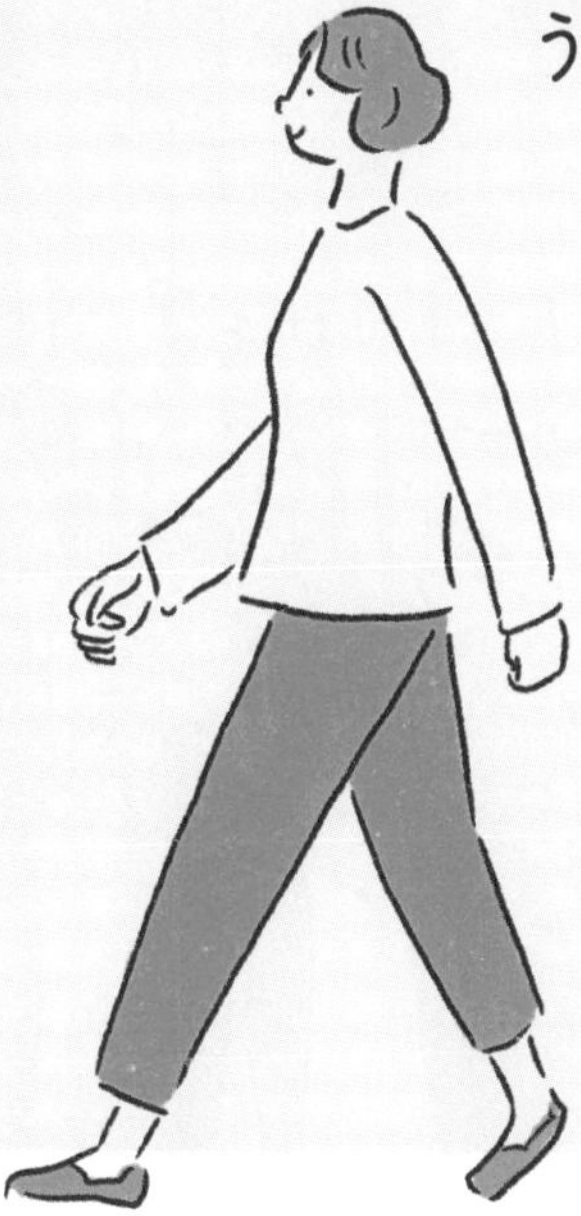

AUTUMN 10月11日

「電車の中では座らない」とルール化してしまう

「電車の中では座らない」――そう決めてしまうと、それだけでかなりの運動不足解消につながるものです。

最近はリモートワークの人もいますが、電車通勤は基本的に毎日するもの。ですから、いったん「座らない」とルール化してしまうと、自動的に朝晩継続することになります。これが「チリツモ式」に体に好影響をもたらすわけです。

このように、運動はわざわざやろうとするのではなく、毎日のルーティーンに組み込んで、自動的にやるようにしてしまうといいのです。そうすれば、努力しなくても続けられるし、意志が弱くても続けられます。こういう「**自動ルール化**」**こそ、運動で効果を上げる秘訣**なのではないでしょうか。

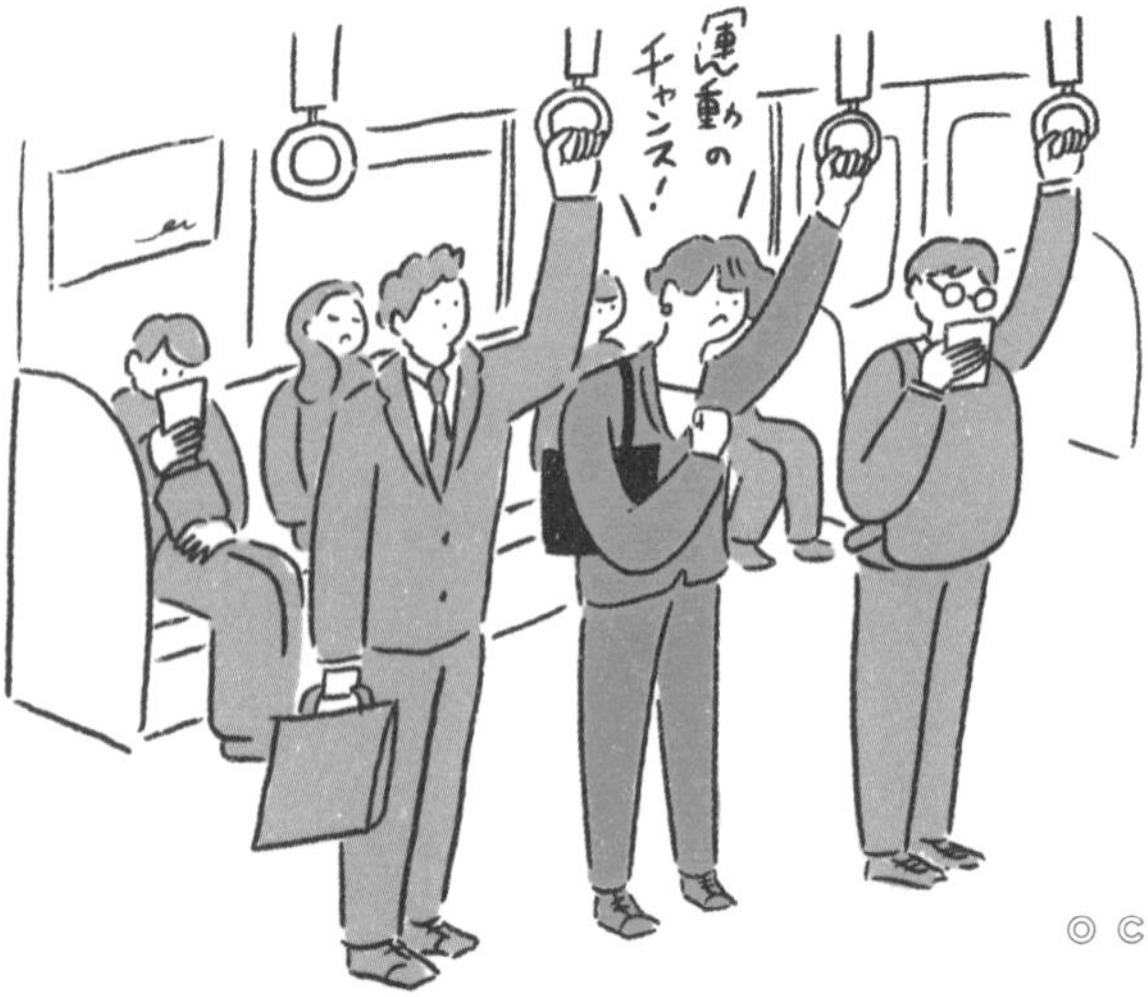

AUTUMN 10月12日

「3階まで」なら、エレベーターがあっても階段を使う

自分の行く手に「エレベーター」「エスカレーター」「階段」があったとします。さて、みなさんは、どのコースを選ぶでしょう。

もちろん、日々の運動不足を解消するには階段をセレクトするのがおすすめ。ぜひ、「3階までなら階段で行く」と決め、自分の中でルール化してしまうといいでしょう。駅構内はもちろん、勤め先でも、立ち寄り先の会社やデパートでも、3階までなら迷わず階段へＧＯ。階段の上り下りは、けっこうな全身運動ですし、足腰の筋肉を丈夫に保つことにもつながるので、「健康維持のために心がけるべき運動」としてはまさにうってつけなのです。

階段は、言わば「街中にあふれている運動ツール」のようなもの。慣れてくれば、移動中に階段を見つけると、「あ、運動のチャンスだ！」と思うようになるはずです。ぜひみなさんも、こうした運動のチャンスを自分のために生かすようにしてはいかがでしょう。

AUTUMN

10月13日

ウォーキングをするなら「夕食後」がおすすめ

自律神経を整える運動として、たいへん手軽でおすすめなのがウォーキングです。

とりわけ、副交感神経が上がってくる夜、夕食後に30分～1時間、ゆっくり歩くことを推奨します。

夜に適度な運動を行なうと、末梢の血管が開いて全身の血流が促されるため、1日の体の疲れや肩や腰のこりを解消するのにちょうどいいのです。また、この時間の軽い運動は、夜の眠りの質を高めることにもつながります。

一方、朝にウォーキングをするのはどうなのか。朝、起床して間もないと、まだ体が目覚めておらず筋肉や関節の動きが悪い場合が多いもの。それに、朝は交感神経が高まって血管が収縮し、血圧も上昇傾向にあります。そのため、比較的ケガや病気などのトラブルを起こしやすいというデメリットがあるのです。

もっとも、朝にウォーキングをするのが習慣になっている人は、すでにその体のリズムが定着しているはずですから、わざわざ歩く時間帯を変える必要はないでしょう。なにより大切なのは、歩く習慣を日々継続していくことなのです。

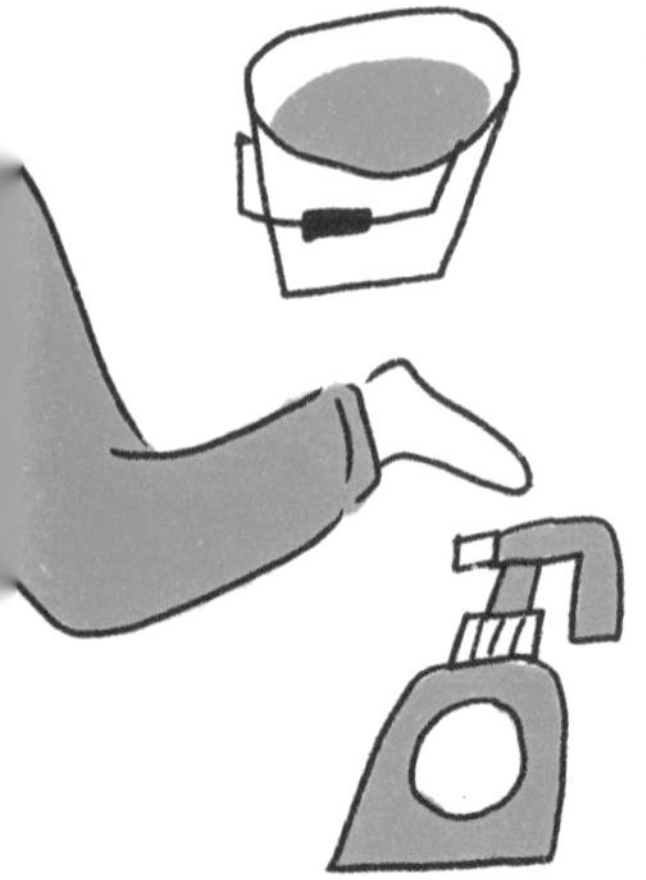

AUTUMN

10月14日

「床のぞうきんがけ」は理想的な全身運動

日常の家事も、やり方によっては運動不足解消につなげることができます。

おすすめなのは拭き掃除。窓を拭いたり車を磨いたりする作業は上体の筋肉を大きく使ってけっこうな運動になります。また、**床のぞうきんがけは足腰と上体の筋肉を両方とも鍛えることのできる理想的な全身運動です。**腰をかがめて床を押すように拭くと、早歩きをするのと同等の運動エネルギーが消費されるそうです。

みなさんもこうした「**家事運動**」を行なって、生活の中で体を動かすようにしてはいかがでしょうか。

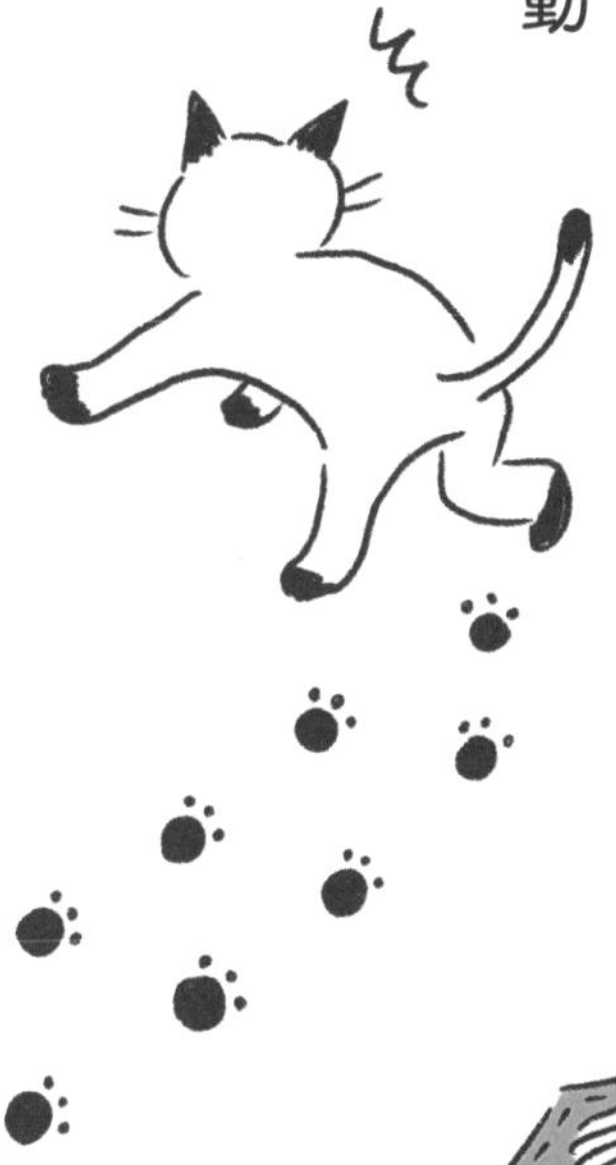

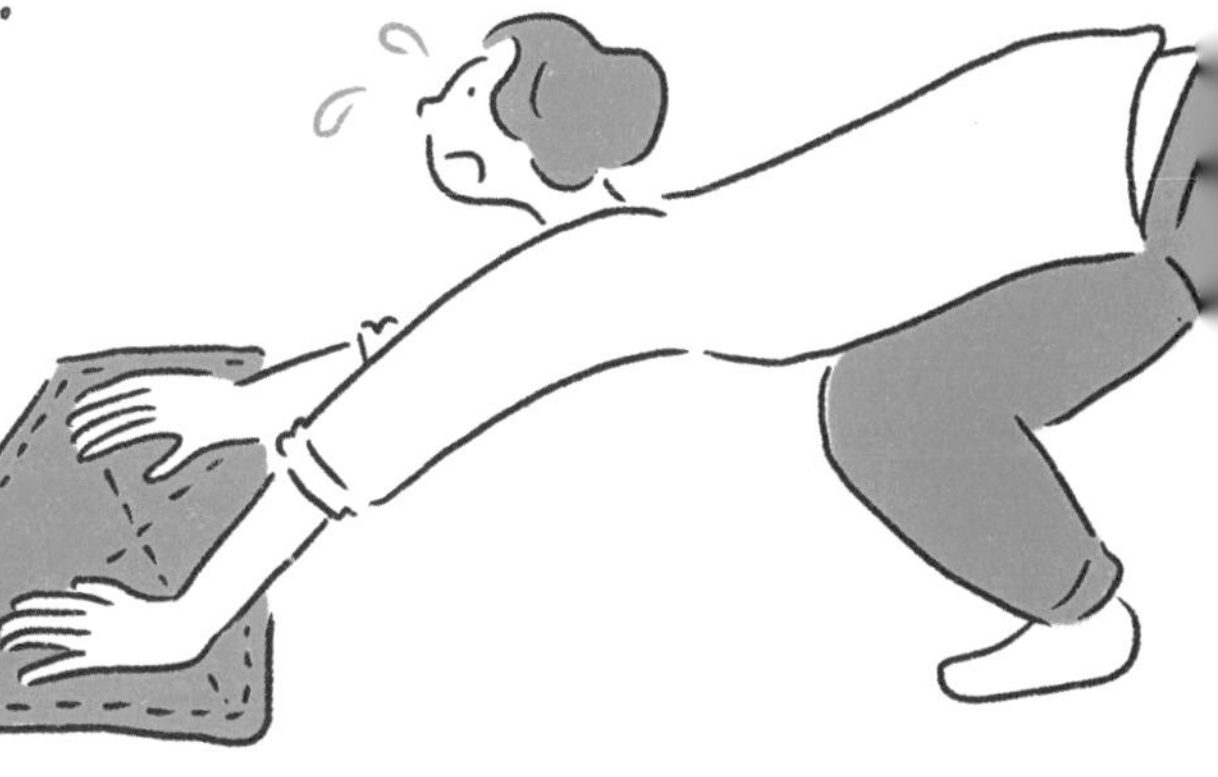

AUTUMN

10月15日

仕事や家事の合間に「ゆるスクワット」をする

スクワットは「健康維持」という目的を達成するには、たいへん効率のいい運動です。

「太もも」「お尻」「ふくらはぎ」は全身の筋肉の中でも体積が大きいのですが、スクワットをすると、これらの筋肉が効果的に鍛えられて、足腰を丈夫にすることにつながります。また、かがむ動作が下半身のポンプ機能を促進するため、全身の血流をよくすることにもつながります。

　それに、自律神経バランスをよくするのにも、スクワットはたいへんおすすめ。たとえば、「**小林式・ゆるスクワット」は、筋力や血流の維持と同時に自律神経を整えられるよう考案したもの。**行なう際のポイントは次の3つです。

❶深く呼吸しながら、各4秒かけて腰を上げ下げする
❷正しいフォームで行なう
❸痛みを感じたらすぐやめる

「ゆるスクワット」は、朝の起床後や夜の就寝前に行なうのが基本。それに、日中、仕事でストレスがたまったときなどに行なえば、いい気分転換にもなり、乱れかけた心身コンディションを修正するのにも役立つはずです。

　1日の回数目標は、朝・昼・晩、合わせて30回。ぜひ、自分のライフスタイルに合わせて習慣化していくようにしましょう。

「小林式・ゆるスクワット」のやり方

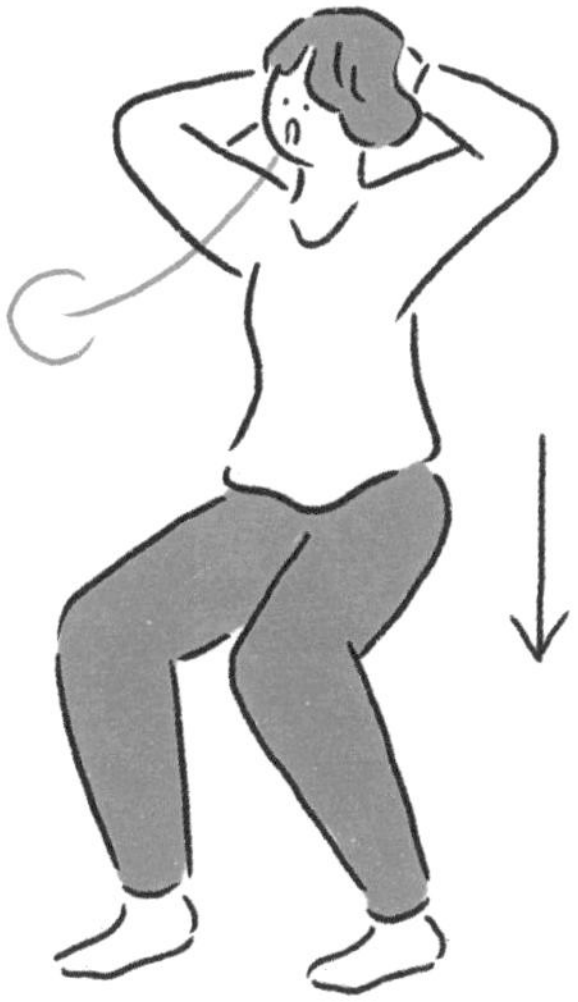

1

息を吐きながら、ひざが90度になるまで4秒かけて腰を落とす

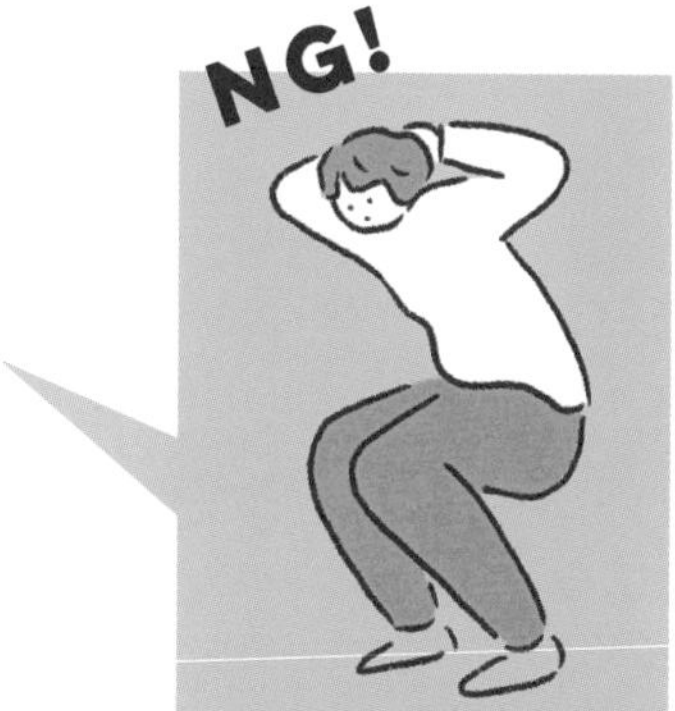

体を前傾して、ひざを90度以上曲げるのはNG！
呼吸が浅くなり、ひざを痛める原因になってしまう。

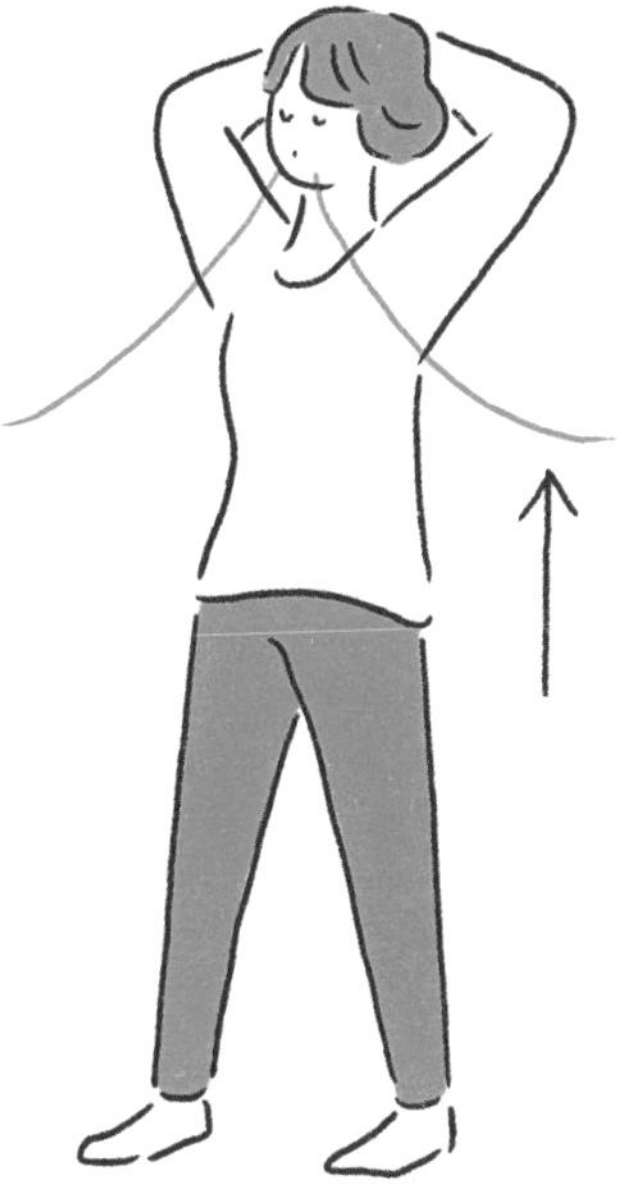

2

息を吸いながら、4秒かけてひざを伸ばす

AUTUMN

10月16日

台風が近づくと体調が悪くなる人は、「気象病」を自覚する

10月は台風が多い時期。みなさんは台風が接近してきたり西から低気圧が近づいてきたりすると、てきめんに体調が悪くなるということはありませんか？

もし心当たりがあるなら、「気象病」を疑ったほうがいいでしょう。これは、気圧、温度、湿度などの気象変化によって症状が悪化する病気です。現われる症状は、片頭痛、めまい、息切れ、吐き気、腹痛、冷え、眠気など。また、ぜんそく、関節痛、リウマチ、うつ病などのもともとの持病が悪化するケースも目立ちます。

そして、こうした気象病には、自律神経が大きく影響しています。**気圧などの変化により自律神経バランスが乱れ、交感神経が刺激されて血管が収縮したり呼吸が浅くなったりすることによってさまざまな症状が現われる**のです。

なお、ストレスや疲労などで自律神経が弱っている人は、気象病の症状が出やすい傾向があるので、十分に気をつけてください。

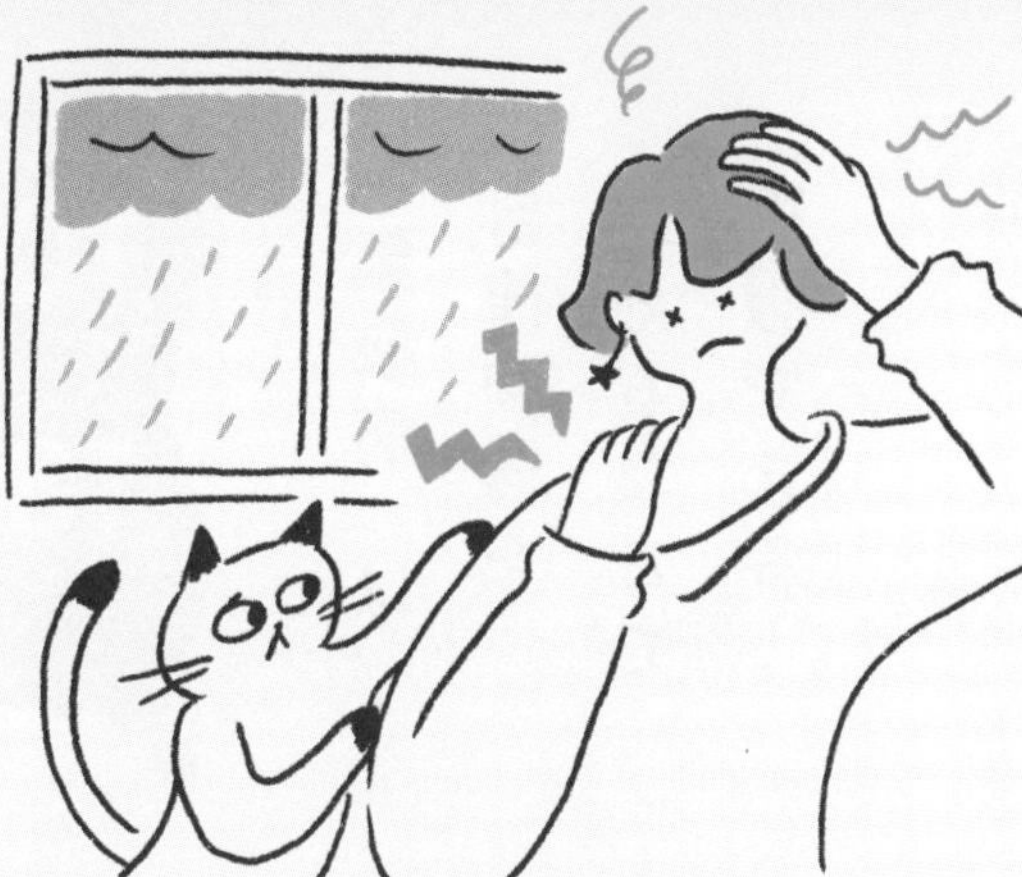

AUTUMN

10月17日

「気象病」にはなりやすいタイプがある

気象病には「なりやすいタイプ」があります。

まず、**気圧変化に弱い人**。たとえば、高層ビルや展望タワーのエレベーターを利用したときに、昇降の気圧変化によって耳がツンと痛くなるような人は要注意です。

また、季節の変わり目、気温が急降下すると具合が悪くなる、エアコンの冷房風で具合が悪くなるなど、**寒暖差に過敏に反応してしまう人**も要注意です。

さらに、**起立性低血圧の人、乗り物酔いをしやすい人も、気象病になりやすい傾向があります。**

思い当たる人は、「自分はなりやすいタイプなんだ」という自覚を持って、気象変化に柔軟に対応できるよう、十分な備えをしていくようにしましょう。

AUTUMN 10月18日

「気象病」は、自律神経を整えることで克服できる

先にも述べたように、気象病には自律神経の乱れが大きく影響しています。

でも、これは逆から言えば、自律神経を普段からしっかり整えていれば気象病の影響を小さくできるということ。本書で紹介しているノウハウを実践して自律神経を鍛えていけば、気象病を克服することも十分に可能でしょう。

自律神経を鍛えるノウハウはじつにシンプル。**食事、腸、睡眠、ストレス、生活リズムなどに気をつけて、日々心身のバランスを整えていくことが自律神経の適応力の幅を広げていくことにつながる**のです。ぜひみなさん、多少の気象変化では揺るがない柔軟な適応力をつけて、気象病を克服していくようにしましょう。

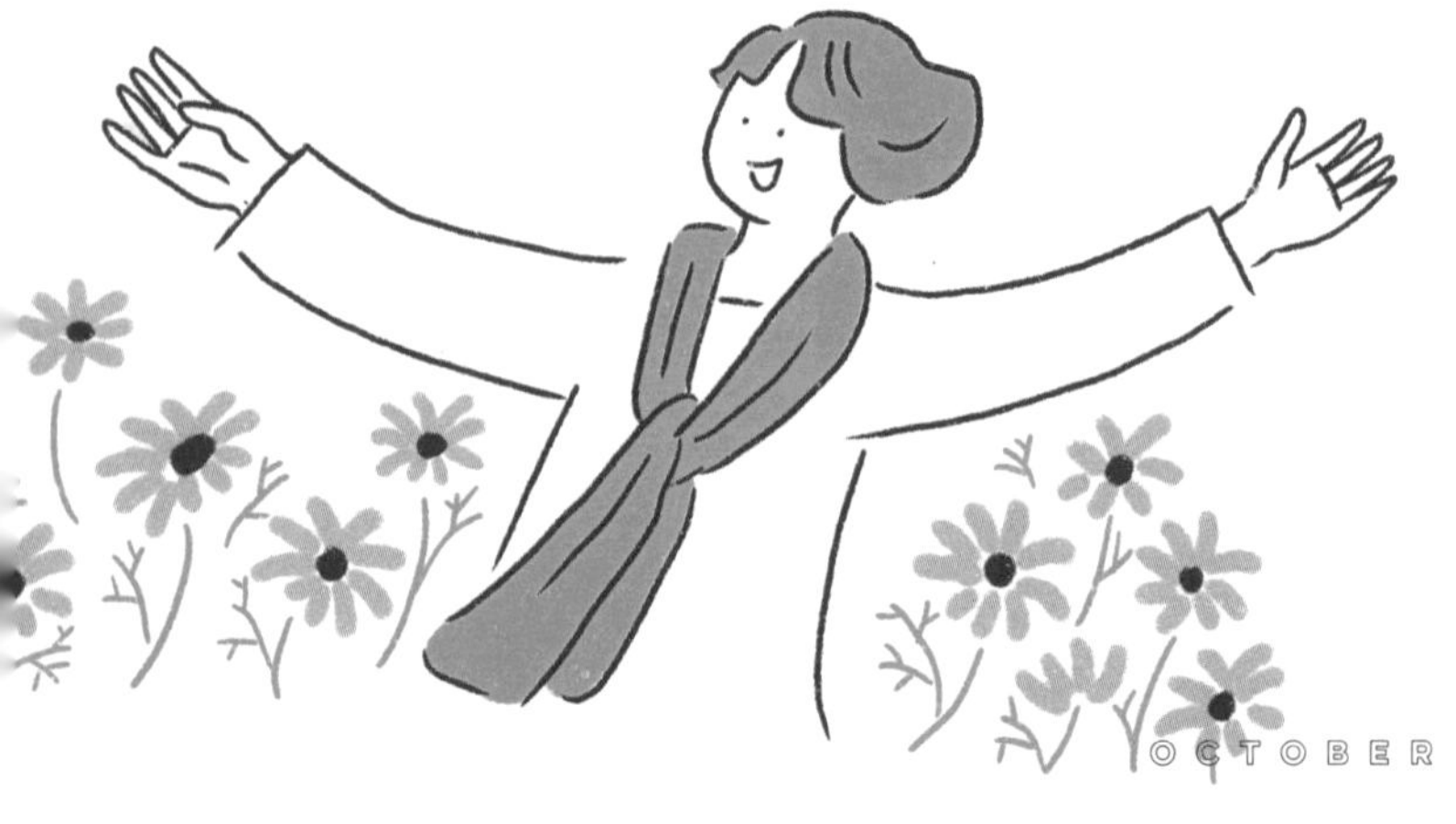

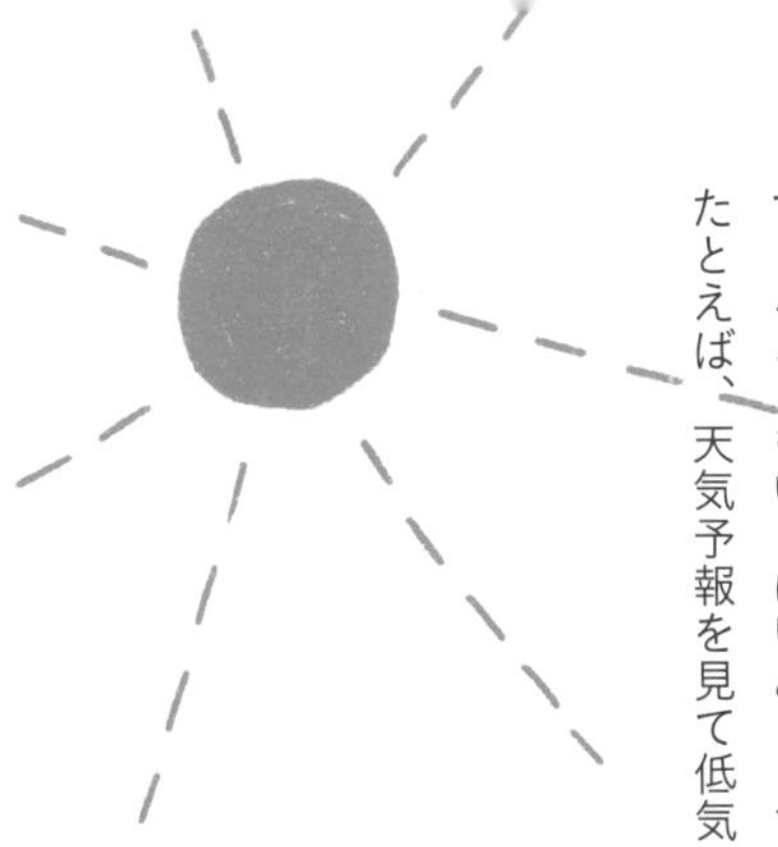

AUTUMN
10月19日

天候はコントロールできないが、自分はコントロールできる

自律神経を整えるには、「自分でコントロールできないこと」と「自分でコントロールできること」を分けて考えて、コントロールできることにできるだけの手を尽くす姿勢が大事です。

　残念ながら、天候変化はコントロールできません。でも、気象病を防ぐため、自分でコントロールできることもいっぱいあります。たとえば、天気予報を見て低気圧が近づいてきそうなら、あらかじめ頭痛薬を準備しておくとか、台風が来る前はぐっすり寝て体調を整えておくとか、嵐が来そうなときは重要な仕事の予定を先延ばしにしておくとか……このように、あらかじめ備えておくことで、気象病の影響を少なくできることがいろいろあるのです。

　だから、自分でうまくコントロールをしつつ、**天気予報に先回りをするようなつもりで、気象病に備えていく**といいでしょう。

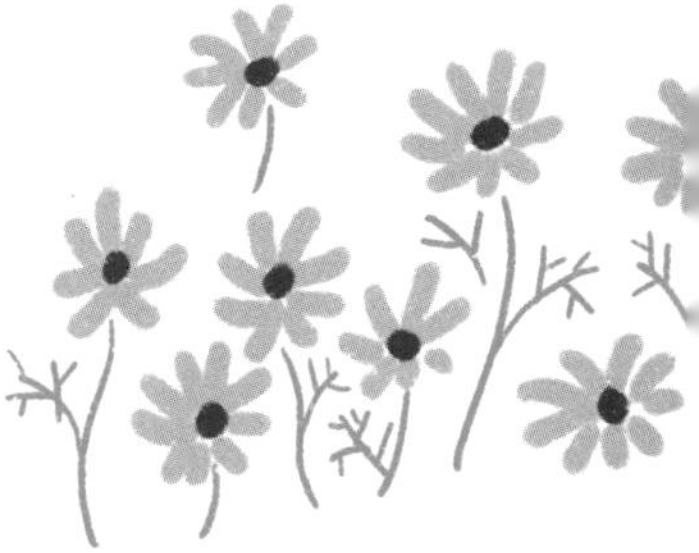

AUTUMN

10月20日

「まさか!」という事態は起こるものと心得ておく

「まさか、こんなことが起こるとは思わなかった!」——近年はそういう災害や事故が増えています。新型コロナウィルスだって、まさかこんなに長引くとは思わなかったという人がほとんどでしょうし、地震や風水害にしても、まさかこれほどのことが起こるとは予想していなかったという人がほとんどでしょう。

しかし、「まさか!」という事態は起こるものなのです。「自分だけは大丈夫」なんてことはあり得ません。むしろ、自分の身にいつその「まさか!」が降りかかるか分からないと思っておくほうがいいでしょう。

このように「いつ何が起こるか分からない時代」は、災害やリスクに対しできるだけの備えをしておかなくてはなりません。自律神経の場合もそうですが、**トラブルやアクシデントに見舞われたときに、影響を最小限にとどめられるような準備を普段からしっかり整えておくことこそが大事**なのです。

AUTUMN 10月21日

嵐が過ぎ去った後は、「いつも通り」かどうかを点検する

台風や大雨などのときは、気象病でない人も自律神経が大きく乱れます。自律神経は外界の些細な変化も逃さずキャッチして対応しようとするシステム。台風や大雨のような「大変化」があれば乱れないはずがありません。だから、嵐が過ぎ去った後は、乱れた自律神経を「いつも通り」の状態に引き戻すため、念入りに心身をケアするようにしてください。

台風が過ぎた後は、庭のモノが吹き飛ばされていないか、窓が割れていないかなどを点検するものですよね。それと同じように、**心身をひと通り点検確認したうえで、何も問題がないようなら、ゆっくり「平常モード」へと落ち着かせていく**のです。

こういう点検を怠ると、自律神経が均衡を失ったまま、バランスが乱れていってしまうことも少なくありません。日々自律神経を安定させていくには、こういう「嵐の後」「大きな変化の後」の「点検&整頓作業」がけっこう重要なのです。

AUTUMN 10月22日

紅葉狩りをして「押し花」をつくる

秋が徐々に深まって街や公園の落葉樹が色づいてきたら、ぜひ紅葉狩りをしてはいかがでしょう。天気のいい日にゆっくり散策をしながらきれいな葉っぱを拾い集めていると、副交感神経が刺激され、心身がリラックスモードにシフトするようになります。

また、拾った紅葉は「押し花」にして、しおりなどに活用するといいでしょう。**手間ひまかけてつくる押し花は自律神経を安らげるのにおすすめの作業。**ぜひ、毎日が忙しい人ほど、押し花をつくって楽しむような「心と時間の余裕」を大事にしてください。

AUTUMN 10月23日

スマホで写真を撮りながらのんびり散策をする

秋という季節はとてもカラフルです。紅葉は言うまでもなく、街も自然も人々も鮮やかな色であふれています。

ですから、そういう色鮮やかな秋の光景をスマホで写真に収めながら散策をしてみてはどうでしょ

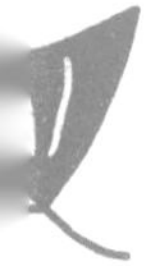

う。最近はスマホのカメラ機能が非常に向上しているので、きっと自分でも「素敵！」「きれい！」と心ときめくような写真が撮れるはずです。もちろん、自信作をインスタグラムなどにアップするのもOK。**いい風景、いい写真との出会いは、自律神経を整えるのにも大いに役立つ**と思います。

AUTUMN 10月24日

いも煮やきのこ鍋を食べる。「小林式・みそ玉」を使うのもおすすめ

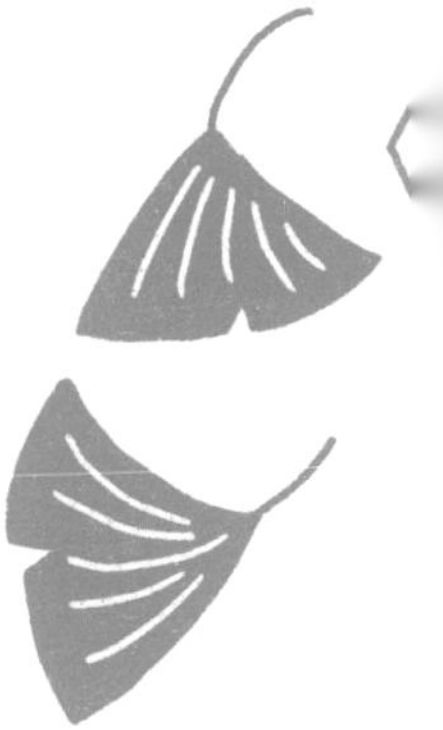

秋は鍋ものがおいしくなってくる季節です。とくにこの時期、いも煮をしたり、きのこ鍋をつついたりするのを楽しみにしている方も多いでしょう。旬の具材がたっぷり入ったアツアツ鍋は、栄養満点ですし、腸内環境や自律神経のバランスも整えてくれます。

なお、もしみそ味にするならば、先に紹介した「小林式・長生きみそ汁」のみそ玉をぜひ使ってみてください（p.104）。きっと、**体が芯から温まって、「血液サラサラ」や「慢性疲労回復」「生活習慣病予防」などの健康効果もぐっとパワーアップするはず**です。

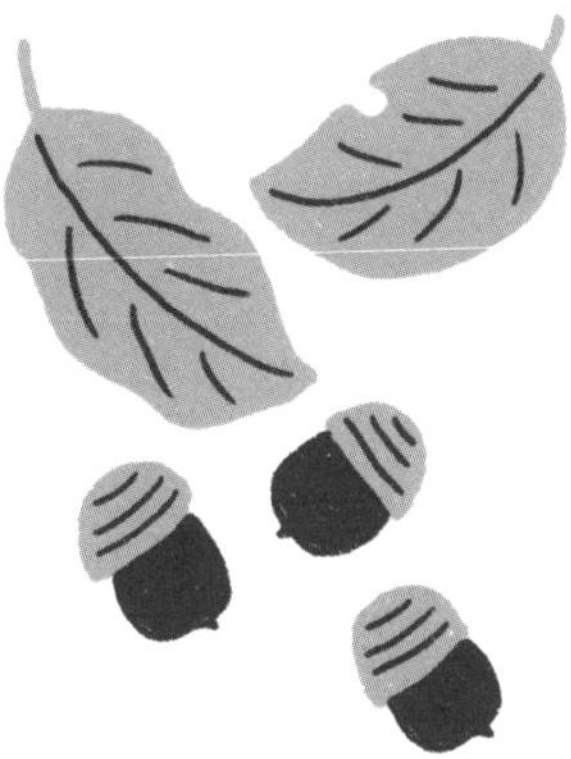

AUTUMN 10月25日

秋の夜長は「紙の本」で読書に耽る

秋の夜長をどう過ごすか。いろんな過ごし方があるとは思いますが、いちばんのおすすめは「読書」です。できれば、**「紙の本」で1枚1枚ページをめくりつつ、本の世界に没頭してください。**

電子書籍だと、画面から放たれる光が強く、その光が睡眠ホルモンのメラトニンの分泌を抑制してしまい、寝つきに影響をもたらす可能性があります。そのため、電

AUTUMN 10月26日

夜遅くにネットショッピングをするのはやめる

秋の夜は長いとはいえ、夜遅くにネットショッピングをするのはできるだけ控えるべきでしょう。

夜間の脳は自律神経の影響で思い込みが激しくなっています。そういう状態だと、**欲求が先走ってついつい「カートに入れる」「ご購入手続きへ」をクリックしてしまいがち**になるのです。翌朝、〝何でこんなもの買っちゃったんだろう〟と後悔するハメにならないように、十分に気をつけましょう。

子書籍は夜の長時間の読書にはあまり向いていません。同じ理由で、夜、ネット動画やテレビを観てだらだらと時間を過ごすのも、なるべく控えたほうがいいでしょう。

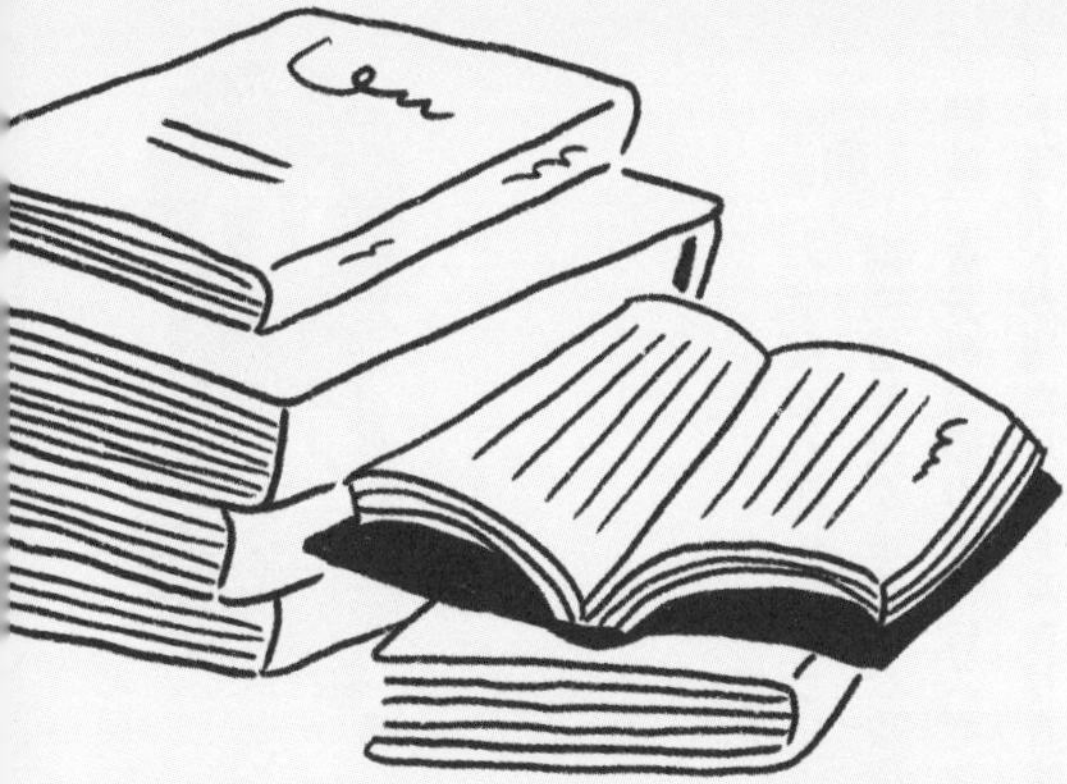

AUTUMN 10月27日

夜に書いたラブレターは、翌朝見直してから出す

みなさんは「夜に書いたラブレターは、翌朝見直して出せ」という話をご存じですか？

夜は副交感神経が優位になり、感情がメランコリックで感傷的なモードになっています。そんなときにラブレターを書くと、自分でも思わず赤面してしまうような甘くて恥ずかしい言葉を連ねていることが多いものなのです。だから、翌朝、冷静なモードになってから、もう一度見直したうえで投函しなさいというわけですね。

もちろん、メール送信でも同じことが言えます。秋の夜長、みなさんも誰かへの恋愛感情がふくらんで、その想いをメールしたくなることがあるかもしれません。そういう場合は、ぜひこのことを頭の隅に置いておくといいでしょう。

AUTUMN

10月28日

「感情的になる仕事」は、夜間に行なってはいけない

前の項目でも述べたように、**副交感神経が優位になる夜間は、自分の情緒や感情にスポットライトが当たりやすくなります。**するとと、普段は抑えている「怒り」「不満」「嫌悪感」などのマイナス感情も表に出てきがちに……。

　そのため、イライラしたり不平不満を抱えたりしながら夜遅くまで残業をしていると、マイナス感情がむくむくとふくらんできてしまうことが多いのです。

　こうした結果、時には取り返しのつかないことをしでかしてしまうこともあります。たとえば、上司の尻ぬぐいで残業させられているとき、だんだん上司への不満が募ってきて、恨み言を綴《つづ》ったメールを送信してしまったとか……。あるいは、仕事がうまくいかずムシャクシャしているときにクレームの電話がかかってきて、大事な顧客に怒鳴ってしまったとか……。

　だから、**夜間は「感情的になりそうな仕事」や「ストレスがたまりそうな仕事」はなるべく行なわないほうがいい**のです。きっと、これを実行に移せば、それだけで無用なトラブルを避けられることにつながるのではないでしょうか。

AUTUMN
10月29日

夜のSNSの言葉は、過激になりやすいから十分に注意する

怒りや不満の感情がふくらみやすい夜の時間帯は、SNSなどの匿名投稿にも注意を払うべきです。

責任を問われない匿名投稿は、もともと言葉が先鋭化しやすいのですが、夜遅い時間になると、その言葉がより過激にエスカレートしやすくなります。なかには、ヒートアップのあまり誹謗中傷の「言葉のナイフ」をこちらへ向けて攻撃を仕掛けてくる人も少なくありません。

こういった**匿名投稿者をいちいち相手にしていたら、自律神経は乱れっぱなしになって疲弊していく一方となる**でしょう。心身のコンディションをよい状態に保ちたいなら、こうした投稿には距離を置いて一切関わらないほうが無難です。感情的になりやすい夜は、とくに気をつけてください。

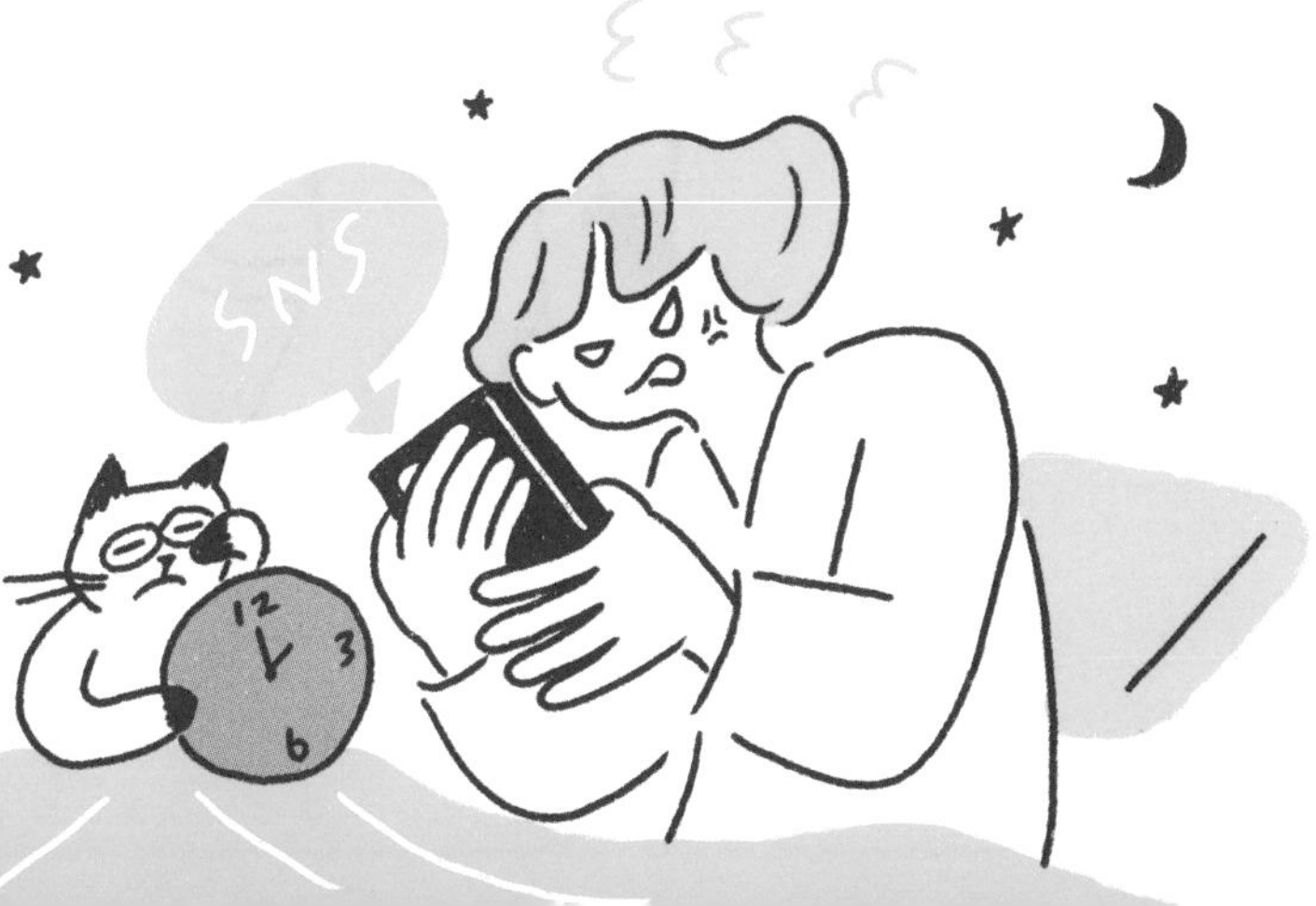

AUTUMN

10月30日

他人を誹謗中傷するようなサイトや記事は見ない

自律神経は「嫌な言葉」を目にしただけでも乱れます。

ネットやSNS上では、他人を攻撃したり誹謗中傷したりする「嫌な言葉」があふれているサイトもあります。**たとえ自分には直接関係がなく、他人同士が汚い言葉で争っているような場合でも、そうした言葉を目にしただけで自律神経は乱れてしまうものなのです。**

ですから、SNSでもネットでも、少しでも心を乱しそうな情報は、見ないようにすることをおすすめします。自律神経を守るためにも、意識的に遮断して、目に触れないようにしていきましょう。

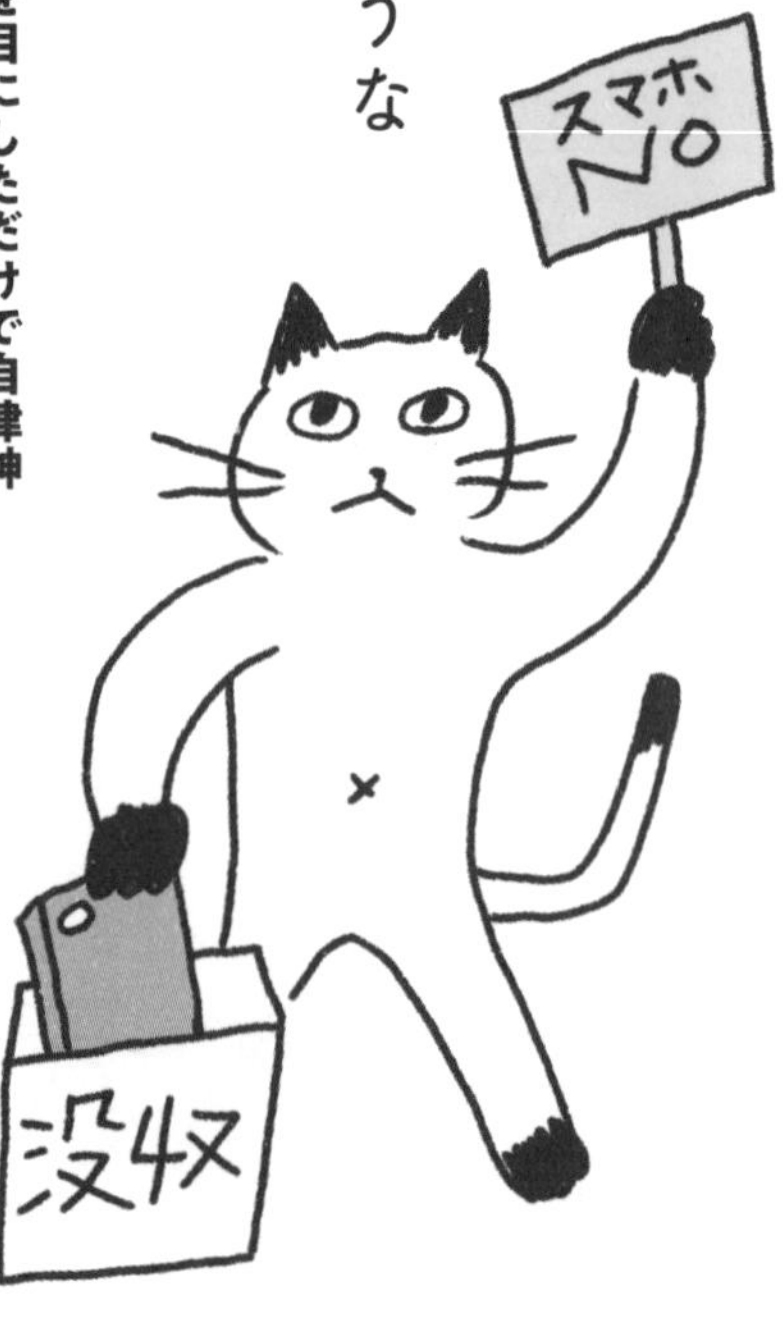

AUTUMN
10月31日

「嫌なこと」への返事メールは、一晩置いてから返信する

夜、仕事で「嫌なメール」や「トラブル含みのメール」を受け取ったとします。ただ、よほど緊急でないかぎり、その場でメールを返すのは避けるべきでしょう。

先述したように、**夜の脳は感情的で、マイナス面にスポットライトを当てがち。**そういう状態だと、つい感情が先走って、必要のない余計なことをメールに書いてしまいやすくなるのです。そうしたひと言がよけいに相手を刺激して、事態をこじらせてしまう可能性も十分にあります。

だから、一晩置いて翌朝になってから返信すべき。**朝の脳は、夜と違ってクールで冷静な判断ができます。**その状態でメール返信をすれば、より適切で正しい対応をとることができるはずです。

なお、これは、プライベートのSNSで嫌な投稿メッセージを受けた場合にも応用できます。おそらく、夜に受け取った過激な言葉も、翌朝、クールになって見返してみれば、〝いったい、この人は何を熱くなっているんだろう?〟というくらいに思えるはず。そういう醒めた目で対応するほうが、より問題を解決しやすくなるのです。

11月

NOVEMBER

自律神経は「寒い」と感じただけでも乱れます。朝晩ぐっと冷え込んでくる11月は、寒さ対策をはじめとした「冬の準備」をスタートしなくてはならない時期。とくに冷えに弱い人は、この先どうやって体を温めたり血行をよくしたりしていくかの対策を講じておくといいでしょう。

また、11月、日照時間が短くなってくると、「わけもなく心が塞ぐ」「気分が落ち込んで仕方ない」といった不調を訴える人が増えてきます。なかでも、晩秋から冬の間じゅう、うつうつとした状態が続くケースは、「季節性感情障害」と呼ばれています。たとえ、これには該当していないとしても、晩秋はメンタル面が不安定になる時期ですので、心の健康のコンディションに十分注意を払うようにしてください。

それと、12月に多忙になることが分かっている人は、11月中になるべく仕事を進めておくことおすすめします。そうすれば12月がラクになり、より余裕を持って冬を迎えられるはずです。

秋が深まって冷え込んできたら、「寒さ対策」と「メンタルのケア」を

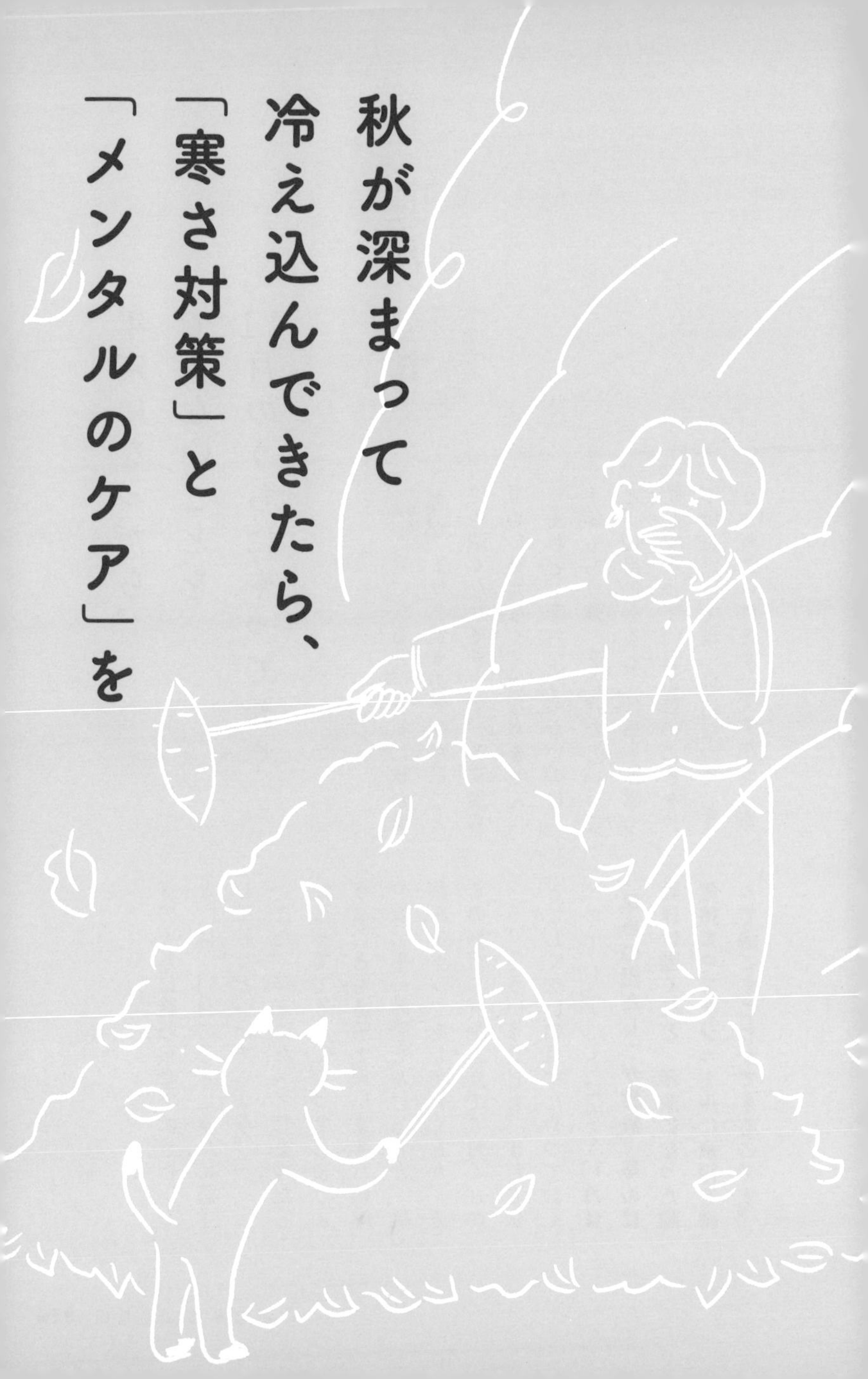

AUTUMN

11月1日

年末になったら、できないことを11月のうちにやっておく

11月になると、一気に秋が深まり冬到来の気配が日ごとに色濃くなってきます。冬支度も早めに整えなくてはなりません。

それと、忘れてならないのは、1年ももう残り2か月だということ。12月になると、仕事も家事も忙しくなって、目の前のことを片づけるだけで精一杯になってしまうと考えられます。ですから、「今年のうちに終わらせておきたいこと」は、11月のうちに早めに着手しておくといいでしょう。

また、年末になってしまったら忙しくてできなくなってしまうようなこともあると思います。趣味や習い事に時間をかけるとか、健康のチェックをしておくとか、来年の旅行の計画を立てておくとか……。そういうことも、まださほど忙しくない11月中にやっておくべきでしょう。とにかく**11月は「早めの出だし」が勝負。早めに動けば動くほど、年末になった際、気持ちやスケジュールに余裕を持って過ごすことができる**のです。

AUTUMN

11月2日

11月はもう「年末」だと思って動く

いまの世の中は、12月になると急にバタバタし始めます。仕事はもちろん、何もかもが焦燥感に駆り立てられ、まるで時間の流れが急に速くなったかのように動き出します。こういう流れに巻き込まれたら、自律神経は乱れる一方となってしまうでしょう。

では、どうすればいいのか。そこでカギとなるのが11月の過ごし方。たとえば、11月2日はもう12月2日になっているつもりになり、1か月前倒しにしてやるべきことをやってしまうのです。つまり、11月は「もう年末だ」と思って、早めにエンジン全開で動き出す。そうすれば、実際に12月になって、他のみんなが焦り出した頃には、仕事も片づけももうあらかた終わって、余裕しゃくしゃくの状態で行動できるというわけです。

とにかく、この「**1か月前倒し**」**で11月にがんばっておけば、自律神経を乱すこともなく、仕事面でも健康面でも充実した年末を送れるようになる**はず。ぜひみなさんもトライしてみてください。

AUTUMN

11月3日

「寒い」と感じるだけで自律神経は乱れてしまう

11月になると、朝晩の冷え込みが増して「寒い」と感じることが多くなります。

　自律神経はこうした外気温の変化に敏感です。寒さを感じるようになると、交感神経がたちどころに優位になり、体は体温を外へ逃がさないよう、血管を収縮させ、血流を落とし、汗腺を閉じ、筋肉を緊張させて、身を縮こまらせるようシフトします。さらに、寒い日が続くとこういう状態が継続し、次第に交感神経が一方的に高くなるようになっていきます。

　つまり、わたしたちの自律神経は「寒い」と感じるだけでも乱れてしまうものなのです。だから、**寒い季節はあまり交感神経を上げないよう、体を冷気からガードして、温める工夫が必要になってきます。**

　また、普段からリラックスにつとめて副交感神経を高め、交感神経との均衡バランスを保っていく工夫もしなくてはなりません。11月はそういう冬の寒さへの備えをスタートする時期なのです。

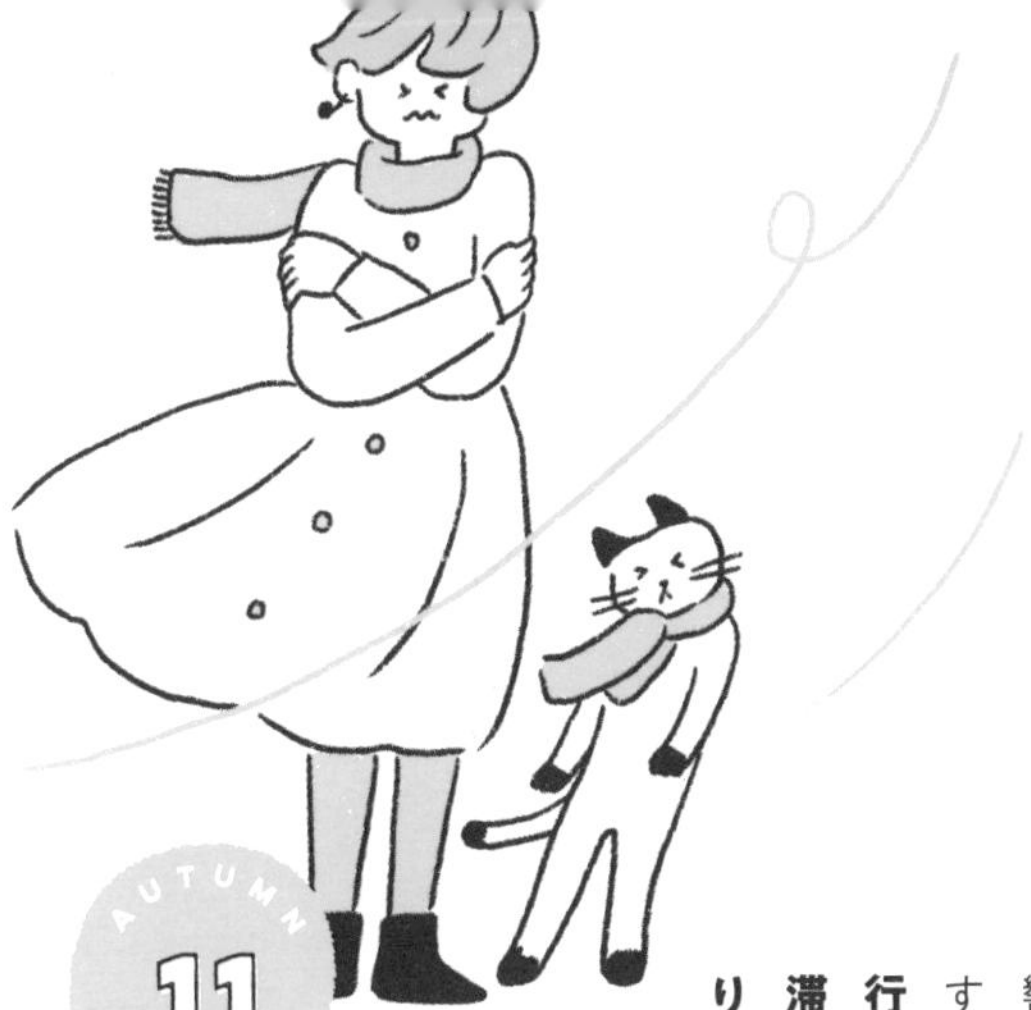

AUTUMN
11月4日

寒さが本格化する前に「体の血行促進」につとめる

前の項目で述べたように、晩秋、寒くなってくると、交感神経が高まってきて、体が緊張モードになることが多くなります。

そして、これによって大きく影響を受けるのが全身の「血流」です。すなわち、**血管が収縮して血行が悪くなり、末梢部分に血液が滞るようになって、体に冷えやこりなどの不調を訴えるようになっていくわけです。**

ですから、11月、気温が下がってきたら、本格的な寒さがやってくる前に「体の血行促進」を図っておくといいのです。運動やストレッチで血行を促すもよし、体を温めて血行を回復させるもよし。ぜひみなさんも、あの手この手を用いて血液循環を改善させていくといいでしょう。

AUTUMN
11月5日

起床後と就寝前に足と手の「グーパー体操」を行なう

朝晩グッと冷え込んでくると、手先や足先に冷えを訴える人が多くなります。

そこで、手先や足先の血行促進のため、起床後と就寝前の「グーパー体操」を習慣にしてはいかが

AUTUMN
11月6日

「筋弛緩エクササイズ」で肩のこりやこわばりを取る

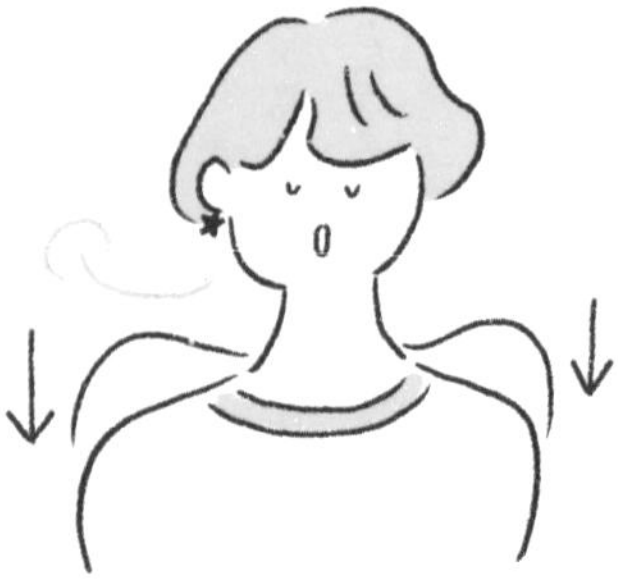

寒くなって厚着をするようになると、血行の悪化や服の重さから肩こりを訴えるようになる人が少なくありません。

「筋《きん》弛《し》緩《かん》エクササイズ」は、こういうときの簡単なこり解消法です。

まず首をすくめるような要領で、**両肩に力を入れてギューッと引き上げます。そして、一気に筋肉の力を抜いてストンと両肩を下ろす**のです。肩を下ろす際は「フーッ」と息を吐いてください。

これを行なえば、肩や背中の緊張がほぐれ、血行がよくなって、こりやこわばりがラクになるはず。ぜひ定期的に行ないましょう。

でしょう。やり方はごくシンプルで、ふとんに仰向けになって腕と足を上げ、「グー」と「パー」を繰り返すだけ。**10〜20回ほどグーパーをすれば、手先にも足先にも温かい血が通うようになるはず。**これを朝晩の習慣にすれば、末梢の冷えが解消されて、夜はぐっすり眠れるようになり、朝は快適に目覚められるようになるでしょう。

AUTUMN 11月7日

第二の心臓・ふくらはぎをペットボトルでマッサージする

ふくらはぎは「第二の心臓」と呼ばれています。これは、ふくらはぎの筋肉がポンプのように収縮して血液を上体へ送り返しているから。つまり、血液循環の下半身の要衝であるわけです。

ただ、寒くなってくると、ふくらはぎの血行が滞って、足が冷えたりむくんだりすることが多くなります。心当たりのある人は、ふくらはぎを軽くマッサージして血行を促すようにしてみてください。

ふくらはぎマッサージは、500㎖のペットボトルを床に置いてふくらはぎでごろごろと転がすやり方がおすすめ。帰宅後などに行なえば、血液やリンパの流れが回復してすっきりするはずです。夜、足が冷える人は就寝前に行なってもいいでしょう。

AUTUMN 11月8日

タマネギの「血液サラサラ効果」をうまく活用する

タマネギに多く含まれるポリフェノールのケルセチンには、血管をしなやかで弾力のある状態にして、血液をサラサラにする働きがあります。この血管への作用はたいへん強力で、実際に、**タマネギを毎日食べる人は、血管**

AUTUMN 11月9日

チョコレートは、最高の血流促進食品

チョコレートにはわたしたちの健康にプラスになる成分が多く含まれています。

なかでも期待が大きいのが血流促進作用です。主原料のカカオに血流をよくする働きがあり、カカオポリフェノールには、血管を丈夫にして動脈硬化を防ぐ働きもあります。さらに、鎮静作用のあるテオブロミンという成分も含まれていて、こちらには**副交感神経を刺激してイライラや脳の疲労を取る働き**も期待できます。

だから、チョコは仕事の合間などにちょっとつまむのにはもってこい。積極的に活用しましょう。

年齢が実年齢よりも10歳以上若いというデータもあるのです。

ですから、血行をよくしたい人、血管を丈夫にしたい人は、日々のメニューにうまくタマネギを取り入れるといいでしょう。

また、先に紹介した「小林式・長生きみそ汁」（p.１０４）も、タマネギを使用しているので、ぜひ活用してみてください。

AUTUMN

11月10日

ミント味のガムを噛んで手軽に免疫力を向上させる

ミント味のガムを噛むと、唾液の量が増えて、ＩｇＡという免疫物質の増加率がアップするという報告があります。

また、ガムを噛むと、脳の血流がよくなり、脳が活性化して集中力が増すことも分かっています。

さらに、**副交感神経を刺激して、心身のリラックス度を高めたり、イライラを抑えて平常心を維持したりする効果も期待できます。**

リズムよく噛むだけでこんなに多くの効果が得られるのですから、わたしたちは「ガムという食品のすごさ」をもう少し見直すべきなのかもしれませんね。

AUTUMN

11月11日

寒くなってきたら、「ネバトロみそ汁」を飲んで免疫力をアップする

寒くなってきたら、風邪などを引かないように、温かいものを摂って血流を上げ、腸にいいものを摂って免疫力を上げておかなくてはなりません。

こんなときにおすすめなのが「ネバトロみそ汁」です。ベースとなるのは、104ページでつくり方を紹介した「小林式・長生きみそ汁」。これに、最強のネバネバ食品である納豆とめかぶを加えるのです。ひと煮立ちして「みそ玉」を溶き入れたら、めかぶと納豆を適量加えて出来上がり。この際、(納豆の有効成分のナットウキナーゼは熱に弱いので)納豆は最後に加えるようにしてください。器によそったら万能ねぎを散らしてもいいでしょう。

みそと納豆の発酵食パワー、納豆とめかぶのネバネバ食物繊維パワーが合体したみそ汁は、血流を上げ、腸の働きを上げて、免疫力をグッと引き上げてくれるはずです。飲むと体がとても温まるので、ぜひ試してみてください。

AUTUMN

11月12日

寒い日に外から帰宅したら、ホットタオルで首を温める

首には太い血管や神経がたくさん通っています。ここを冷気にさらすのは、みすみす血液の流れや神経の流れを悪くしているようなものと言っていいでしょう。

ですから、冬が近づいてきたら、なるべく首を温める工夫をしてください。たとえば、寒い日に外から帰宅したときには、ホットタオルで首を温めるのを習慣づけてはいかがでしょう。水に濡らして軽く絞ったタオルをラップに包み、電子レンジで1分間チン。アツアツになったタオルを乾いた布でくるみ、これを首に当ててじんわりと温めるのです。

きっと、**血行がみるみる回復して、首だけでなく全身がポカポカしてくるはず**。1回やったら、またやらずにはいられない、クセになる気持ちよさです。

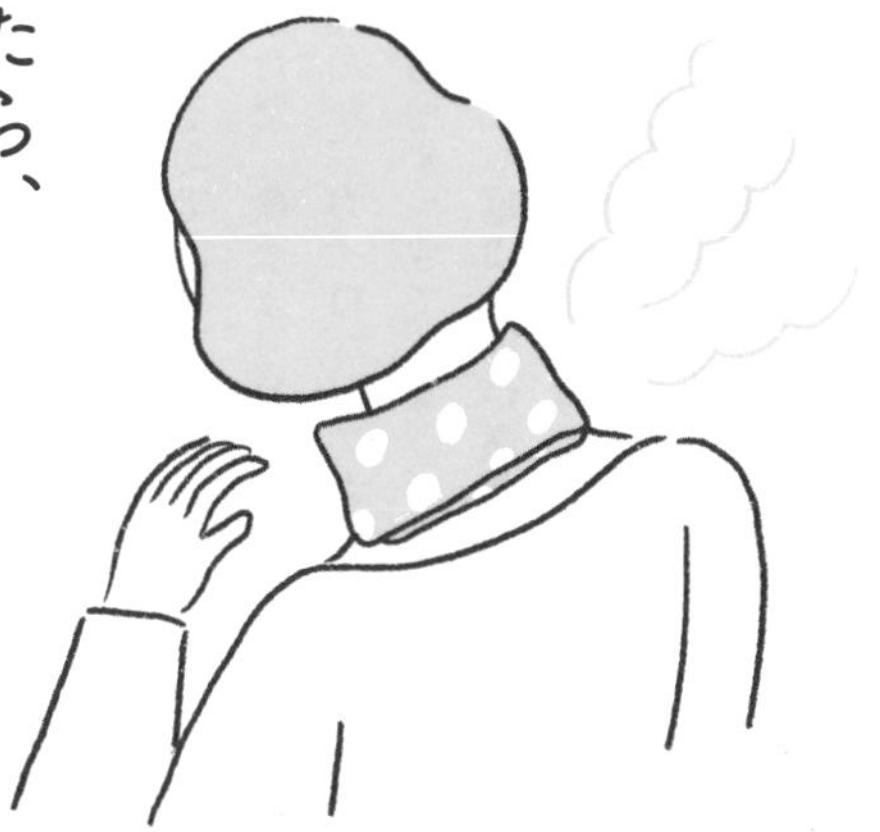

AUTUMN

11月13日

冷え性の9割は、自律神経が原因と心得る

冷え性の9割は自律神経のバランスの乱れが原因です。とくに、交感神経が異常に高くなっている人が目立ちます。

日々の過労やストレスなどで交感神経が緊張していると、血流が

AUTUMN

11月14日

「湯たんぽ」や「あんか」の温めグッズを見直す

この時期になると、「夜、足先が冷えて眠れない」という人も多くなってきます。なかには「靴下を履いて眠る」という人もいるのではないでしょうか。

ただ、靴下よりは、湯たんぽ、あんか、カイロなどの温めグッズを活用すべきでしょう。どれもなんとなく**昭和っぽい道具ではありますが、やさしく気持ちよく足を温めてくれる**はず。きっと、冷えも気にならず、ぐっすり眠れることでしょう。

ただし、長時間の使用による低温やけどには十分に気をつけるようにしてください。

悪化して末梢の組織に血液が流れにくくなります。すると、足先、ふくらはぎ、肩、手などの筋肉がこわばって冷えてしまうのです。**冷え性を治すには、自律神経バランスを回復させて血行をよくし、血液を全身すみずみに回すしかありません。**とにかくまずは、自分の自律神経が乱れている原因を解消させるようにしてください。

AUTUMN

11月15日

冷えやすい人は、首をしっかりガードする

冷えやすい人は、ファッションにも十分お気をつけください。なかでも注意すべきは首です。外気で首を冷やすことのないように、なるべくハイネックやタートルネックの服を着たり、マフラー、ショール、ネックウォーマーなどを身につけたりするようにしてください。

首は体の中でも冷えやすい部位。ノーガードでいると、自分で首筋を触ったときにヒヤッと感じられるほど冷えてしまうことも少なくありません。そういう**首の冷えが自律神経を乱し、さまざまな不調の原因となっていくことも少なくない**のです。だから、決して甘く見ることなく、しっかり首をガードして出かけるよう習慣づけましょう。

AUTUMN

11月16日

「季節性感情障害」「ウィンター・ブルー」の症状を知っておく

晩

秋、窓外ではヒューヒューと北風が吹き、日ごとに寒さが増して、どんどん日が短くなっていく……。そんなとき、ふと、もの悲しい気分にとらわれることはありませんか？　理由もないのに涙が出たり、寂しいのに誰とも会いたくなかったり、何をしてもおもしろくなかったり……。もし、そんな感情に心が占拠されてしまったなら、それは**「季節性感情障害」**の症状かもしれません。

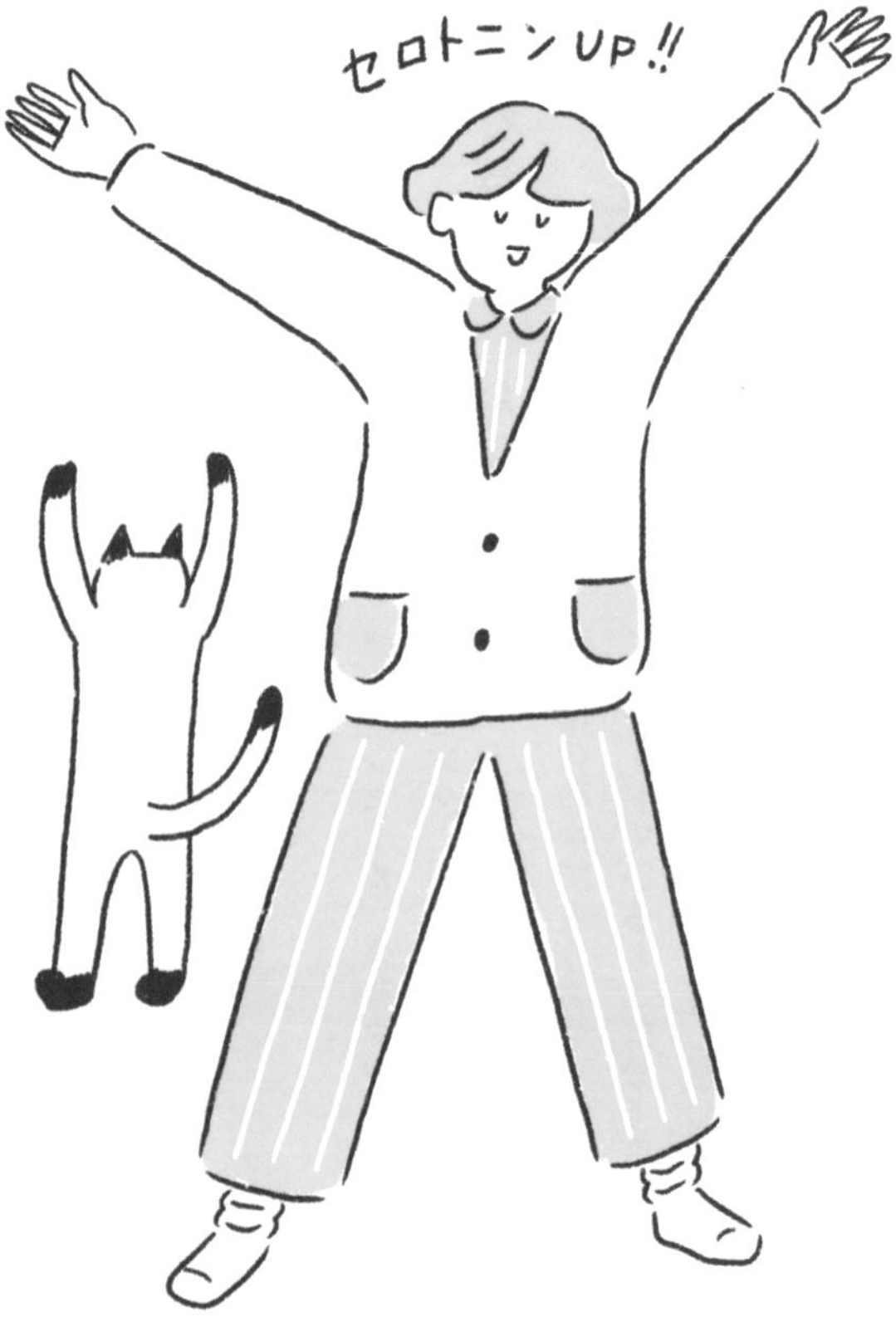

これは、**晩秋や冬に季節限定で現われるうつのことで、「冬うつ」「ウィンター・ブルー」などとも呼ばれます。**症状は、気分の落ち込みや意欲低下、イライラ、無気力など。そのほか、「引きこもりがちになる」「いくら眠っても眠い」「甘いものが無性に食べたくなる」といった傾向が現われる場合もあります。このような症状が晩秋から冬の間じゅうずっと続くのですが、春が近づいてくると少しずつ調子がよくなって、4月頃になるといつの間にかケロッと治ってしまう……。そして、春夏が過ぎ、冷たい風が吹く晩秋の頃合いになると、再び気が塞ぐようになってくるわけです。

それにしても、いったいどうして秋冬だけ症状が現われるのでしょう。これは、**日照時間の短縮とともに、脳内物質のセロトニンの分泌が減少するのが原因**と見られています。先にも述べたように、セロトニンは心を安定させるのに重要な働きをしている物質。日光との関係が深く、晩秋や冬、陽に当たる機会が減るとともに分泌が低下して、うつなどの症状が現われるようになるのです。

だから、秋冬はできるだけセロトニンの分泌を活発にしておくべき。**セロトニンの分泌を促すには、朝日を浴びたり、日向ぼっこをしたりするほか、ウォーキングなどの「一定のリズムを繰り返し刻む運動」を行なうのも有効です。**ぜひ、あの手この手でセロトニンのレベルを引き上げて、秋冬の「季節限定うつ」を防いでいくようにしましょう。

AUTUMN

11月17日

「噛む」「歩く」「拭く」……日常生活でも「リズム運動」を意識する

前の項目でも述べたように、セロトニンの分泌レベルを引き上げて心の状態を安定させていくには、**「一定のリズムを繰り返し刻む運動」**を行なうことが有効です。いちばん代表的なリズム運動はウォーキング。20～30分、サッ、サッと足を出して、息切れしない程度の速さでテンポよく歩くといいでしょう。

もっとも、「リズム運動」は、毎日の生活動作の中でも実践することができます。たとえば、ごはんを食べるときの「咀嚼」も一種のリズム運動。**一口一口、よく噛んで食べれば、あごの筋肉がリズミカルに動き、セロトニン分泌を刺激することにつながります。**それに、窓拭きやお風呂掃除、靴磨きなどで、サッ、サッとリズミカルに手を動かしながら作業をするのも立派なリズム運動だと言えるでしょう。

そう考えると、リズミカルに行なうことのできる生活動作はいろいろありそうです。「歩く」「噛む」「拭く」……ぜひみなさんも、日々のちょっとした動作をリズミカルに行なって、セロトニンアップにつなげていってはどうでしょうか。

AUTUMN

11月18日

朝日を浴びながらラジオ体操をして、セロトニン分泌を促す

セロトニン分泌を上げるために「朝の光」や「リズム運動」が有効であることは既に述べました。そこで、このふたつをいっぺんに行なってみてはいかがでしょう。すなわち、早起きをして朝日を一身に浴びながら、「ラジオ体操」を行なうのです。

ラジオ体操は理想的リズム運動で、体の各部をまんべんなくストレッチできるよう考案されています。それに、「ラジオ体操第1」なら、日本人なら誰でも動きが体に染みついていますよね。

とにかく、セロトニン分泌が上昇中の朝の時間帯は絶好のチャンス。このチャンスを最大限に生かすためにも、「朝日&ラジオ体操」を毎日の習慣にしてみてはいかがでしょう。

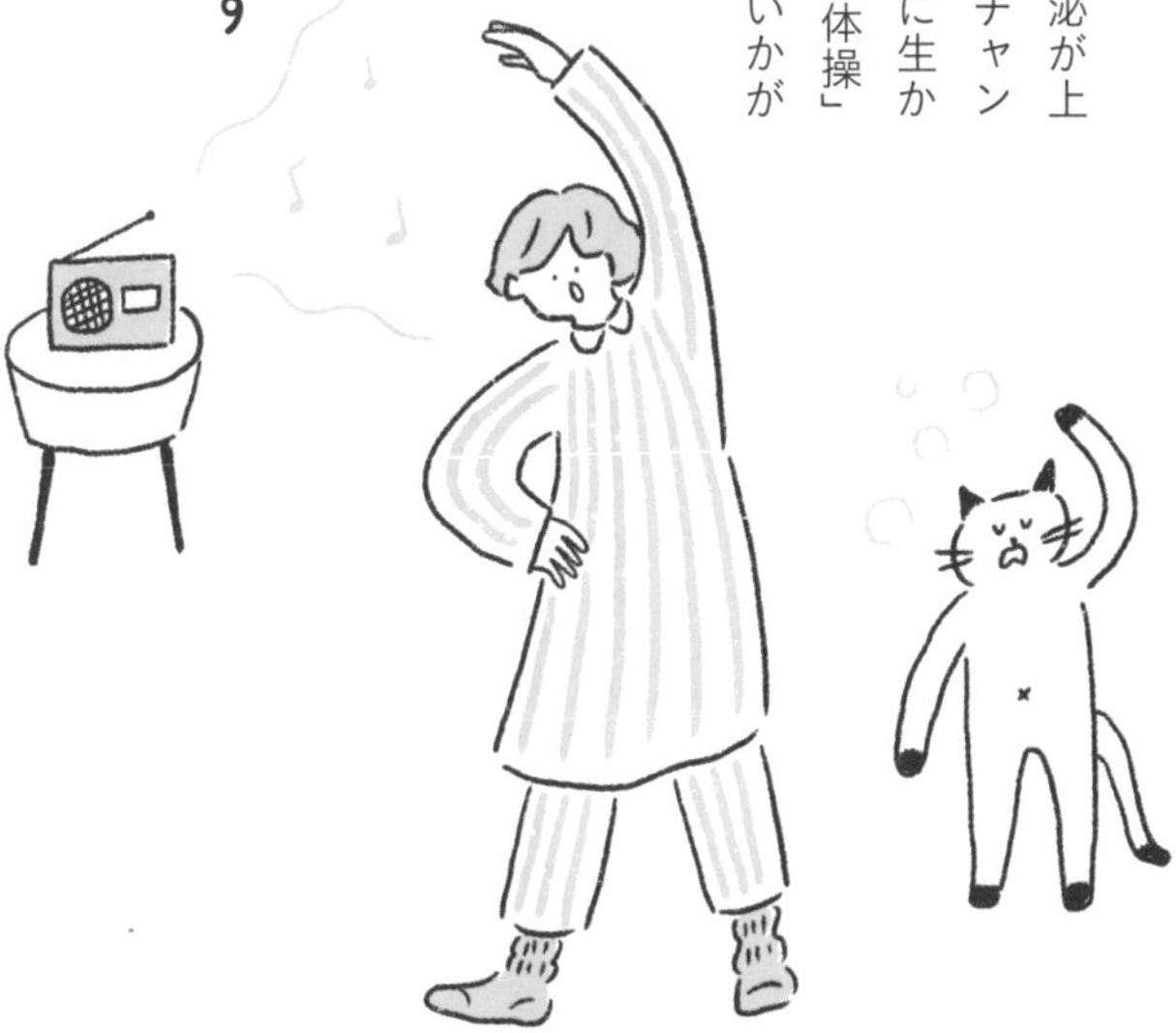

AUTUMN

11月19日

心が不調のときは、甘いものを食べてもいいが、「ドカ食い」は避ける

落ち込んだときやストレスを抱えているとき、無性に甘いものが食べたくなる人も多いでしょう。

AUTUMN

11月20日

落ち込んだときには、肉をしっかり食べる

疲れたときや落ち込んでいるときに肉を食べたくなる人も多いかもしれません。

じつは、**肉はセロトニン不足解消にはおすすめの食品。理由は、肉類に豊富に含まれるアミノ酸のトリプトファンがセロトニンをつくる材料になるから**です。トリプトファンは、肉類にとくに多いのですが、他にも魚、チーズ、卵などのたんぱく質に含まれています。

ですから、落ち込んだときや心が不安定になったときは、肉をはじめ、こうしたたんぱく質を欠かさないように心がけておくといいでしょう。

これはセロトニンが不足して甘いものへの欲求が高まっているせい。**甘いものを摂ると瞬間的にセロトニンが上がりイライラや不安が一時的に解消されます。その快感を脳と体が覚えてしまっているため、心が不調に傾くと甘いものへの欲求が高まるのです。**

でも、この効果はあくまで一時的なものです。不調時に甘いものを食べても構いませんが、少量にとどめておくべき。それに、もし欲求のまま甘いものを大量に食べてしまったら、太るのが目に見えています。だから、**心が不調のときの甘いもののドカ食いは禁物**と心得ておくほうがいいでしょう。

AUTUMN

11月21日

名文や詩の音読を習慣にしてセロトニンをアップする

以前、『声に出して読みたい日本語』（齋藤孝著）という本がベストセラーになりましたが、セロトニン分泌を高めるには、ああいった名文や詩、漢文、お経などを音読するのもおすすめです。**大きく息を出し入れしながら朗々と声を出す行為がセロトニン神経を刺激する**ことになるのです。

トライする際は、おなかから声を出すようなつもりで、リズムを意識して文を読み上げていくといいでしょう。音読はストレス発散にもよく、読み終わった後は、きっと、すがすがしいような晴れ晴れとした気持ちになるはずです。

AUTUMN

11月22日

ネガティブな思考になりそうなときは、「1対2の呼吸」を行なう

呼吸は心を整える基本であり、自律神経を整える基本です。焦っているときや不安なとき、心乱れそうなときも、**深くてゆったりとした呼吸を行なえば、副交感神経の働きが高まって心身をリラックスした状態にシフトする**ことができます。

ですから、心が不安定になったときや思考がネガティブに傾きそうになったときは、意識してゆったりとした呼吸を心がけるといいでしょう。おすすめは先にも紹介した「1対2の呼吸」(p.32)。吸うときが「1」で吐くときは「2」。**3〜4秒かけて鼻から息を吸って、倍の6〜8秒かけて口からゆっくり息を吐く**わけですね。

とくに、考えや気持ちがマイナスへ傾きそうなときは、ネガティブ思考をすべて吐き出し、新鮮な酸素とともにポジティブ思考を取り入れるつもりで「1対2の呼吸」をするといいでしょう。

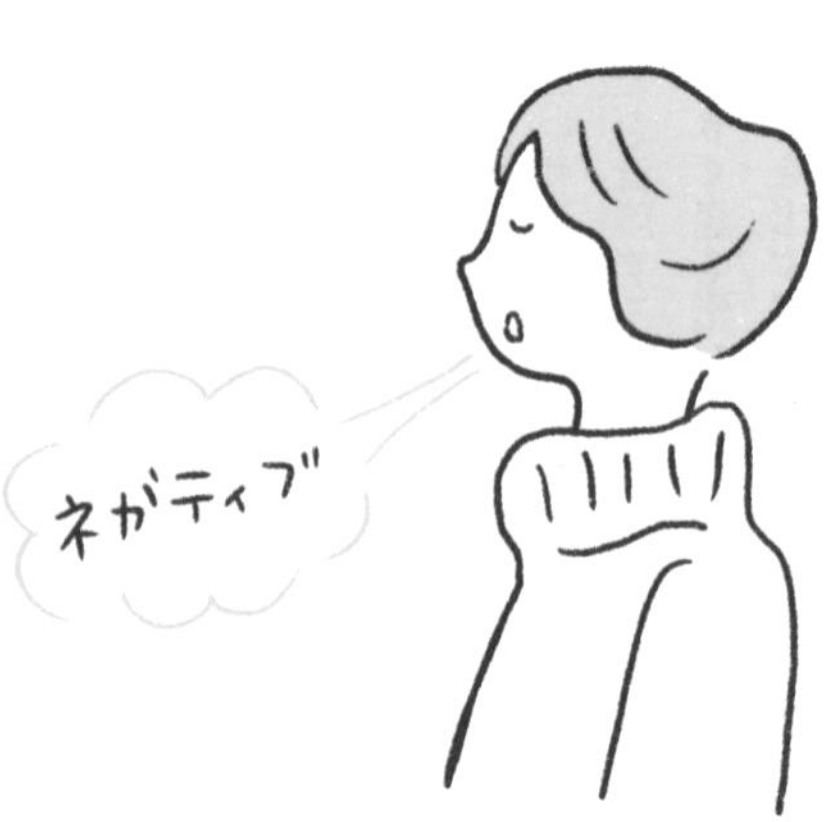

AUTUMN

11月23日

「マイナス方向に行っている」と思ったら、考えるのをやめる

悩んでいるときや落ち込んでいるときは、頭の中の考えがグルグルと同じところを回ってしまうことが少なくありません。

とくに、後悔、心配、不安、怒りなど、**ネガティブなことを考えていると、この「グルグル回路」から容易に出られなくなります。**そして、堂々巡りをするうちにどんどんマイナス思考をふくらませてしまい、深みにハマっていってしまうことが多いのです。

だから、「考えがマイナスの方向に行っているな」と思ったら、そこで考えるのをスパッとやめてしまうほうがいい。「あ、マイナスに傾いた」と思ったら、その時点でガラガラとシャッターを下ろしてお店を閉店してしまうのです。

そして、よりしっかり閉店させるために、**お風呂に入ったりテレビを観たり、まったく別の作業を行なう**ようにしてください。

ネガティブ回路にハマらないための考え方のコツとして、ぜひ覚えておくといいでしょう。

AUTUMN

11月24日

「無心になれる作業」に没頭する

靴箱の靴を1足1足ピカピカに磨いているとき、大量のジャガイモの皮をひとつひとつ剥いているとき――。あまり頭を使わないで済む単純作業を行なっていると、無心になって作業に没頭するうちに、頭の中がシンと静まってくることが少なくありません。そして、作業を終えたときには、

AUTUMN

11月25日

時間を忘れてガーデニングに精を出す

「無心になれる作業」と言えば、「土いじり」をするのもおすすめ。ガーデニングや家庭菜園に精を出していると、いつの間にか時間を忘れて没頭していることが多いものですよね。**頭をカラにして土いじりに夢中になることが脳のリフレッシュにつながるのです。**

なお、11月であれば、チューリップ、スミレ、菜の花、レンゲなど、春に咲く花の種をまくのもいいでしょう。冬を越し、春が近づくとともに生長していく姿を見守ることになり、冬から春にかけての楽しみを増やすことにもつながります。

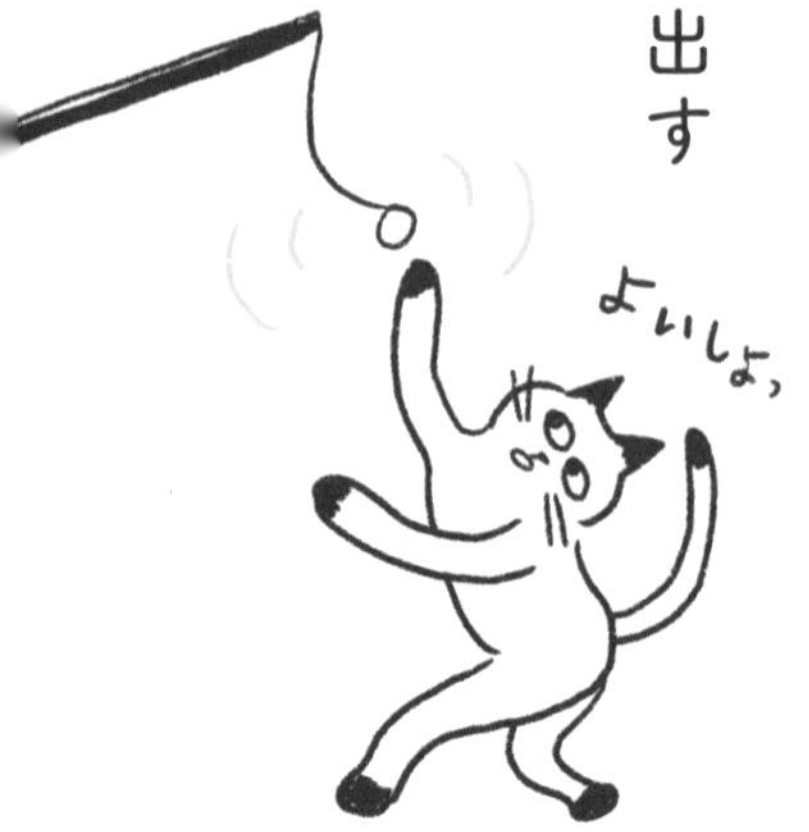

不思議と頭の中のもやもやが取れてすっきりしているものです。

このように、**「無心になれる単純作業」には、疲れた心を癒す効果が期待できる**のです。編み物やアクセサリーづくり、楽器、ペン字などの無心になれる趣味に取り組むのもおすすめ。

ぜひみなさんも、「頭を空っぽにして没頭できるような単純作業」に意識して取り組んでみてはいかがでしょうか。

AUTUMN 11月26日

時間を忘れてペットとたわむれる

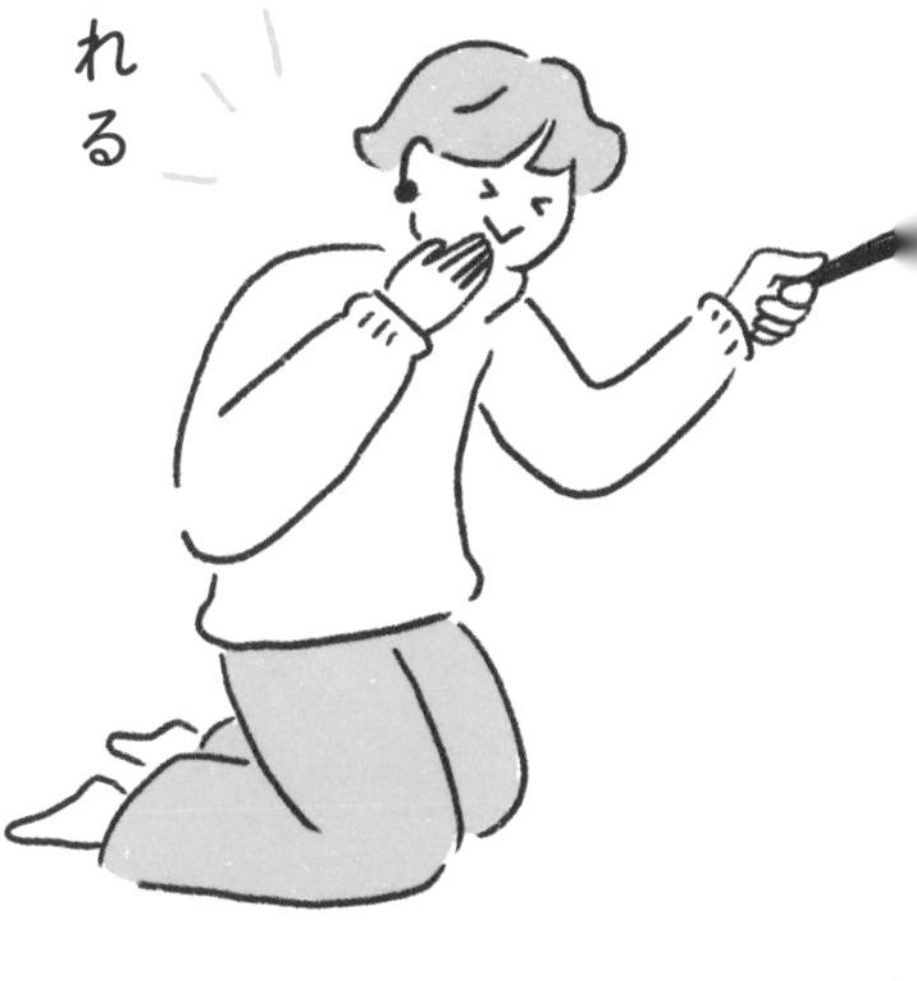

みなさんは時間を忘れてペットと遊んだりたわむれたりすることはありませんか？　そういうときは、きっと、日頃の仕事の憂さも忘れ、あれこれのストレスも忘れて、無心になって遊んでいるのではないでしょうか。

これは脳や自律神経にとってとてもいいこと。医学で「ペットセラピー」が用いられているように、**ペットとのふれあいは人の心の疲れを癒し、脳や自律神経のコンディションをリフレッシュさせることにつながる**のです。時には日がな1日ペットとたわむれるのもいいかもしれませんね。

AUTUMN

11月27日

「塗り絵」に集中する

時間を忘れて没頭できる作業として、もうひとつおすすめなのが**「塗り絵」**です。やってみると分かりますが、塗り絵をすると自然に呼吸が整い、心がスッと落ち着きます。

その効果は、ちょっと「写経」に似ています。色を決めて枠から

AUTUMN

11月28日

「泣ける映画」を観て、思い切り涙を流してみる

みなさんは映画や小説の感動シーンに涙を流した後、何かに癒されたようにすっきりした気分になることはないでしょうか。

じつは、**感動の涙を流すとストレスホルモンが減り、セロトニン分泌が活発になる**ことが分かっています。気分がすっきりするのはそのためなんですね。

だから、「これを観たり読んだりすれば、いつでも泣ける」というアイテムを用意しておいてはどうでしょう。『フランダースの犬』のラストシーン、『ワンピース』や『鬼滅の刃』のあの名シーン、『アルジャーノンに花束を』のあの結末……そういう「泣けるアイテム」を用意しておいて、たまに人目をはばかることなく思い切り涙するのです。きっと、「すっきり効果」絶大だと思いますよ。

はみ出さないように**ていねいに塗る作業の積み重ねが、呼吸を整え、心を鎮《しず》めて、自律神経を整えるように働くのです。**

実際、塗り絵を行なうことで、不眠、うつ、イライラ、不定愁訴などが改善した例も多数報告されています。ぜひトライしてみてはいかがでしょう。

AUTUMN

11月29日

大笑いをして、ストレスホルモンを減らす

涙を流すことも大切ですが、笑うことはもっと大切です。大笑いをすると頭の中のもやもやが晴れたようにすっきりすることが多いと思いますが、**これは笑いながら深い呼吸をしたことにより大量の酸素が送り込まれるため。その酸素供給によって頭がすっきりするのです。**

それに、大笑いをすると、ストレスホルモンのコルチゾールのレベルが低下することも分かっています。友人とバカ話に花を咲かせるもよし、お笑い番組を観て腹を抱えるもよし。ぜひ、日々の笑いを大切にしましょう。

AUTUMN

11月30日

「自分はこんなに悩んでるんだ」という顔をしない

悩みや不安はわりと誰にでもあるもの。ただ、それをどれくらいオモテに表わしているかは人それぞれです。

世の中には、悩みや不安を抱えていても、それを顔に出さず、悩んでいることを周りに悟らせない人もいます。一方、悩んでいることを周りに気づいてもらいたいかのように、「自分はこんなに悩んでいるんだ」という表情をしている人も少なくありません。

もっとも、**基本的に悩みや不安を解決するカギは「自分の中」にこそあるもの。**自分自身が解決に動かなければ何も始まりませんし、他人や周りはほとんどアテになりません。そういう点で言えば、〝私はこんなに悩んでるんです……誰か気づいて〟という顔をしていても、意味はない気がします。

もちろん、他人に相談をするのは構いませんが、あくまで個人の問題なのですから、普段の生活では、悩みや不安はなるべく顔や態度に出さず、自分の胸に収めておくほうがいいのかもしれません。

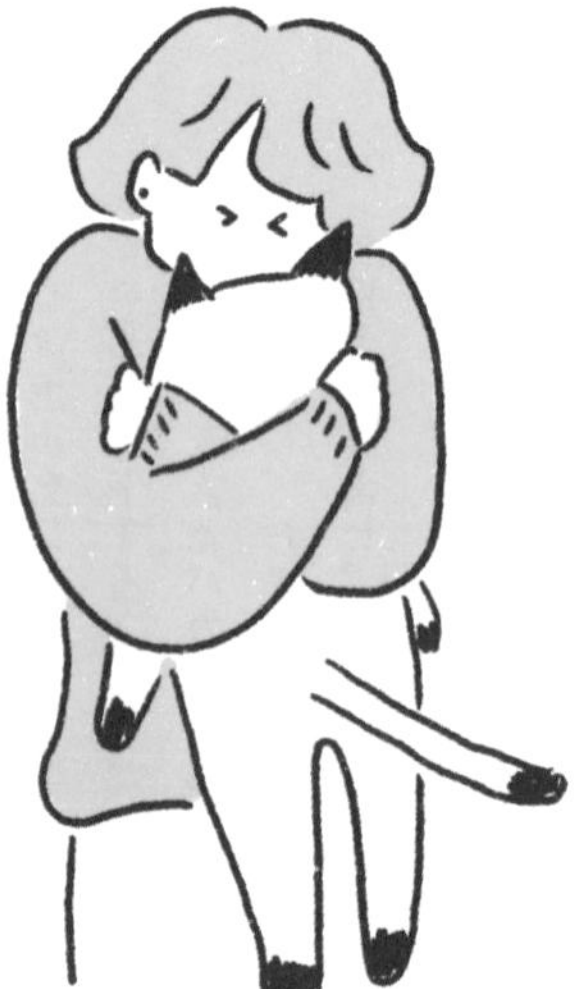

WINTER

1年間をバテずに乗り切る

冬の自律神経予報

ワンポイント・アドバイス

流れを自分に取り戻す

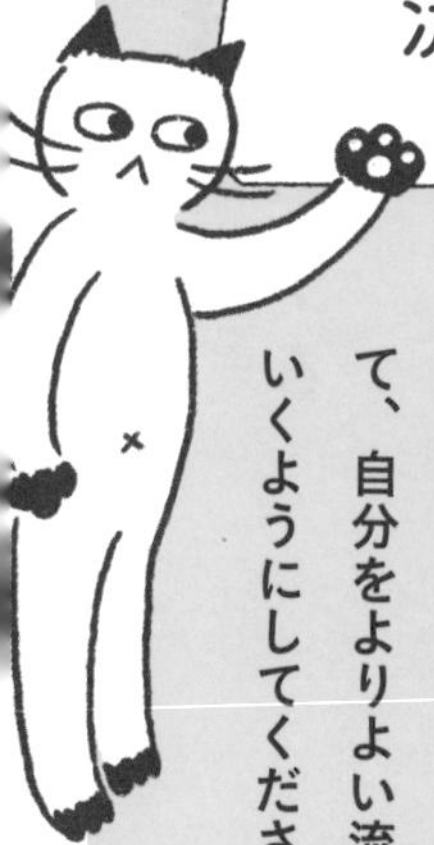

年が切り替わる冬は、いまの自分の状況に自然に目が向くようになります。いま、自分はいい流れに乗っているのか、それとも悪い流れの中にいるのか、流れを変えるにはどうすればいいのか――ぜひ、こういったことをよく考えるといいでしょう。

冬は、自分を振り返り、自分にいい流れを取り戻すのにうってつけの季節。ぜひ、よい目標を立てて、自分をよりよい流れに乗せていくようにしてください。

「山あり谷あり」の冬場こそ自律神経バランスの乱れに注意する

年末年始は仕事が忙しいうえ、忘年会、クリスマス、お正月などのさまざまなイベントが続きます。こういう「山あり谷あり」の時期は、自律神経がたいへん乱れやすく、日々の体調管理にはひときわ注意を払わなくてはなりません。

とりわけ、冬場は交感神経が上昇し、寒さで血管が収縮して血行が悪くなっています。しかも、日々のストレスや疲労で心も体もガチガチにこり固まっていることが少なくありません。こうした緊張状態が続くと、感染症などの病気にたいへん罹《かか》りやすくなります。ですから、普段からなるべくリラックスを心がけ、副交感神経を引き上げて自律神経のバランスを整えていかなくてはならないのです。

▼自分と向き合って目標を立てる

また、冬は自分自身と向き合う季節でもあります。これまでの1年を検証して反省をし、これからの新しい年をどのように生きていくか、しっかりといまの自分の状況を見据えて、目標や計画を立てるようにしてください。

具体的な目標や計画があると、人は日々目的を持って行動するようになり、そうした行動は、自律神経を安定させることにつながります。だから、年末や年始にしっかり自分と向き合ってよい目標を立て、自律神経を安定させていくようにしてください。そして、春夏秋冬1年12か月、自分らしく生きて、充実した日々を送れるようにしていきましょう。

冬の注意点 自律神経を整える生活

1. 1年の目標や計画は必ず立てる。大小10個つくるのがおすすめ
2. 年末、仕事が忙しいときこそ「ゆっくり急ぐ」を意識する
3. 年末年始の休みは、100%オフにしてしまわないほうがいい
4. 屋内は春でも屋外は真冬。「冬の寒暖差」に気をつける
5. 年の終わり、年のはじめは、とくに「感謝」の気持ちを大切にする

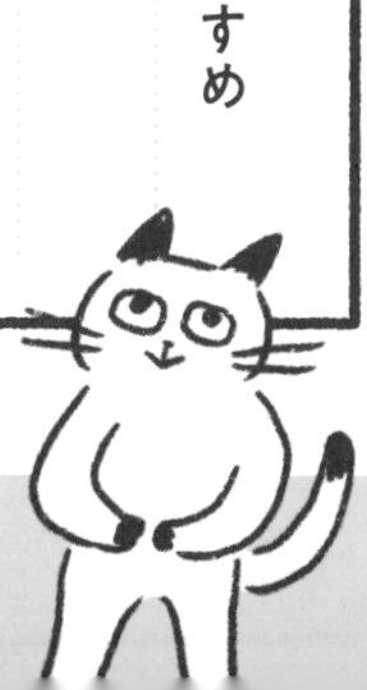

12月 DECEMBER

年末の仕事が どんなに忙しくても、アクセルを踏みっぱなし にしてはダメ！

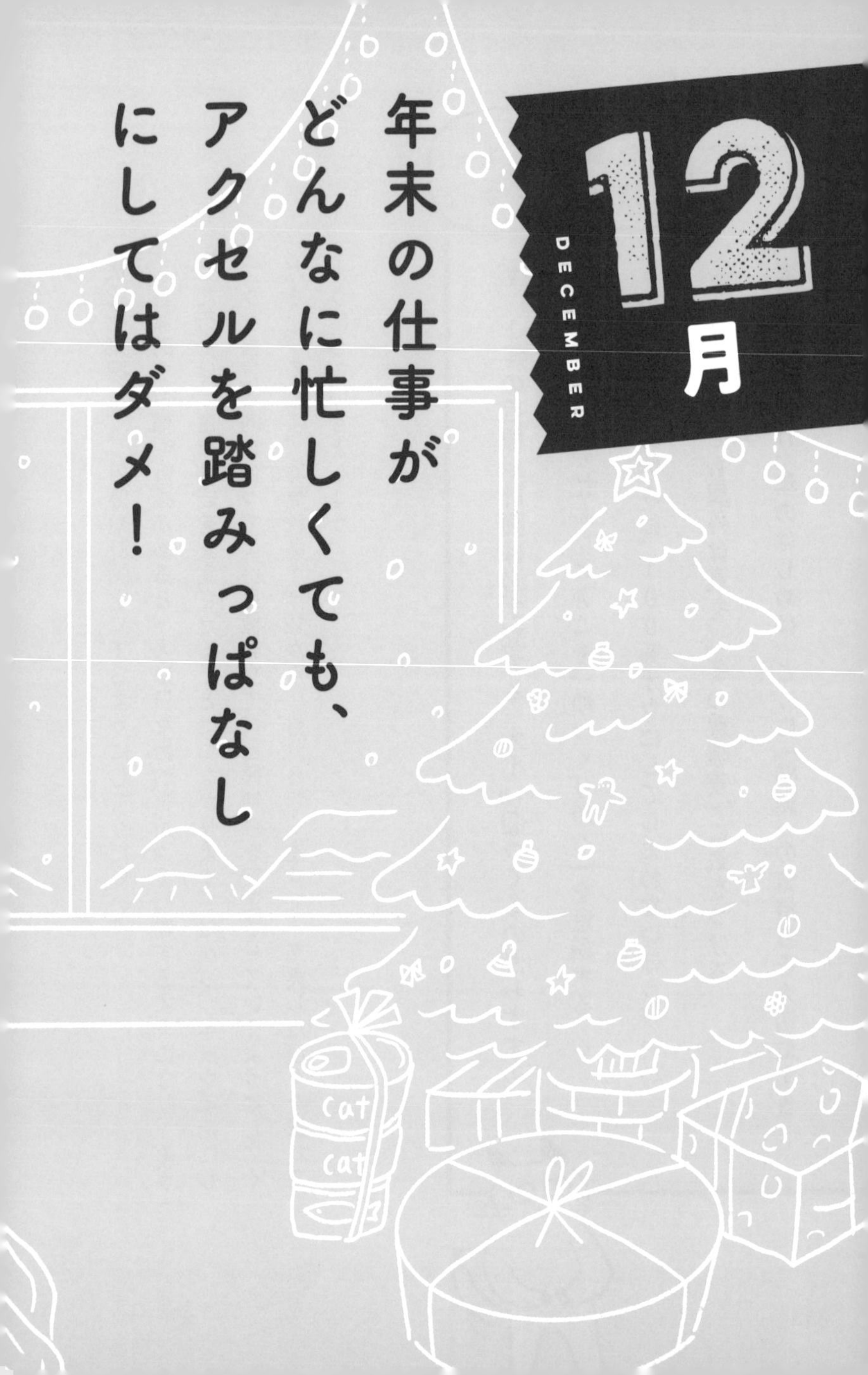

12月になると、多くの人の目の色が変わります。あまりに忙しいために交感神経が「戦闘モード」になり、時間に追われ、眉間にシワを寄せ、目の色を変えて仕事をするようになるのです。当然ながら、こういう戦闘状態が続いたら、自律神経のバランスは大きく崩れ、心身に無理な負担がかかり、体調を壊すことへとつながっていってしまいます。

　ですから、12月はあまりがんばりすぎず、交感神経を上げすぎないようにしなくてはなりません。そのうえで、空いた時間は極力リラックスにつとめ、副交感神経を引き上げるようにしてください。つまり、アクセルを踏みっぱなしにせず、適宜ブレーキをかけて自分を抑えていく姿勢が大切になるわけですね。

　それと、年末になったらこれまでの1年間を反省・検証する時間を設けてください。しっかり反省と検証ができれば、必ず「次どうするか」の目標が浮かんできます。そして、その目標や計画を携えて、新しい年を迎えるようにしましょう。

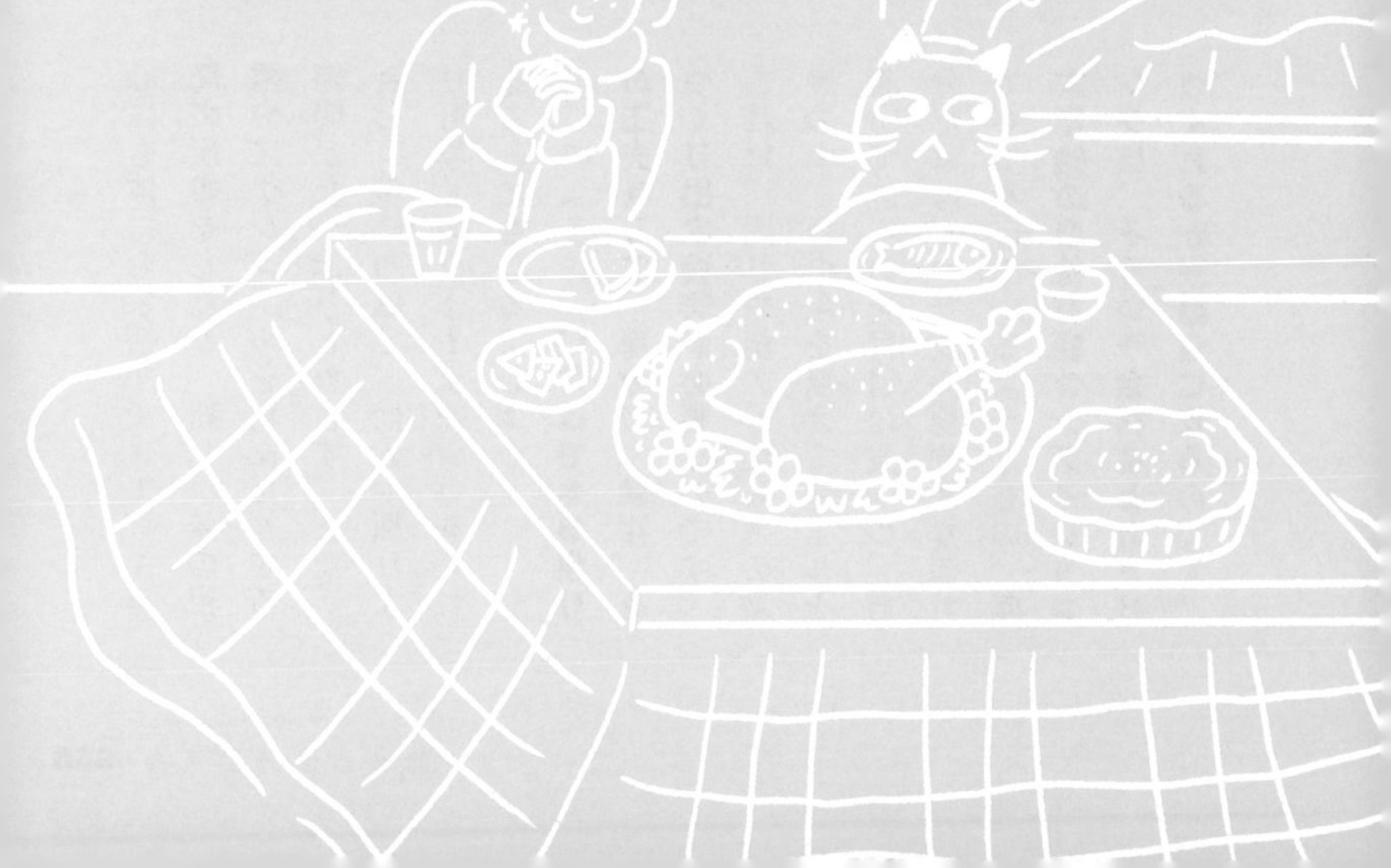

WINTER

12月1日

12月は「新年」のつもりで先を見据えて行動する

11月の項でも述べたように、何かと忙しい年末は「1か月前倒し」で行動することをおすすめします。11月は12月のつもりで、12月は新しい年を迎えたつもりで、他人よりもスタートラインを前に設定して行動するのです。

そうすれば年内に仕事が片づく時期も早まります。多少長引いても、12月の初旬か遅くとも中旬にはあらかた整理がつくのではないでしょうか。そして、そうすれば心にも体にも余裕ができて、1年間の反省をしたり、新しい年の目標やスケジュールを組んだりする時間がたっぷりとれます。また、新しい年に向けて、他人や周りよりも早くスタートダッシュを切れることにもなるでしょう。

このように、**12月はできる限りの工夫をして、自分で「余裕」をつくり出す姿勢が必要**なのです。これは、周りや他人が忙しさの激流の中、目の色を変えてオールを漕いでいるのを尻目に見つつ、自分だけはずっと先の穏やかな流れでくつろいでいるようなもの。**年末年始の自律神経コンディショニングは、そういう余裕をどれだけつくれるかが勝負になる**のです。

WINTER

12月2日

自律神経にとっては、「山あり、谷あり」の起伏はないほうがいい

仕事は目が回るほど忙しい、めちゃくちゃ忙しいのにいくつも忘年会があって飲む機会も多い、それにプライベートでも、クリスマスはあるわ、大掃除もしなくちゃいけないわ、年賀状も書かなきゃいけないわで、もう毎日バタバタ続きで何が何だかしっちゃかめっちゃか……。一般的な12月は、こういう具合に起伏が大きく、ジェットコースターにでも乗っているかのように〝激しくあっという間に過ぎていくイメージ〟なのではないでしょうか。

しかし、自律神経の健康から見ると、こういったアップダウンの激しい状況はよくないのです。こういう「山あり谷あり」の毎日が続いたら、副交感神経が上がらないまま交感神経が上がりっぱなしになり、そのバランスの乱れによってたちまち心身の調子が崩れてしまうでしょう。

だから、**12月はバタバタとした流れに巻き込まれないよう気をつけながら、できるだけ「平穏無事」に過ごすべき**。自律神経を健やかな状態にキープするには、日々のアップダウンの波はできるだけ小さく穏やかなほうがいいのです。

WINTER

12月3日

年の瀬、忙しいときは、「ゆっくりと急ぐ」

現代ではとても多くの人が「せわしいテンポ」で行動しています。年の瀬となればなおさら。誰もがイライラと目を吊り上げて、何かに追い立てられるように急いでいます。また、そういう余裕のない状態だと、自律神経が乱れて仕事が雑になりがち。仕事のクオリティーが下がって大小のミスをすることも多くなります。

ですから、こういう忙しくて余裕のない状況のときこそ、仕事は「ゆっくりとていねいに」行なうべきなのです。ちなみに、外科医の世界では**「ゆっくりと急ぐ」**ことが手術の鉄則となっています。患者さんの命がかかっている手術では、一刻を争う中、些細なミスも許されません。だから、外科医は常にゆっくりとていねいに手を動かします。しかし、ゆっくり動いているのにもかかわらず、手術は流れるようなスピードで進んでいくのです。

これは、日頃から怠りなく準備をしているからこそできること。つまり、わたしたちは、**普段からしっかり準備を整えて、忙しいときほど「ゆっくりと急ぐ」ように心がけていくべき**なのです。

WINTER 12月4日

「ゆっくりと急ぐ」ことは解決へのいちばんの近道

人間は時間に追われているときや行き詰まったときほど、焦って、急いで、出口を求めるものです。しかし、それはまったく逆効果。焦って急ぐほど出口が見えなくなり、自律神経が乱れて事態が悪いほうへ進んでしまいます。

では、早く出口に着くにはどうすればいいか。やはり、そのいちばんの近道は「ゆっくり急ぐ」ことでしょう。すなわち、**いったん呼吸を落ち着かせて自律神経を整えてから、ゆっくり行動する。**そうすれば、おのずと出口が見えてきて、結果的に早く事態を解決できる。そういうものなのです。

ですから、どんなときも焦ってバタバタとしてきたら、ゆっくりと急ぐべき。「ウサギとカメ」ではありませんが、**ゆっくり急ぐことは、目的の場所にいち早くたどり着ける最高の手段。**それに、そのほうが自分という人間を高めることができ、最終的により遠くまで行くことができるものなのです。

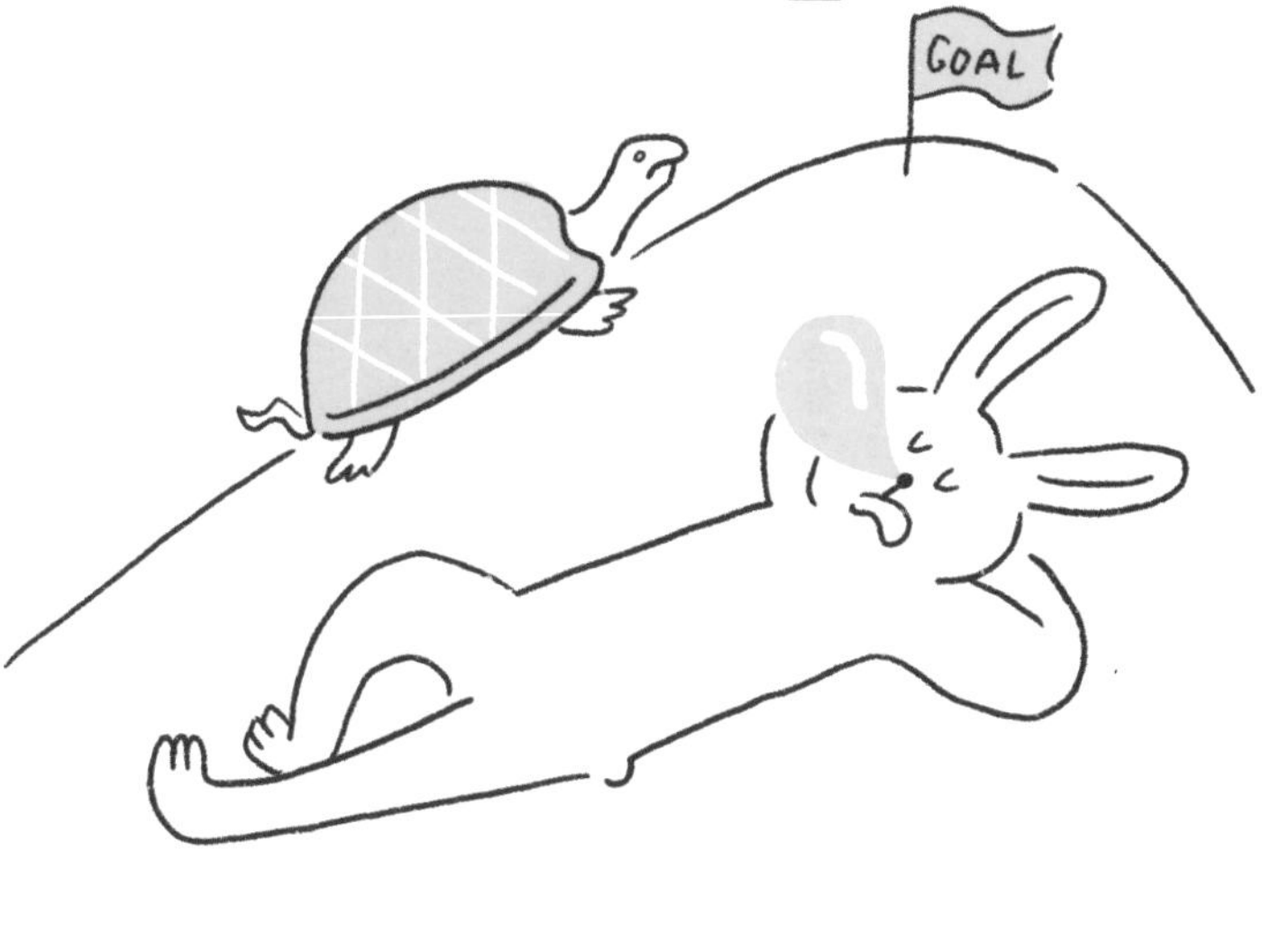

「イライラ」や「ピリピリ」は伝染する

とかく師走《しわす》のこの時期は、「ああ忙しい、忙しい」とつぶやきながら、「イライラ」「ピリピリ」を顔に貼りつけて歩いているような人が増えてきます。

　そういう人には、あまり迂闊《うかつ》に近づかないほうがいいでしょう。なぜなら、その人の「イライラ」「ピリピリ」が自分へ伝染してしまうからです。

　パニックに陥るときもそうですが、〝急がなきゃたいへんだ〟という焦燥感や危機感は人から人へと伝染します。そして、周りのイライラやピリピリが伝染すると、つられてせかせかと行動するようになり、呼吸が浅くなって、自律神経がてきめんに乱れてしまうようになるのです。

　ですから、とくに**12月は、イライラした人やピリピリした人とは、意識して距離を保つほうがいい。**

　ぜひ〝自分だけは伝染《うつ》らないぞ〟という気持ちで、日々「穏やか」と「ゆっくり」をキープするように、がんばってみてください。

WINTER

12月6日

〝戦場〟のような職場で、目の色を変えてがんばるのは絶対にNG

毎日、やってもやっても終わらない仕事を、気力を奮い立たせて目の色を変えながらがんばる……師走の職場には、そういう張りつめた空気が漂っている場合が少なくありません。まるで〝戦場〟のようですよね。

そんな状況で仕事をしていれば、自律神経もおのずと「戦闘モード」へシフトします。つまり、交感神経が異常に高まって、血管を収縮させ、心拍数を上げ、呼吸を荒くして、なんとか力を振り絞って修羅場を乗り越えてやるぞというモードにシフトするのです。

しかし、そんな戦闘態勢が長びけば、当然心身が疲弊します。自律神経が取り返しのつかないほどに乱れ、免疫力が落ちて、心も体もボロボロに弱っていく……。きっと病気に罹《かか》って戦線から脱落する人も発生するでしょう。

だから、こういうときは、あまりがんばらないことが大切。**〝戦場の空気〟に染まらないよう注意しつつ、一歩引いたポジションを保って自分でうまく仕事をセーブしていくべき**でしょう。少なくとも「目の色を変えてがんばる」のは絶対にNGだと心得てください。

WINTER
12月7日

「眉間にシワが寄っていないか」に注意する

「あれもやらなきゃ、これもやらなきゃ」とテンパっているときは、自分でも気づかないうちに眉間にシワが寄っているもの。そういうときは、自律神経も確実に乱れる方向へ傾いています。

ですから、仕事や家事で忙しく立ち回っているときは、小まめに

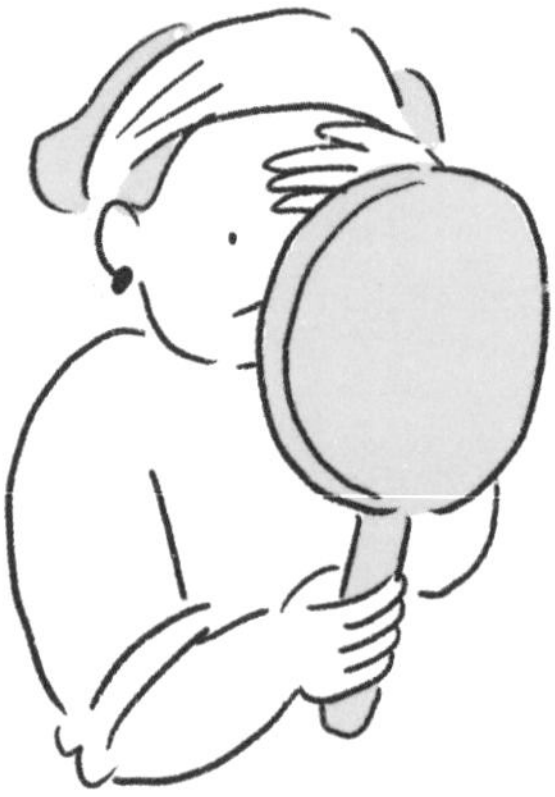

WINTER
12月8日

忙しいときほどゆったり呼吸をして、ゆっくり歩くようにする

あまりの忙しさに自分を見失いそうになったときは、「呼吸の速さ」と「歩く速さ」に意識を傾けてください。つまり、気が急いているときほどゆっくり呼吸をし、慌ててバタバタしそうなときほどゆっくり歩くのです。

呼吸や歩行のスピードは自律神経と連携していて、スローにすると自動的に副交感神経が高まってきます。そうすれば、忙しい中でも落ち着いて行動できるようになるはず。とくに慌てやすい人は意識して実践してみてください。

鏡をのぞいて「自分の眉間にシワが寄っていないかどうか」を確かめるといいでしょう。**日々これに注意をするだけでも、「がんばりすぎ」をセーブすることにつながります**。そして、そのセーブは自律神経バランスを大きく乱れさせないことへとつながるはずです。

WINTER 12月9日

家に帰って即座にソファに倒れ込まない

忙しい仕事を終え、疲れた体を引きずって、ようやく家にたどり着いた。そんなとき、みなさんは部屋に入った瞬間、「ああ、疲れた〜」と言って、ドサッとソファへ身を投げ出していませんか?

しかし、このように帰宅してすぐ「オフモード」に入ってしまうのはよくありません。自律神経はそんなにすぐ「オフ」に切り替わるものではありません。家に帰ったら、着替えたり、水を飲んだり、鞄の中を片づけたり、**いくつかの用事を済ませて〝ひと心地〟ついてから、ソファへと向かうほうがいいのです**。そのほうが自律神経の切り替えもスムーズで、いい流れでオフモードに移行できるはず。効率よく心身を休めるためにも、ぜひ覚えておくといいでしょう。

WINTER

12月10日

大掃除は12月の初旬までに終わらせてしまう

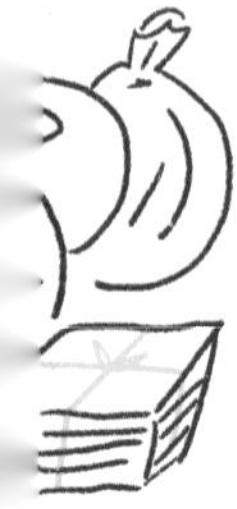

12月は、仕事だけでなく「家のこと」も前倒しで行なっておくことが大切です。とりわけ大掃除は、早めにやって終わらせてしまうことをおすすめします。

1年の終わりには、区切りをつける意味でも思い切った片づけや掃除を行なうべき。ただ、暮れが近づいた年末の1日か2日間を使ってすべてをいっぺんに片づけようとするのはよくありません。あまりに慌ただしいし、「あれもやらなきゃ、これもやらなきゃ」と焦燥感に駆り立てられて、かえって自律神経バランスを乱してしまう恐れがあります。

ですから、**大掃除は、11月のうちからスケジュールを組んで計画的に進め、12月初旬くらいには全部終わらせてしまう**ようにするといいのです。掃除や片づけは自律神経を整えるために欠かせない習慣。12月早めに大掃除を終えておけば、家の中も、心や体も、申し分なく整ったコンディションで年末年始を迎えられるのではないでしょうか。

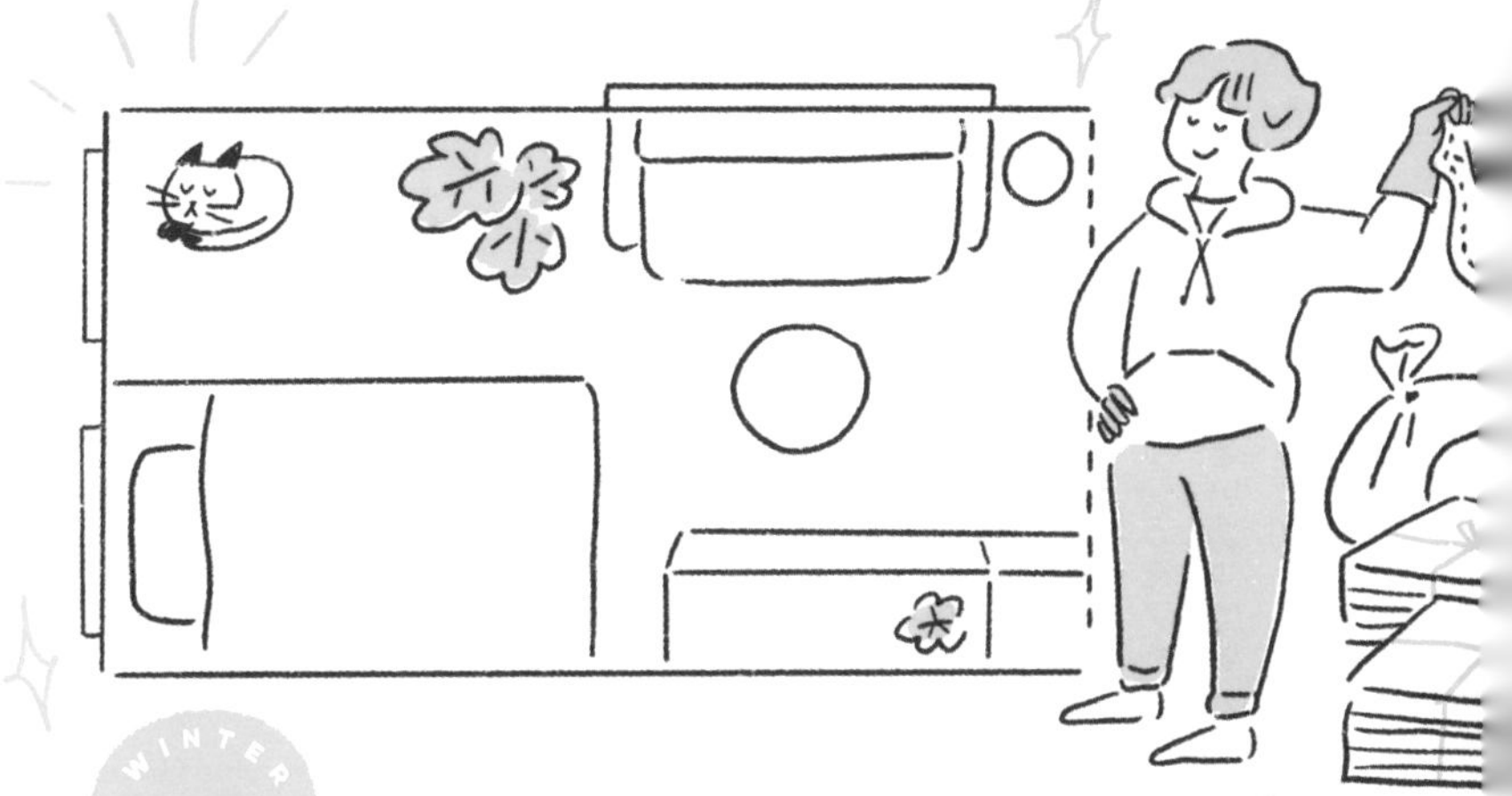

WINTER

12月11日

大掃除では「何も置かないスペース」をつくる

12月に大掃除を行なったなら、家具やモノの配置を見直して、「何も置かないスペース」をつくってみてください。ごちゃごちゃとモノが置いてあると心もごちゃごちゃして落ち着きませんが、そこに「何もないスペース」があれば、それだけで心に余裕や落ち着きが生まれてくるはずです。

モノの片づけは、心の片づけに通じています。**部屋に何もないスペースをつくるということは、心にも空きスペースができるということ。そして、そのスペースの余裕が、迷いを消し、焦りや不安を消して、心を整えることへとつながっていくのです。**とくに、悩みやストレスを抱えている人は、なるべく「広々とした空きスペース」をつくることをおすすめします。

WINTER

12月12日

「1年間使わなかったモノ」は処分する

1年間1度も着なかった服、1年間1回も履かなかった靴、1年どころかここ数年間使っていない鞄……そういうモノたちは、大掃除の際に思い切って処分するほうがいいでしょう。

WINTER

12月13日

モノを捜すときは、「制限時間」を決めておく

「捜し物」は自律神経を乱します。そもそも「必要なものがない」という時点で自律神経は乱れているのですが、なかなか見つからないと焦りや不安も加わって、コンディションがどんどん乱れていってしまうようになるのです。

こうした乱れを防ぐためにも、モノを捜す際は「制限時間を決めて捜す」ようにするといいでしょう。**10分なら「10分捜す」と決め、10分経っても見つからないようなら、すっぱりあきらめるか何らかの代替案を講じるようにする**のです。習慣にすれば、「無駄な乱れ」をかなり少なくできるはずです。

1年使わなかったものは、たぶんこの先もそう使うことはありません。**年が改まる前に不要なものを処分すると、部屋が片づくだけでなく、気分がすっきりリフレッシュします。**もちろんなかには「捨てるべきか残すべきか迷うもの」もあるでしょうが、迷うくらいなら思い切って「捨てる道」を選ぶことをおすすめします。

WINTER

12月14日

忘年会は、「区切り」をつけるつもりでなるべく出席する

最近は、忘年会はあまり行なわれない傾向になっているようです。開かれたとしても、あまり積極的に参加しようとしない社員が増えているとも聞きます。仕事が多忙な時期でもあり、わざわざ出る必要を感じないという人も多いのかもしれませんね。

ただ、**忘年会は「1年の区切りをつける」という点で、それなりの意味はある**と思います。また、1年間の仕事を反省したり、お世話になった人にあいさつをしたりして、自分なりに筋を通しておけば、今後、波風立てずに仕事をしていくのに多少は役立つはず。ですから、忘年会は自分の負担にならない範囲で、なるべく出席するようにしてはいかがでしょうか。

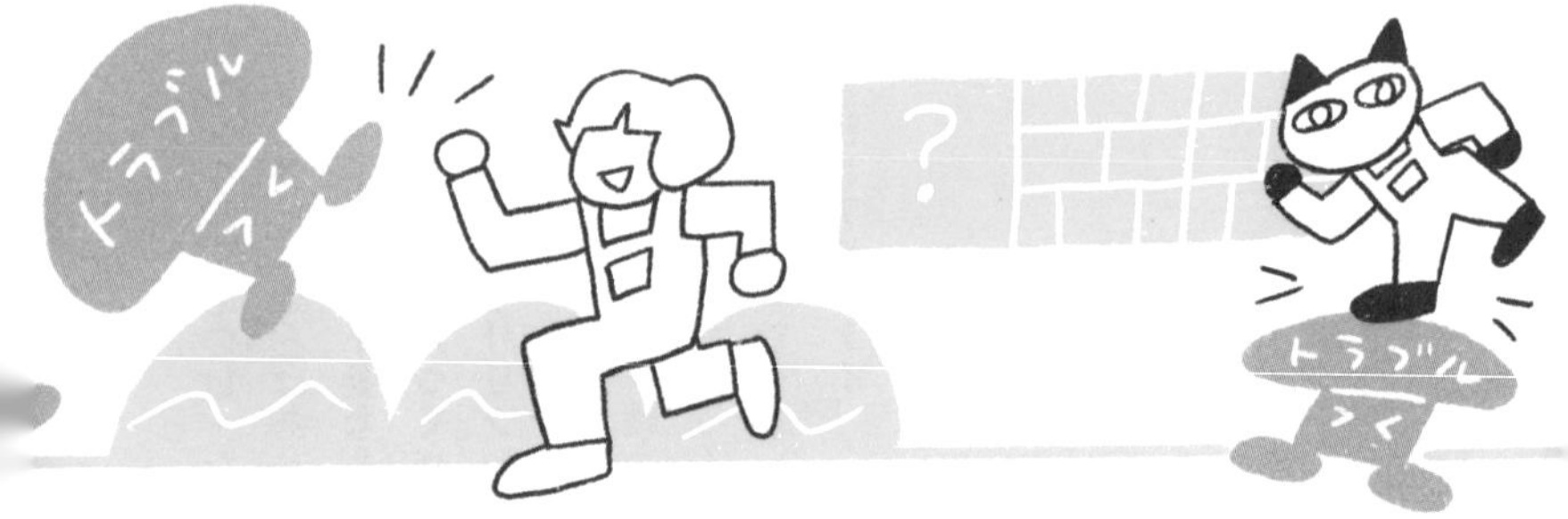

WINTER

12月15日

予想外のトラブルが発生したら、「次の予定」をあきらめる

予想外のトラブルは、仕事が忙しいときにこそ起こりやすいもの。「よりによって、こんなときに……」という場合に起こることも少なくありません。

そんな局面で、〝うわっ、次の予定をどうしよう……〟〝時間、何時に出れば間に合うかな〟などと考え出したら、いまの目の前の仕事に身が入らなくなってしまいますよね。緊急時だというのに、集中力を欠いてミスなどの失態を犯してしまうかもしれません。

だから、トラブルが発生してしまったら、まずは「次の予定」をあきらめることをおすすめします。**すっぱりあきらめてキャンセルの連絡をとってしまえば、「次の予定の心配」に心乱されることもありません。それによって目の前の事態収拾に100%の力を注ぐことができるようになる**のです。

年末はこういう予想外の事態が起こりがち。常日頃にも増して心の準備をしておくといいでしょう。

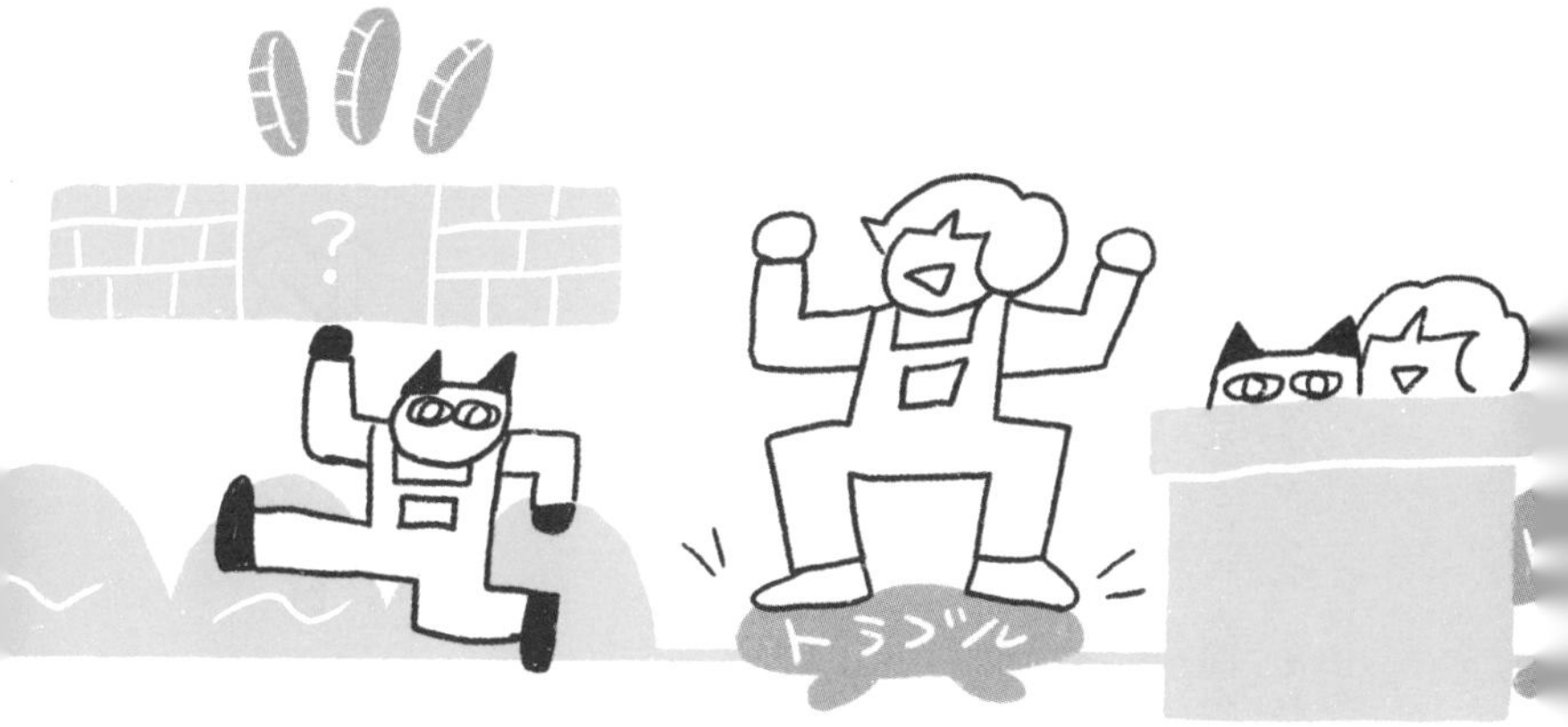

WINTER
12月16日

アクシデントや トラブルを 楽しむ余裕を持つ

仕事にはアクシデントやトラブルがつきものです。思わぬことが重なってスケジュールが大幅に遅れることだってあります。

そういうときは、自分という人間が試練を与えられている「勝負」だと考えましょう。この勝負は、物事が思い通りに進まないことに対して腹を立てたりイライラしたりしてしまったら「負け」です。

一方、**物事が思い通りに進まなくても、すみやかに次善の策を考えて、むしろアクシデントやトラブルを楽しむような行動をとれれば「勝ち」です。**

この勝負に負けると、自律神経が大きく乱れてしまいますが、勝てれば、試練を乗り越えて自分を成長させていくことができます。ですから、たとえ予想外の事態に見舞われても、その試練を楽しむくらいの余裕を持つように心がけましょう。そういう**余裕があるときは自律神経も整った状態になっていますから、きっと、たいていのことは乗り越えられるはずです。**

WINTER

12月17日

ストレスを抱えていると「ストレス耐性」が高まる

ストレスや悩み事なんて、なければ、ないに越したことはありません。でも、たいていの人はストレスのひとつやふたつは抱えているものでしょう。

ただ、ストレスが自分にプラスに働くこともあります。そもそも、ストレスに向き合って壁を乗り越えていくのは、自分という人間を大きく成長させるチャンス。それに、そういう経験を重ねて「ストレス耐性」が高まれば、多少のことでは動じなくなり、自律神経も乱れにくくなるでしょう。

そういう点で見れば、人は多少のストレスを持っているほうが強くなるのかもしれません。もっとも、**そのストレスの量は、あくまで「許容できる範囲」であることが大切。**自分の許容範囲をはるかに超えたストレスに見舞われてしまうと、強くなるどころか、自律神経はガタガタに崩れ、弱る一方となってしまいます。

年末は降りかかってくるストレスも多くなるでしょうが、**いちばん重要なのは、そのストレスを乗り越えてプラスに転化できるかどうかを自分でしっかりと見極めていく姿勢なのです。**

WINTER

12月18日

忙しいときこそ「お先にどうぞ」「アフター・ユー」を心がける

エレベーターを降りるときや会議室に入るときなどに、「お先にどうぞ」と言って他の人に道をゆずってあげる——。すると、それまで焦っていた気持ちに余裕が生まれ、ちょっと晴れやかな心持ちになるものです。

イギリスに留学していた頃は、多くのシーンで「アフター・ユー」という言葉を耳にしました。「アフター・ユー」は、「自分は後でいいからどうぞお先に」という意味。**他人に先をゆずることで生まれる「ほんのちょっとした気持ちのゆとり」**をイギリス人はとても大切にしていたんですね。

ゆとりが生じれば、自律神経も整います。**「お先にどうぞ」**や**「アフター・ユー」は、一瞬で自律神経を整える「魔法の言葉」**なのかもしれません。

せわしく忙しい年末、混み合った出入り口などではこういった「ほんのちょっとのゆとり」を大事にしてください。

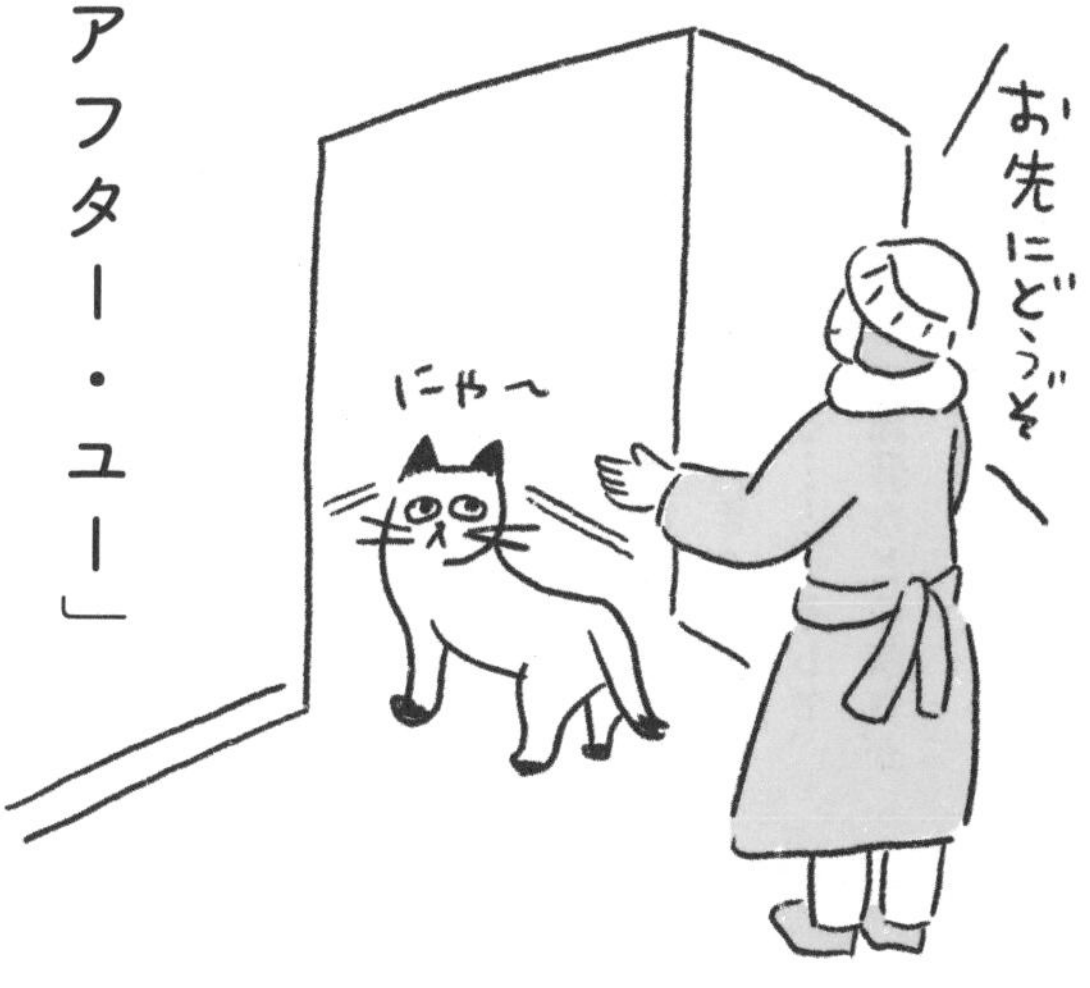

WINTER

12月19日

師走の忙しさが一段落したときこそ、風邪を引かないように注意する

「ほとんど睡眠もとらず懸命にがんばってきた甲斐あって、ようやく仕事が一段落ついた……これで今日からはぐっすり眠れる」――この時期、こんなふうにほっとしている方も多いでしょう。

しかし、ここで油断をしてはいけません。忙しかった仕事が片づいて「ほっとしたタイミング」は、じつはもっとも病気に罹《かか》りやすいときなのです。実際、仕事が一段落して肩の荷を下ろしたとたん、風邪を引いて体調を崩す人はとても大勢いらっしゃいます。

理由は自律神経が大きく変動するせい。つまり、昨日まで目の色を変えて交感神経のアクセルをいっぱいに踏んで仕事をしていたのが、今日からはのんびりリラックスしていても構わないことになる。すると、**その変動幅の落差に体がついていけず、自律神経バランスが狂い、免疫力が大きく低下してしまうようになる……。そして、その隙をついて風邪などの病気が侵入してくる**わけです。

ぜひみなさんも「仕事が片づいてほっとしたときこそが危ない」と心に刻み、師走の健康管理に十分注意を払うようにしてください。

WINTER 12月20日

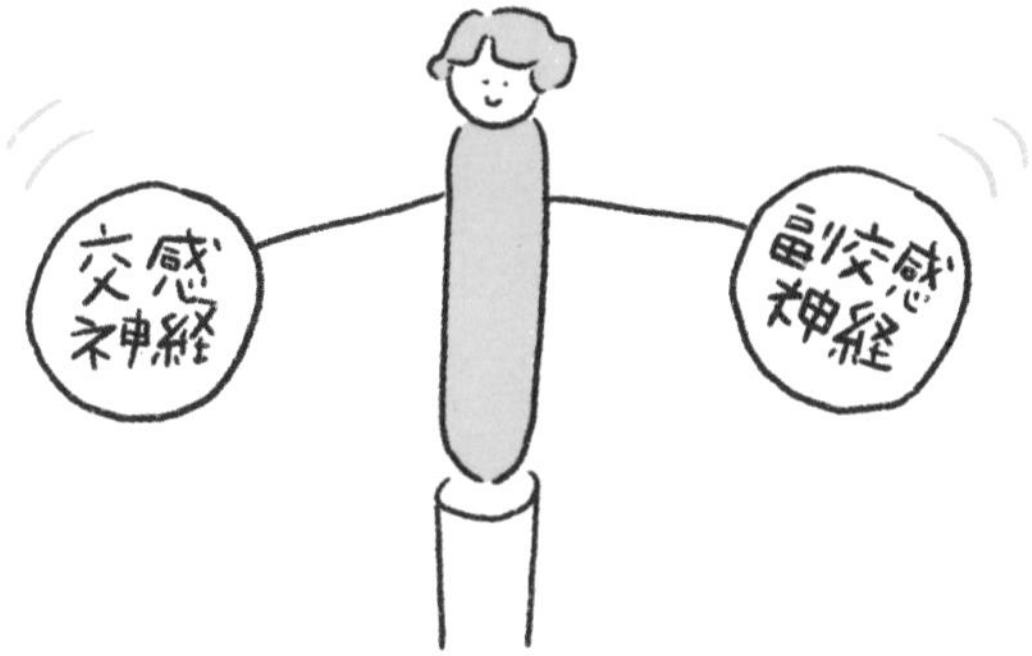

「緊張の糸」は、1本だけ残しておく

仕事だけでなく何事もそうですが、心身をピリピリに緊張させて、目の色を変えてがんばるのはよくありません。これまでも述べてきたように、交感神経が突出して高まって、自律神経バランスを崩してしまうわけですね。かといって、すべての緊張の糸をゆるめてしまうのもよくありません。緊張の糸がプツンと切れてしまうと、今度は交感神経が下がり、副交感神経が上がりすぎてしまいます。

だから、大きな仕事が一段落してひと息ついたようなときも、全面的にリラックスしてしまうのではなく、緊張の糸を1本だけ残しておくといいでしょう。自律神経には、適度に張り詰めた状態を維持することも必要なのです。

つまり、「がんばりすぎ」も「ゆるめすぎ」もNG。**自律神経の変動幅をできるだけ小さくして、「極端」に振れないことが、交感神経と副交感神経のバランスを良好に保っていくための秘訣**なのです。

WINTER
12月21日

年末こそ、ボーッとする

先にも紹介しましたが、人間の脳には、何もせずぼんやりしているときに活性化する「**デフォルトモード・ネットワーク**」というシステムがあります。(p.162) じつは、そのぼんやりが脳のつながりをよくしてひらめきやアイデアを生むベースにな

WINTER
12月22日

「冬至の日」は、カボチャを食べてゆず湯に入る

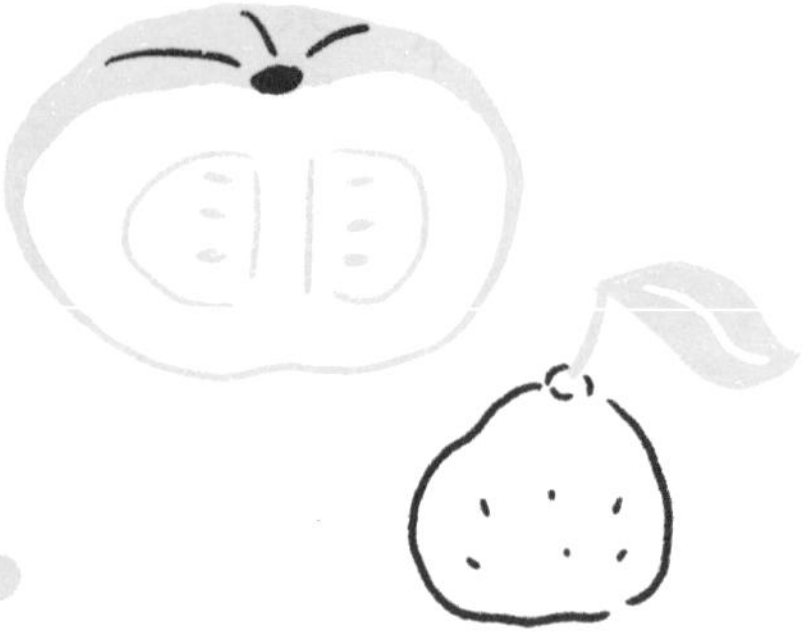

冬至は、日中の時間がもっとも短くなる日。古来、カボチャを食べてゆず湯に入ると風邪を引かないと言われていますね。

カボチャはビタミンやカロテンが豊富で免疫力を上げる働きがありますし、ゆず湯にも体を温めて血行を促す働きが期待できます。ですから、**「単なる迷信」などと思わずに、冬至の日はこれらの慣習を実践する**といいでしょう。きっと、心と体が癒されてほっこりするはずです。

っているのです。

　次から次に用事が舞い込む年末は、なかなかボーッとしている暇もありません。でも、だからこそ、**あえて何もせずぼんやりとする時間をつくってはどうでしょう**。もしかしたら、その「ぼんやり」で、みんながアッと驚く素晴らしいアイデアが浮かぶかもしれませんよ。

WINTER

12月23日

「一陽来復」を頭の隅にインプットしておく

みなさんは「一陽来復《いちようらいふく》」をご存じですか？　これは古代中国の『易経《えききょう》』に出てくる言葉で、「冬至」「冬から春へ向かうこと」を指しています。冬至は1年でもっとも日が短く、翌日からは日が長くなっていくようになります。

　そこで、冬至（＝一陽来復）を「太陽が生まれ変わる日」とし、この日を境に再びエネルギーが甦ってくると捉えたのです。そのため、**一陽来復は、「運気が上昇へと転じる日**」とする場合もあります。

　冬はまだこれからが本番ですが、この先どんどん日が長くなって運が向いてくるんだと思えば決して悪い気はしません。この「一陽来復」を頭にインプットしておけば、春に向けてひと筋の希望を宿すことができるのではないでしょうか。

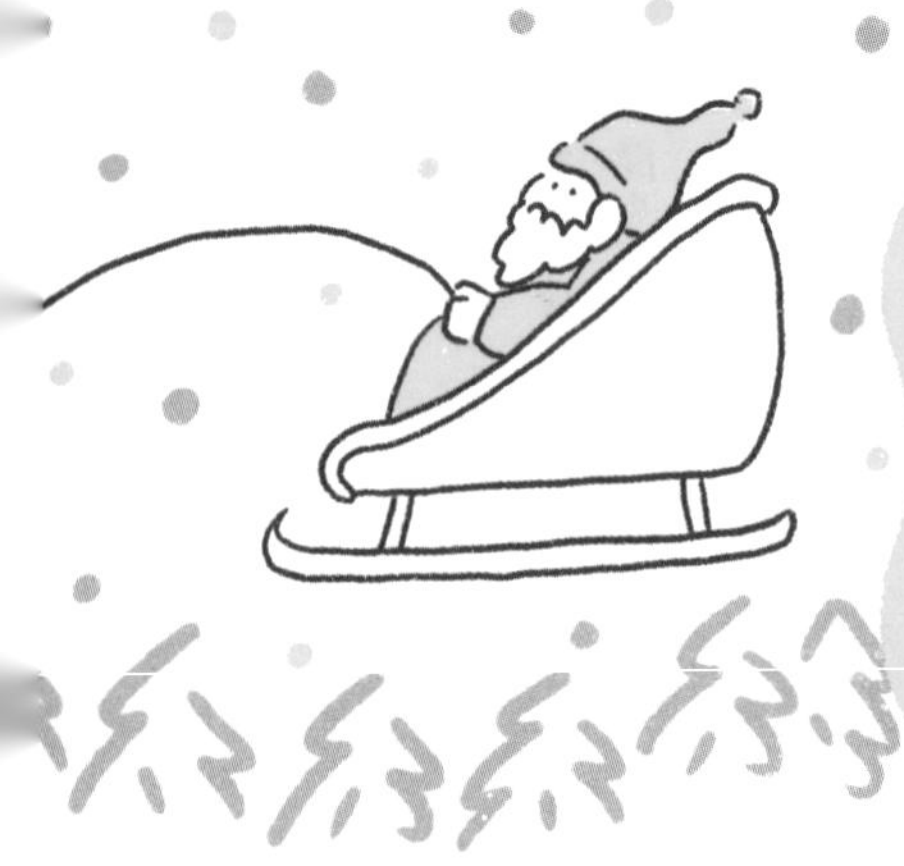

WINTER

12月24日

年末年始の休みは、「オンとオフのメリハリ」をつけすぎないほうがいい

「ああ、やっと仕事が終わったー、明日から休みだー!!」

――この時期、オフの開放感に浸っている人も少なくないでしょう。

ただ、ひとつだけご注意しておくと、年末年始の休暇は、あまり「オンとオフのメリハリ」をつけすぎないほうがいいのです。なぜなら、仕事は仕事、休みは休みと割り切って、〝オフ感覚100%〟で過ごしてしまうと、正月明け、仕事が始まる際に会社へ行くのが嫌になるから。とくに、年末年始はクリスマス、大晦日、お正月と〝イベント〟が多く、気持ちが浮かれ気味になりやすいもの。そういう**浮かれ気分に慣れてしまうと、〝ああ、明日からまた仕事か〜、嫌だな〜〟という気持ちがことさら大きくなってしまう**のです。

ですから、年末年始は〝オフ感覚100%〟で過ごすのではなく、せめて1〜2割くらいは仕事のことも考え、休暇中に正月明けの仕事の準備をするなどして過ごすといいのです。そうすれば「明日から仕事」となっても暗くならずに済みます。年末年始の心得として、ぜひ覚えておくといいでしょう。

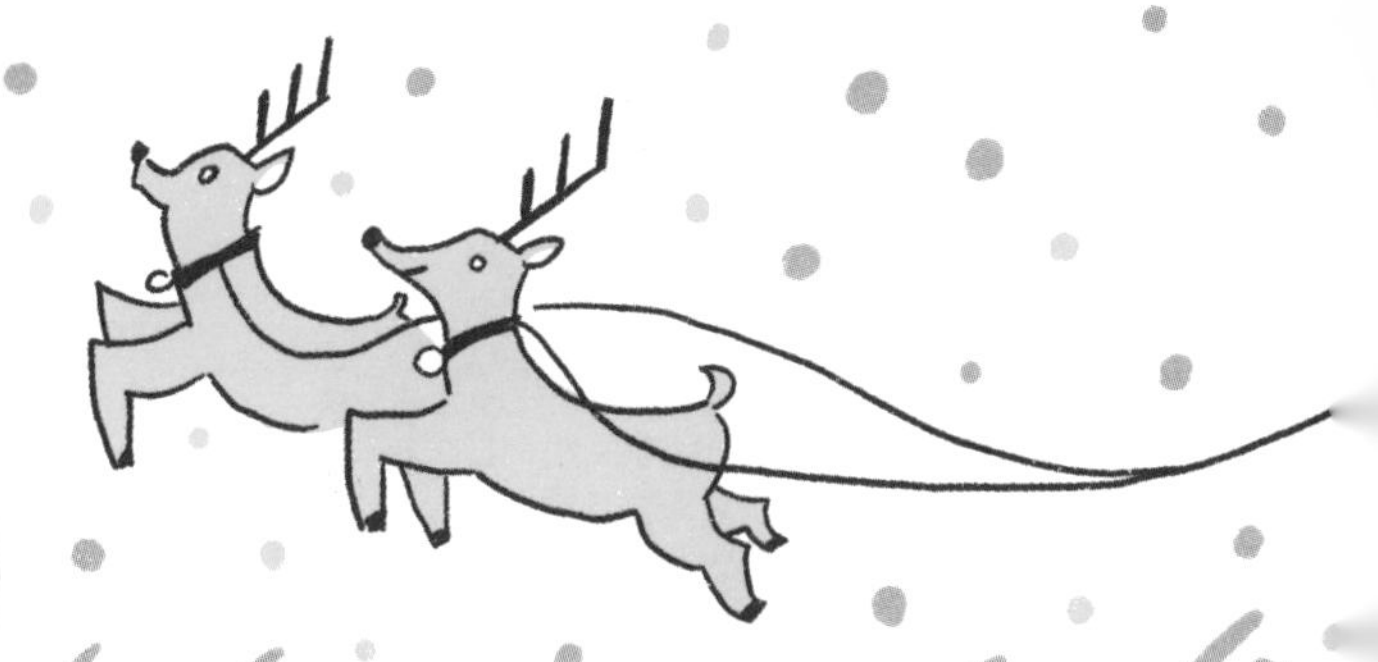

WINTER
12月25日

どんなに忙しくても「1年の反省と検証」はする

人は誰でも失敗をします。しかし、なぜ失敗したのかを考え、「反省」と「検証」を行なえば、その失敗を「次」に生かすことができます。すなわち、この「反省と検証」を次のチャレンジにつなげていくことが大事なのです。

1年間を過ごしてくれば、きっと「反省すべきこと」「検証すべきこと」はたくさんあったはずです。だから、年の瀬には一度、これまでの1年間の失敗を振り返って「反省と検証をする時間」をつくるといいでしょう。なるべく、日記帳（42ページで紹介した「3行日記」）や手帳をめくりつつ、振り返っていくことをおすすめします。

しっかり**反省と検証ができれば、「失敗を繰り返さないために今後どうすればいいのか」「来年をいったいどういう年にすればいいのか」といった点もよりクリアに見えてくる**でしょう。だから、どんなに忙しくても、この「反省と検証の作業」は、年内のうちにちゃんと終わらせておくべきなのです。

WINTER

12月26日

「あきらめる」と心と体がグッとラクになる

自分の失敗の反省や検証をしていると、自分が空回りしたりバタバタしたりしている「根本的な原因」が見えてくることがあります。要するに、自律神経が乱れる原因もそこにあったというわけですね。

ただ、そういう原因に関しては、妙にがんばって克服しようとせず、「あきらめてしまう」のもひとつの手です。「あきらめる」というと〝聞こえ〟が悪いかもしれませんが、この場合の**「あきらめる」はギブアップではなく、「物事を明らかにする」という意味。**「諦める」ではなく「明らめる」なのです。

すなわち、自分の自律神経を乱す原因を追求して、それをスパッとあきらめてしまいなさいということ。たとえば、「上司から認められようとするのをあきらめる」「この仕事には才能がないとあきらめる」「見栄を張って自分をよく見せようとするのをあきらめる」――。何をあきらめるかは人それぞれだと思いますが、**あきらめてしまえば、何かから解き放たれたように、心と体がラクになるもの。**このようにあきらめることで自律神経を調子よくキープしていけるようになるケースは、けっこう多いものなのです。

WINTER

12月27日

「次につながるあきらめ方」をすることが大事

前の項目で「自律神経を整えるにはあきらめが肝心」と申し上げましたが、この「あきらめ方」には少々コツがあります。

それは、いきなりすべてをあきらめてしまうのではなく、「部分的にあきらめる」こと。たとえば、「この分野はあきらめるけれど、別の分野でがんばる」「この人に認められないなら、別の人に認められるようがんばる」という具合に、**別の可能性に意識を向けて「次につながるあきらめ方」をするといいのです。**

そうすれば、しっかり自分と向き合って「明らめ」をした経験が「次」に生きてきます。矛盾することを言うようですが、「明らめ」をしながら、次の可能性へ向けてチャレンジをしていく姿勢が大事なわけですね。

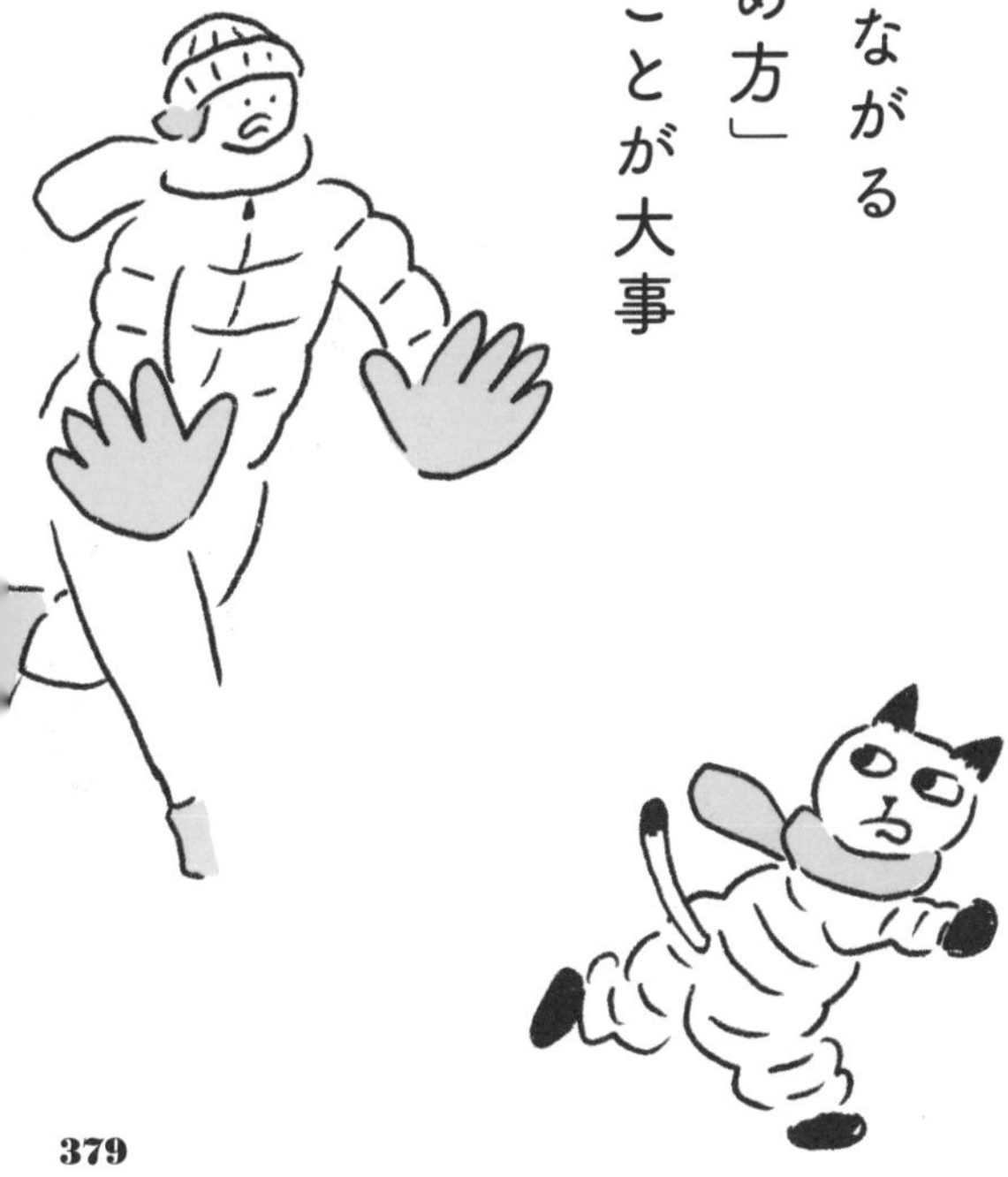

WINTER

12月28日

もし「余命3日」だったら、何をするかを考えてみる

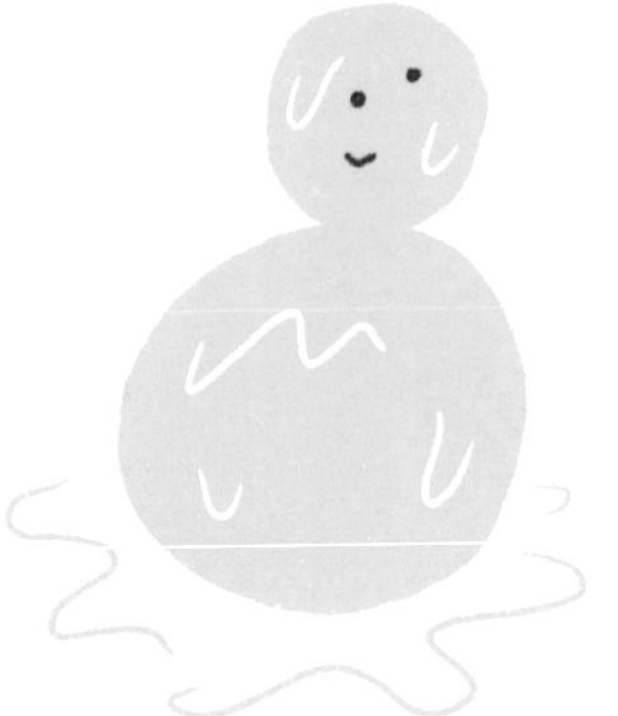

人生、半歩先は何があるか分かりません。「まさか」という事故、災害、病気にいつ自分が見舞われてもおかしくはありません。

しかし、多くの人は、根拠もなく「明日がある」と信じています。来年も、5年後10年後も生きていると信じています。今日という日をだらだらとむなしく過ごしても、たいして気にならないのはそのためなのかもしれません。

でも、もし自分の余命があと3日だったらどうなるでしょう。きっと「あれをやっておけばよかった」「これをしておけばよかった」とさまざまな後悔をする事態に陥るのではないでしょうか。

だから、いざというときに後悔しないためにも、「もし余命3日の宣告をされたら何をしたいか」を一度紙に書き出してみるといいのです。今年も残りわずか。**この書き出し作業をしておけば、「自分が本当にやりたいこと」「自分が本当にやらなければならないこと」がクリアに見えてくることでしょう。**

WINTER

12月29日

「感謝すること」は、自律神経を整える最上の手段

「感謝」ほど、自律神経が整う感情はありません。感謝の気持ちを捧げるとき、人は自然にゆったりとした深い呼吸になります。そして、それとともに副交感神経がスッと高まってきて、自律神経がよいバランスに落ち着くようになるのです。

　ですから、いつどんなシーンでも、感謝の気持ちを持って人に接することが大切。感謝することは、自律神経を手軽に整えることのできる最上の手段と言ってもいいのではないでしょうか。

　それと、**夜はベッドの中で感謝すべき人に「ありがとう」と心の中で唱えてから眠ることをおすすめします。**それだけで自律神経が整い、よく眠れ、すっきりとした状態で明日を迎えられるはずです。

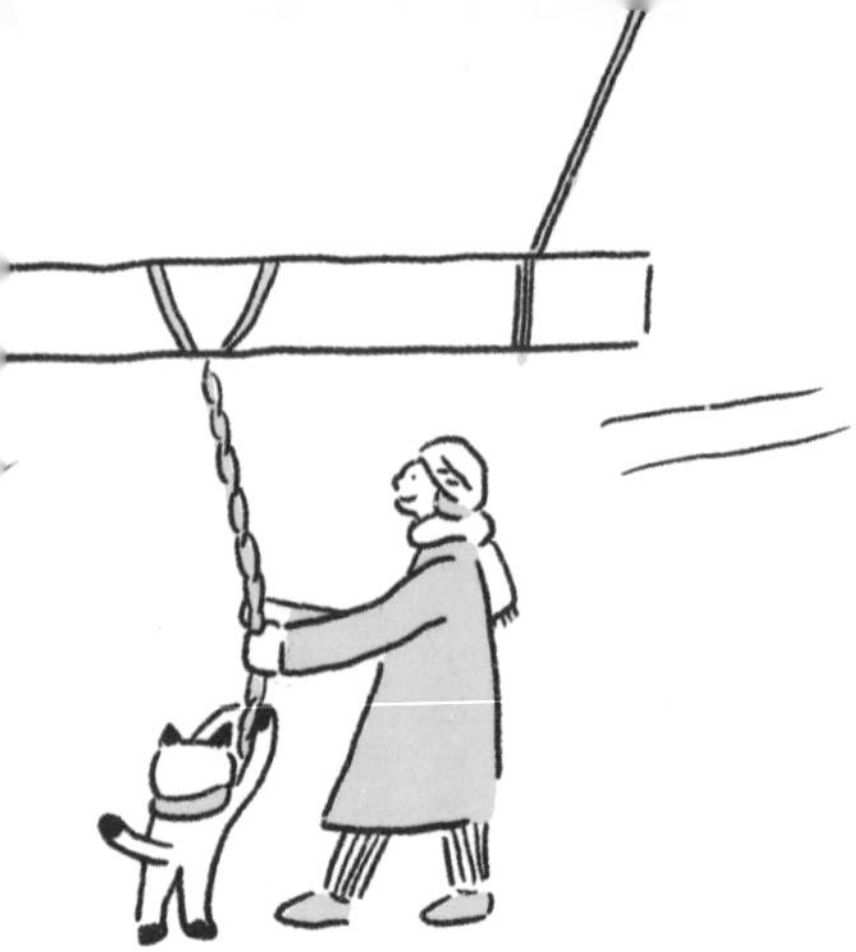

WINTER

12月30日

「いまがいちばん若い」と心得る

「今年もひとつ歳をとった」「来年はまたひとつ歳をとる」――年末は自分の歳について考える機会が多いもの。「○歳の頃はよかった」と若い頃を振り返る人もいらっしゃるかもしれません。

でも、物事は見方によって大きく変わるもの。今日という日は、過去を振り返れば「いちばん歳をとった日」となりますが、未来からいまの自分を眺めれば、「今日の自分、いまの自分がいちばん若い」ということになりますよね。

ですから、**常に未来のほうから自分を見るようにして、「いまがいちばん若いんだ」と捉えることが大切なのです。**きっと、常日頃から〝若い、若い〟と思っていれば、体も若々しく動くし、考え方や行動も若々しく前向きになるのではないでしょうか。

WINTER
12月31日

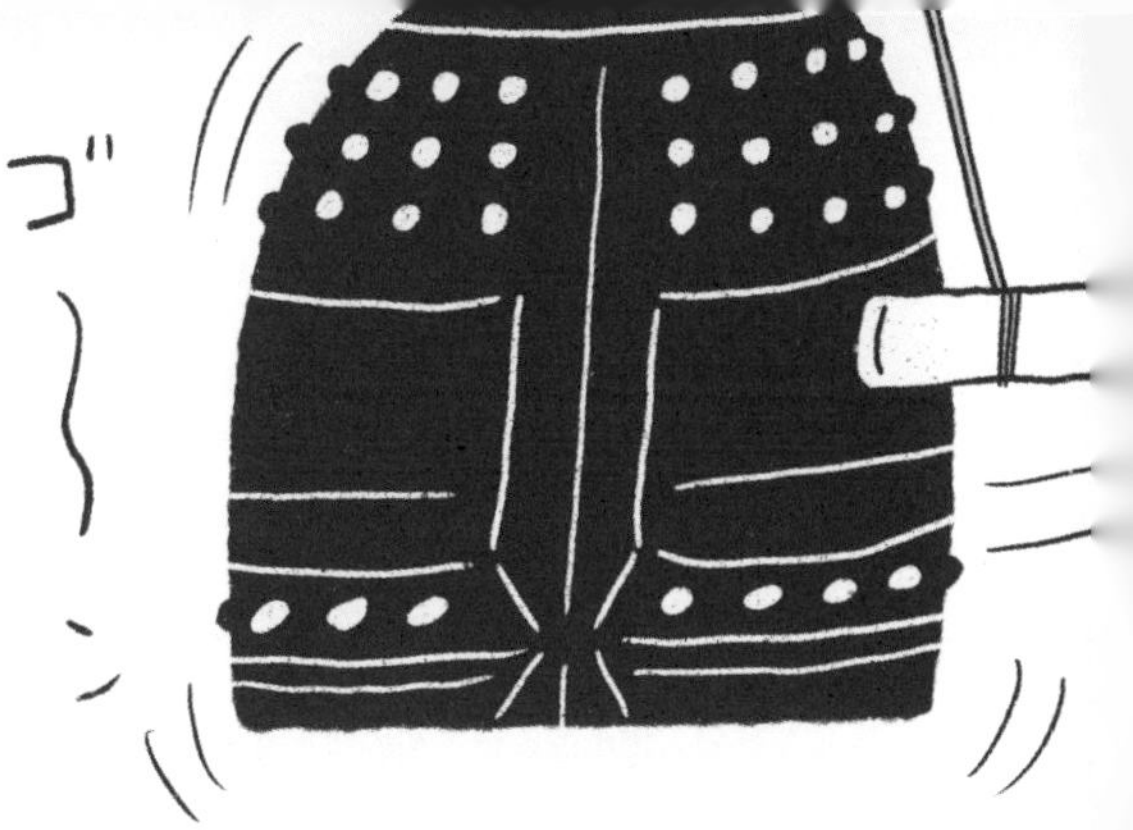

1年間無事に生きられたことに感謝する

大晦日にいちばんやっておかなくてはならないこと。それは「感謝」です。「今年も1年間、無事に生きられました……ありがとうございます」と感謝の気持ちを示してください。

わたしたちがいまを生きていること、しかも、健康で無事に生きられているということは、気が遠くなるくらいの無数の条件が満たされたうえで叶えられています。血流、呼吸、腸内環境、細胞、免疫……生存維持のための数々のファクターが、幸運にもすべての条件をクリアして稼働しているからこそ生命を維持できているのです。ですから、その「幸運」に対し感謝の意を捧げましょう。

そして、来年もまたこの「幸運」が続くように祈ってください。これまでも述べたように、感謝や祈りは自律神経コンディションを整えるように働きます。きっと、**その感謝と祈りは、「健康無事に生きる」という幸運をより引き寄せることにつながっていくでしょう。**

監修者　小林弘幸（こばやし・ひろゆき）

順天堂大学医学部教授。東京都医師会理事。日本スポーツ協会公認スポーツドクター。順天堂大学医学部卒業。同大学大学院医学研究科修了後、ロンドン大学付属英国王立小児病院外科、トリニティ大学付属医学研究センター、アイルランド国立小児病院外科での勤務後、順天堂大学医学部小児外科学講師・助教授、順天堂大学附属順天堂医院医療安全対策室室長などを経て現職。
自律神経研究の第一人者として、プロスポーツ選手、アーティスト、文化人へのコンディショニング、パフォーマンス向上指導に関わる。また、順天堂大学医学部附属順天堂医院に日本初の便秘外来を開設。「腸のスペシャリスト」としても知られる。著書多数。テレビ、メディア出演も多数。

STAFF

イラスト　ヤマグチカヨ
デザイン　若井夏澄（tri）、野村彩子
編集協力　高橋 明
校　　正　西進社

名医が教える
自律神経がすっきり整う
まいにちいいこと366

2021年12月10日　第1刷発行
2022年 9 月10日　第4刷発行

監修者　小林弘幸
発行者　永岡純一
発行所　株式会社永岡書店
〒176-8518　東京都練馬区豊玉上1-7-14
代表☎ 03(3992)5155　編集☎ 03(3992)7191
印刷　誠宏印刷
製本　大和製本

ISBN978-4-522-43949-4　C0077